KB056428

숭실대학교 한국기독교박물관 소장

신편생리학교과서

이 자료총서는 2018년 대한민국 교육부와 한국연구재단의 지원을 받아 수행된 연구임(NRF-2018S1A6A3A01042723)

메타모포시스 자료총서 06

숭실대학교 한국기독교박물관 소장

신편생리학교과서

초판 1쇄 발행 2020년 12월 30일

저 자 | 와타세 쇼자부로(渡瀨庄三郎)
역 자 | 안상호
현대역 | 엄국화, 오선실
해 제 | 오선실

펴낸이 | 윤관백
펴낸곳 | 도서출판 선인

등 록 | 제5-77호(1998.11.4)
주 소 | 서울시 마포구 마포대로 4다길 4(마포동 324-1) 곶마루 B/D 1층
전 화 | 02) 718-6252 / 6257
팩 스 | 02) 718-6253
E-mail | sunin72@chol.com

정가 28,000원

ISBN 979-11-6068-376-9 93510

메타모포시스 자료총서
06

숭실대학교 한국기독교박물관 소장

신편생리학교과서

와타세 쇼자부로(渡瀨庄三郎) 저 · 안상호 역
엄국화 · 오선실 현대역
오선실 해제

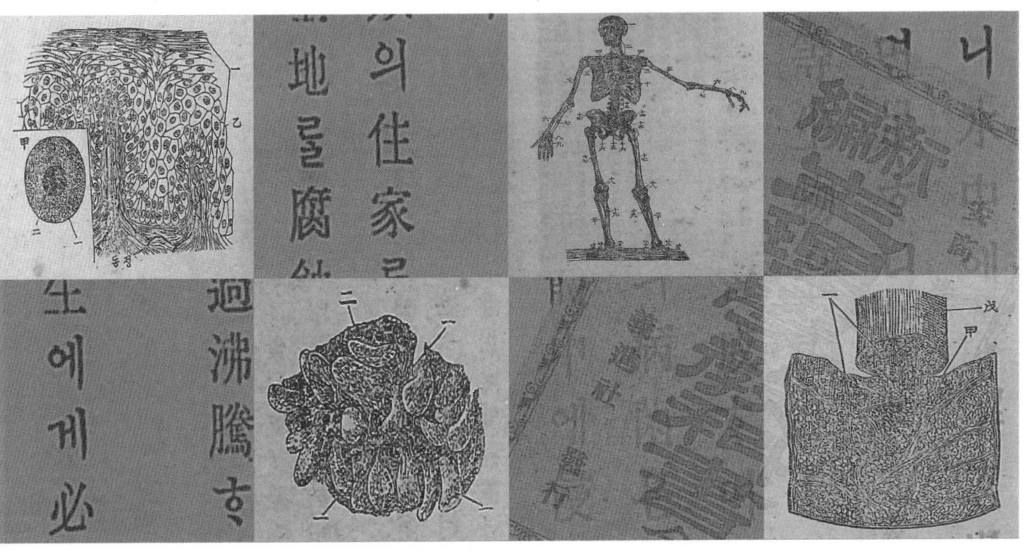

도서출판 선인

간행사

숭실대학교 한국기독교문화연구원은 1967년 설립된 한국기독교문화연구소를 모태로 하고 1986년 설립된 〈기독교사회연구소〉와 통합하여 확대 개편함으로써 명실공히 숭실대학교를 대표하는 인문학 연구원으로 발전하여 오늘에 이르렀다. 반세기가 넘는 역사 동안 다양한 학술행사 개최, 학술지 『기독문화연구』와 '불휘총서' 발간, 한국기독교박물관 소장 자료의 연구에 주력하면서, 인문학 연구원으로서의 내실을 다져왔다. 2018년 한국연구재단의 인문한국플러스(HK+) 사업 수행기관으로 선정되며 또 다른 도약의 발판을 마련하였다.

본 HK+사업단은 "근대전환공간의 인문학—문화의 메타모포시스"라는 아젠다로 문 · 사 · 철을 아우르는 다양한 연구자들이 학제간 연구를 진행하고 있다. 개항 이래 식민화와 분단이라는 역사적 격변 속에서 한국의 근대(성)가 형성되어온 과정을 문화의 층위에서 살펴보는 것이 본 사업단의 목표다. '문화의 메타모포시스'란 한국의 근대(성)가 외래문화의 일방적 수용으로도, 순수한 고유문화의 내재적 발현으로도 환원되지 않는, 이문화들의 접촉과 충돌, 융합과 절합, 굴절과 변용의 역동적 상호작용을 통해 형성되었음을 강조하려는 연구 시각이다.

본 HK+사업단은 아젠다 연구 성과를 집적하고 대외적 확산과 소통을 도모하기 위해 총 네 분야의 기획 총서를 발간하고 있다. 〈메타모포시스 인문학총서〉는 아젠다와 관련된 연구 성과를 종합한 저서나 단독 저서로 이뤄진다.

〈메타모포시스 번역총서〉는 아젠다와 관련하여 자료적 가치를 지닌 외국어 문헌이나 이론서들을 번역하여 소개한다. 〈메타모포시스 자료총서〉는 숭실대 한국기독교박물관에 소장된 한국 근대 관련 귀중 자료들을 영인하고, 해제나 현대어 번역을 덧붙여 출간한다. 〈메타모포시스 대중총서〉는 아젠다 연구성과의 대중적 확산을 위해 기획한 것으로 대중 독자들을 위한 인문학 교양서이다.

동양과 서양, 전통과 근대, 아카데미즘 안팎의 장벽을 횡단하는 다채로운 자료와 연구 성과들을 집약한 메타모포시스 총서가 인문학의 지평을 넓히고 사유의 폭을 확장하는 데 기여할 수 있기를 바란다.

2020년 11월

숭실대학교 한국기독교문화연구원 HK+사업단장

장경남

▌목 차▌

근대초기 생리위생학 교과서, 안상호의 『신편생리학교과서』

오선실*

1. 근대 학제의 성립과 생리위생학 교과서의 출판

갑오개혁의 일환으로 근대 학제가 도입되면서 관립학교뿐 아니라 사립학교들이 전국 각지에 설립되어 일반 국민을 대상으로 하는 보통 교육이 시작되었다.[1] 이렇듯 새로운 교육체계가 등장하면서 서구로부터 유입된 근대지식을 학생들에게 효과적으로 전달할 새로운 교과서 수요도 크게 증가했다. 이러한 요구에 부응해 한말 활발하게 출판된 과학교과서는 여려 제약 속에서도 서구 과학기술을 수용하는 주요 경로 중 하나가 되었다. 특히 통감부 시기는 "교과용도서 검정 규정", "출판법" 등 각종 규제들을 내세워 대한제국에 대한 일제의 개입과 통제가 노골화되었지만, 동시에 애국계몽운동의 일환으로 근대지식인들의 과학서적, 과학교과서 번역 및 집필 활동이 왕성하게 전개되던 때이기도 했다.[2] 더욱이 수업 연한을 줄이고 고등 교육기관을 두지 않는 등 대한제국의 학제를 축소 · 개편한 통감부가 소학교에서부터 일본어 교과서

* 숭실대학교 한국기독교문화연구원 HK+사업단 HK연구교수

1) 한말 근대학제 도입 과정에 대해서는 김태용, 『신식 소학교의 탄생과 학생의 삶』, 서해문집, 2017, 25~97쪽을 참고하라.

2) 근대 과학 교과서는 대체로 1906년 이후 출판되기 시작해 1907~8년 가장 많은 종류의 교가서가 출판됐다. 특히 초기에는 일본책을 그대로 들여와 출판만 하는 경우가 많았다면 점차 한국어로 번역된 책들이 증가했다. 이후 일제 강점이 시작된 이후에는 다시 일본책이 그대로 사용되는 경우가 많아졌다. 박종석, 정병훈, 박승재, 「대한제국 후기부터 일제 식민지 초기(1906~1915)까지 사용되었던 과학교과용 도서의 조사 분석」, 『한국과학교육학회지』 18:1, 한국과학교육학회, 1998, 7~105쪽.

를 채택하는 안을 검토 중이라는 사실이 알려지면서 한말 지식인들의 교과서 번역 및 집필 활동은 더욱 가속되었다. 그들에게 교과서 편찬 활동은 단순히 학습 교제를 공급한다는 의미를 넘어 "장래 국가의 운명"이 걸린 문제로 인식되었던 것이다.[3] 실제 이전까지 많은 학교들이 제대로 된 국문 교과서를 갖추지 못해 일본 교과서를 들여와 그대로 사용하는 경우가 많았지만, 이 시기부터는 국한문 혼용 교과서들을 채택할 수 있게 되었다.

이 시기 이과로 분류된 과학교과 중에서 생리위생학 분야는 유독 많은 수의 지식인들이 참여해 여러 종의 교과서가 출판됐다. 생리위생학 과목의 수업수가 다른 이과에 비해 특별히 많지 않았던 만큼, 이러한 집중은 한말 지식인들이 서구 과학기술 중에서도 특히 생리위생학 분야에 높은 관심을 가졌음을 보여준다. 비단 교과서 출판뿐 아니라 당대 지식인들의 번역 및 저술 활동 전반에서 그러한 관심을 확인할 수 있다. 한말 유통된 번역 및 저술 문헌을 분석한 허재영에 따르면, 1906년 6월 10일과 13일에 "대한매일신보"에 책 광고를 낸 '평양 종로 대동서관'의 도서 목록 271종 중 가장 많은 것은 역사 55종, 정치 49종 등 인문과학 서적이었지만, 의학이 35종으로 전문 서적임에도 적지 않은 비중을 차지했다. 무엇보다 당대 지식인들이 최신 지식을 소개하고 각자 자신의 의견을 피력하며 논쟁의 통해 새로운 지식을 만드는 기반이 되었던 학회지에 실린 논문들 중에서도 생리위생학 분야는 교육관련 자료, 언어, 법률, 학문일반에 관한 논술 다음으로 가장 많았다. 결국 이러한 한말 지식인들의 관심과 노력을 통해 서구 근대과학지식, 생리위생학은 근대 전환 공간의 교과서 체계에 빠르게 편입될 수 있었다.[4]

한말, 국문으로 번역 혹은 편집 출간된 생리위생학 교과서는 대략 7권으로

3) 喜懼生, 「警告大韓教育家」, 『대한매일신보』, 1906.6.26; 허재영, 「근대 계몽이 지식 유통의 특징과 역술 문헌에 대하여」, 『어문론집』 63, 중앙어문학회, 2015, 26쪽에서 재인용.

4) 허재영, 위의 글, 28~31쪽; 이면우, 「근대 교육기(1876-1910) 학회지를 통한 과학교육의 전개」, 『한국지구과학회지』 Vol. 22, 한국지구과학회, 2001, 75~88쪽.

추려진다.[5] 이들 교과서는 대체로 일본 혹은 미국의 중등학교 교과서를 거의 그대로 번역, 편집한 수준이었지만, 홍석후, 안상호에 같은 초기 서양의학교육을 받은 의사들에서부터 김하정, 임경재와 같은 전문번역가들, 선교사부인이자 직접 생물학을 가르친 교육자 애니 베어드, 그리고 한말지식인이자 사립학교 설립자였던 안종화까지 서로 다른 지향과 이력을 가진 인물들이 교과서 출판에 참여했던 만큼 원서 선정 기준, 학술 용어 사용, 편집 방식, 강조점은 조금씩 달랐다. 이러한 차이들은 근대인으로서 알아야할 서구의 의학지식과 위생관념을 제시하는 생리위생학 교과서를 저술한 저자들이 사실 각기 조금씩 다른 의미로 근대 지식을 수용했을 뿐 아니라 교과서라는 새로운 지식활동 공간에 각기 저마다 품고 있던 서로 다른 근대를 투영했음을 보여준다.

그중 이번에는 숭실대학교 박물관 소장 근대 교과서 영인 및 해제 작업의 일환으로 안상호의 『신편생리학교과서』를 골라 소개한다. 이들의 책은 앞선 영인 및 해제작업에서 확인한 애니 베어드와는 조금은 다른 방식으로 생리위생학에 접근해 생리위생학지식의 또 다른 면모와 효용을 보여준다.[6] 특히 안상호의 책은 의학전문가로서 전통의학과는 다른 방식으로 인체를 바라보는 서구 의학의 관점을 잘 보여준다.

2. 한국인 최초 일본 의사자격증 취득 의사, 안상호의 『신편생리학교과서』

안상호(安商浩, 1874~1927)는 한말 새롭게 도입된 근대 교육체제를 적극 수용하고 그를 통해 성장한 인물로 근대 초기 전문가 집단의 중요한 일원이었

5) 이 시기 출판된 생리위생학 분야 교과서는 안상호와 안종화의 책 외에 홍석후의 『신편생리교과서』(제중원, 1906), 김하정의 『중등생리학』(보성관, 1907), 임경재의 『중등생리위생학』(휘문관, 1908), 애니 베어드의 『생리학초권』(평양 숭실, 1908) 그리고 작자를 알 수 없는 『생리학』(이화여자대학교 박물관 소장, 1908) 정도를 들 수 있다.

6) 애니 베어드, 오선실 해제, 『싱리학초권』, 숭실대학교 박물관 소장 메타모포시스 자료 총서 4, 선인, 2020.

다. 역관 양성을 목적으로 설립된 초기 근대교육기관 중 하나였던 관립일어학교에서 수학하고 정부 유학생으로 선발된 안상호는 1902년 도쿄자혜의학전문학교를 졸업하고 한국인 최초로 일본 의사면허를 취득했다. 이후 부속병원에서 수련을 마치고 귀국한 안상호는 순종의 전의로 발탁되었고, 지석영이 설립한 의학교에서 강사로도 활약했다. 1907년부터는 개업의로서 환자 진료에 집중했지만, 동서의학강습소에서 서양의학 강의를 담당하는 등 교육 활동을 지속했고, 1908년부터는 의사연구회 부회장을 역임하고 1915년에는 한성의사회를 조직하는 등 의사집단의 중핵 역할을 했다. 이후 친일단체였던 대정친목회에 회원으로 참여하기도 했다.[7)]

이렇듯 안상호는 의학전문가로서 다방면에서 활약했지만, 별다른 저서를 남기진 않아 중등학교용 교과서, 『신편생리학교과서』 정도가 알려져 있다. 이 책은 당시 다른 중등학교용 생리학 교과서들이 각각 제중원, 보성관, 휘문관, 평양 숭실학당처럼 각 사립학교들에서 해당 수업의 교재로 사용하기 위해 번역, 출판된 것과 달리, 교과서 전문 출판을 표방한 의진사에서 출판되어 따로 출판사를 갖추지 않았던 여러 사립학교들에 교재로 판매됐다. 의진사는 출판사가 먼저 교과서를 기획하고 그에 적합한 각 분야 명사들을 번역 혹은 편술 저자로 섭외하는 방식으로 교과서를 제작했다. 특히 의진사는 교과서 지면을 통해 당대 교육 명망가들을 표창하는 인물투표를 실시하기도 했는데, 최근 권두언의 연구에 따르면, 민간출판사로서 의진사는 교과서 출판을 매개로 사회 명사들을 하나로 묶어내는 일종의 교육 네트워크를 형성했을 뿐 아니라 교과서라는 공적 매체를 통해 학교와는 다른 공론의 장을 창출해 낼 수 있었다.[8)]

7) 박형우, 『한국 근대 서양 의학교육사』, 청년의사, 2008, 105~109쪽.

8) 권두연, 「의진사의 출판활동과 출판-교육 네트워크」, 『우리문학연구』 54, 우리문학회, 2017, 147~181쪽.

이러한 의진사가 안상호와 함께 생리위생학 교과서 번역 · 출판을 기획하며 선택한 원서는 일본 중등학교 교재로 사용되던 와타세 쇼자부로(渡瀨庄三郎, 1862~1929)의 『普通教育生理學教科書』(開成館, 1903)였다. 와타세 쇼자부로는 도쿄제국대학을 졸업한 후 존스홉킨스 대학에서 두족류 연구로 박사학위를 받고 시카고 대학에서 재직 중이던 동물학자로 이후 1910년 도쿄제국대학 동물학과에 제3실험실이 개설되면서 일본으로 돌아와 초대 교수로 부임했다.[9] 생리위생학은 의학의 범주에 속하는 학문이지만 동시에 중등학교 수준에서는 크게 생물학 범주에 속하는 교과목으로 당시 일본에서는 생물학자들이 초 · 중등 교육용 생리위생학 교과서 집필을 담당하는 경우가 많았다. 즉 여러 사립학교들에 교과서를 적극적으로 판매해야했던 의진사와 안상호가 일본의 일반적인 생리위생학 교과서 출판 경향에 부합하는 책이자 사회적으로 인정받는 이력을 가진 와타세 쇼자부로의 책을 원서로 골라 출판을 기획한 것은 위험 부담을 최소하기 위한 선택의 결과로 보인다. 책의 첫장, 서언(緖言)을 통해 본 책은 "인신생리(人身生理)"를 다룬 "보통교육"용 교과서로 인체 구조와 조직의 원리, 그리고 위생 등 다소 난해한 내용을 학생들이 잘 이해할 수 있도록 상세한 도판을 실었음을 밝혀 책이 중등학교용 교과서로 적합함을 강조했다.

대체로 원서를 충실하게 번역한 안상호의 『신편생리학교과서』는 총론, 운동기능, 신진대사, 체온, 신경계통 총 5개 장으로, 매 장은 각 기관에 대한 총설과 본문, 그리고 그 기관에 대한 위생으로 구성되었다. 먼저 『신편생리학교과서』는 인체 생리학이 "인류가 여하하여 여하한 기능이 있으며 자고로 여차한 환경을 요하는 것을 연구"하는 학문이고, 그 지식을 바탕으로 위생학은 "인체 제기관의 조화를 조성하여 적으면 일개인의 건강을," "크면 일가, 일국 등

9) 와타세 쇼자부로에 대해서는 https://ja.wikipedia.org/wiki/%E6%B8%A1%E7%80%AC%E5%BA%84%E4%B8%89%E9%83%8E을 참고.

다수의 인류"의 건강을 증진하는 것이라는 정의로 교과목의 의의와 목표를 소개했다. 물론 중등교육용 교과서라는 점에서 책이 설명하는 내용과 수준이 한계를 가질 수밖에 없지만, 전반적으로 동물학자가 저술한 교과서이다 보니 다른 생물체와 비교해 고등생물로서 인간의 특징을 분석한 서술이 종종 보이고, 특히 위생 부분은 의학자들이 저술한 일반 개론서에 비해 소략하고 기본 생활수칙을 제시하는 정도인 경우가 많았다.

무엇보다 동물학자로서 원저자의 생리학에 대한 접근 방식은 총론에서 잘 드러난다. "인생의 특징"이라는 제목을 붙인 첫 번째 장에서 원저자는 인간을 스스로 운동하고, 먹고, 호흡하고, 배설하는 동물계 일반과 같이 정의하고, 그 중에서도 항온 동물이며 발달된 감감기관을 가져 외부 환경으로부터 스스로를 보호하고 잘 적응하며 개선할 수 있는 고등생물체임을 강조했다. 이어지는 장, "인체의 구조의 개요"에서는 어류부터 양서류, 파충류, 조류, 포유류, 인간에 이르기까지 척추동물들의 보행 시 지면과 이루는 각이 수평에서 수직으로 증가했음을 보인 그림을 통해, 직립 보행을 할 수 있는 인체의 구조가 오랜 시간 진화해온 결과임을 제시했다. 이러한 선형적 진화론은 책의 내용 전체에서 원저자가 견지하는 일관된 학문적 입장으로 나타난다. 선형적 진화론은 당시 지식인 사회에서 크게 유행하던 사회 진화론의 과학적 증거로 이해됐다는 점에서 이를 충실하게 번역한 안상호의 입장도 크게 다르지 않았을 것으로 보인다.

이어지는 장들은 인체를 기능별로 크게 나눠 구성했다. 먼저 전신의 근육과 골격을 다루는 운동기능, 소화, 혈액순환, 호흡, 배설 등 내장기관의 작동 과정을 살펴보는 신진대사, 그리고 신진대사를 통해 유지되는 체온, 마지막으로는 감각기관과 뇌, 척수를 총괄하는 신경계통으로 나눴다. 신체의 체온 유지를 신진대사에서 따로 떼어내 짧게나마 독립된 장으로 구성했다는 점이 독특하다. 전체적으로 우선 생리학 분야에서 사용하는 신체 각 기관과 기능에 대한 개념들을 굵을 글씨로 표시해 제시하고, 그것을 쉽게 풀어 설명하며 다른 개념들과 연결해 가는 방식으로 교과서를 기술했는데, 근육에 관해서는 수의근육을 굵은 글자로 표시해 알아야 할 개념임을 상기시키고 자세히 설명을 한 후 그에 대비되는 불수의근으로 설명을 확장해갔다. 이러한 설명 방식은 생리위생학이라는 학문을 처음 접하는 학생들이 생소한 개념들에 쉽게 접근할 수 있도록 실마리를 제공하기 위한 것으로 보인다.

신진대사는 인체가 항상성을 유지하기 위해 필요로 하는 신체의 모든 활동을 총괄하는 장으로 구강에서부터 위, 소장으로 이어지는 소화기관, 흡수한 영양분을 신체 각 기관에 전달하는 심장 중심의 혈액순환, 에너지 대사에 필수적인 산소를 흡수하는 폐호흡, 그리고 노폐물을 배출하는 배설기관을 순서대로 다뤘다. 중요 기관과 조직들은 상세한 그림을 함께 제시해 학생들이 그 구조와 기능을 쉽게 이해할 수 있도록 했고, 특히 폐에 관한 설명에서는 와이(Y)자 유리관과 고무풍선을 이용해 만든 폐의 모형으로 호흡의 원리를 파악하는 실험을 소개하기도 했다. 각 소절 말미에는 각 기관의 위생에 관한 내용이 부기되었다. 소화기의 위생을 지키기 위해서는 무엇보다 청결한 물과 깨끗한 음식이 중요하며, 혈행기의 위생을 위해서는 과도한 운동, 과도한 음료섭취를 삼가야 하며, 호흡기의 위생은 맑은 공기가 필요함을 강조하며 공기의 성질을 부가 설명해, 각 기관의 위생을 유지하기 위한 일반적인 조건과 수칙 정도를 나열했다.

따로 독립된 장으로 구성된 체온에 관한 장에서는 인간의 체온은 일반적으로 일정하지만 밤낮에 따라 조금씩 오르내림이 있고, 남녀, 나이에 따라서도 조금씩 차이가 있을 수 있다는 최신 연구를 소개했다. 그러나 무엇보다 병으로 인해 체온이 높아지거나 낮아질 수 있고 춥거나 더운 외부의 온도 때문에 체온 유지가 어려워 질 수 있음을 지적했다. 체온의 위생에서는 체온 유지를 위해 의복을 잘 갖춰 입을 것을 강조했다.

신경계통을 다룬 마지막 장에서는 인간의 오감을 관장하는 감각기관들을 일별하고, 감각기관들의 최종 수용체인 뇌, 그리고 신경 통로로서 척수를 다뤘다. 특히 뇌는 "정신작용의 중추이자 인생을 완전케하는 최요부"로 설명했다. 인간의 두뇌는 다른 동물과 비교하면 더욱 탁월함이 드러나는데, 척추동물들의 체중 대비 뇌 크기가 어류는 1/5000, 파충류는 1/1500, 조류는 1/220. 포유류 일반은 1/280 정도이고 인간과 가장 가깝다는 유인원도 1/120에 불과한데, 인간은 1/50에 이르렀다. 다만 인간들 사이에도 직업과 지력에 따라 두뇌의 차이가 있는가에 대해서는 증명된 바 없고, 남녀의 차에 대해서도 남성이 여성보다 두뇌가 크고 무겁지만, 체중도 그만큼 많이 나가므로 결국 대략 동일하다는 견해를 내놓았다. 이렇듯 중요한 두뇌를 보호하기 위해서는 충분한 휴식이 필요함을 강조했는데, 하루에 뇌를 사용하는 시간을 7-8시간이 넘지 않도록 주의할 것을 당부했다.

3. 생리위생학 교과서 출판의 특성과 의의

안상호의 『신평생리학교과서』는 새로 체계를 갖추기 시작한 보통 교육과정의 중등학교에서 당장 교재로 사용하기 위해 번역되었다. 한말 새로운 교육체계의 확립에서 학교 설립, 그리고 교과서 출판까지 매우 짧은 시간 동안 급격하게 진척되는 동안 서구 근대과학기술은 빠르게 나름의 학문체계를 갖출 수 있었지만, 각기 다른 경로를 혹은 서로 다른 지식 토대 위에서 수용된 만큼 과학기술은 무수한 이해의 격차들, 변용들을 만들어냈다.

안상호의 『신편생리학교과서』는 조사 정도를 한글로 쓰고 나머지는 한문으로 표기하는 국한문 혼용체로 쓰였다. 이는 한말 지식인들의 저작에서 흔히 나타나는 문체로 생리학교과서 중에서는 영어 원서를 순한글로 번역한 애니 베어드의 『싱리학초권』과 일본어책을 한글 전용으로 번역한 홍석후의 『신편생리교과서』가 오히려 흔치 않은 경우였다. 또한 안상호는 전통 의학에 존재하지 않던 서구 근대 생리학의 용어들을 이전시기 일본이 번역 작업의 결과로 만들어낸 일본식 한자 용어들, 예를 들면, 인신, 신체, 세포, 적혈구, 백혈구, 신진대사, 함수화물(탄수화물의 일본식 옛 용어) 등으로 번역했다. 일본에서 의학을 공부한 안상호에게 일본식 생리학 용어는 자연스럽고 안전한 용어 선택이었다.

일반적으로 서구 근대의학에서 생리위생학은 19세기 이후 획기적으로 발달한 세포, 세균학적 접근법을 반영해 질병의 주된 원인으로 바이러스 및 세균을 지목하고, 그 감염과 확산을 방지하기 위한 공중위생 및 개인위생 수칙을 제시하는 것을 중요 목표 중 하나로 가졌다. 이에 비해 안상호에 책은 세균, 즉 병원균에 대한 언급은 매우 소략한 편으로 안상호가 위생보다는 생리학에 치중한 탓이기도 했겠지만, 각 장에 말미에 위치한 위생 부분에서도 일반적인 건강 수칙을 제시했을 뿐 세균 감염과 예방에 대해서는 크게 강조하지 않았다.

마지막으로 안상호의 『신편생리학교과서』의 흥미로운 부분 중 하나는 책의 여기저기에서 발견되는 척추동물들의 위계적 구조와 그 이론적 토대인 선형적 진화론이다. 사실 다윈의 진화론은 종 다양성을 설명하기 한 이론으로, 다윈은 생존경쟁이 존재하는 자연에서 생물종은 다양한 환경에 잘 적응하고 살아남기 위해 다양한 종으로 진화해나감을 보였다. 즉 다윈의 진화론에서 생물종들은 계속해서 분지해나갈 뿐, 진화의 방향, 중심 줄기는 존재하지 않는다. 그러나 다윈의 진화론은 종종 열등한 생물종이 인간이라는 우월한 종으로 진화해온 장구한 과정이었을 뿐, 나머지는 종들의 분화는 곁가지에 불과한 것으로 오독되었고, 사회진화론과 같이 우승열패, 적자생존을 자연의 법칙으로 설명하는 이론이 만들어졌다. 그리고 이러한 사회진화론이 19세기 말부터 동아시아 지식인 사회에서 크게 유행했다는 점에서 안상호의 번역과 그

원본에 기술된 선형적 진화론은 동아시아에서 “생물학”이라는 “근대과학”을 근거로 한 사회진화론이 어떠한 논점을 형성했으며, 어떠한 변용을 일으키며 확산되었는지를 추적하는 단초가 될 수 있을 것이다.

■ 참고문헌

권두연, 「의진사의 출판활동과 출판-교육 네트워크」, 『우리문학연구』 54, 우리문학회, 2017.

김연희, 『한국근대과학형성사』, 들녘, 2016.

김연희, 『한역 근대과학기술서와 대한제국의 과학』, 혜안, 2019.

김태웅, 『신식 소학교의 탄생과 학생의 삶』, 서해문집, 2017.

박종석, 정병훈, 박승재, 「대한제국 후기부터 일제 식민지 초기(1906-1915)까지 사용되었던 과학교과용 도서의 조사 분석」, 『한국과학교육학회지』 18:1, 한국과학교육학회, 1998.

박준형, 박형우, 「홍석후의 『신편생리교과서』(1906) 번역과 그 의미」, 『의사학』 21:3호, 대한의사학회, 2012.

박형우, 『한국근대서양의학교육사』, 청년의사, 2008.

이면우, 「근대 교육기(1876-1910) 학회지를 통한 과학교육의 전개」, 『한국지구과학회지』 Vol. 22, 한국지구과학회, 2001.

이상구, 이재화, 변형우, 「안종화의 〈수학절요〉에 대한 고찰」, 『한국수학교육학회지』 25:4, 한국수학교육학회, 2011.

최재성, 「개화기 교과서에 투영된 신체 규율」, 『한국독립운동사연구』 67, 한국독립운동사연구소, 2019.

한명근, 「한국기독교박물관 소장 근대 자료의 내용과 성격」, 『한국기독교박물관 자료를 통해 본 근대의 수용과 변용』, 도서출판 선인, 2019.

한영우, 「개화기 안종화의 역사서술」, 『한국문화』 8, 서울대학교 규장각한국학연구소, 1987.

허재영, 「근대 계몽기 지식 유통의 특징과 역술 문헌에 대하여」, 『어문론집』 63, 중앙어문학회, 2015.

신편생리학교과서

서 언

1. 본서는 인신생리(人身生理)에 대해 알아야 할 사항들을 편찬해 보통교육의 한 과목으로 갖춰 사용코자 한다.
2. 매 장에서 신체의 구조와 동작의 근본 이유를 설명하여 생활의 원리를 깨닫도록 했으며, 아울러 건강을 보존하는 위생 법칙도 요점을 골라 간추려 기술했다.
3. 인체 내부 구조와 조직은 도판이 없는 경우 가르치고 배우기에 어려움이 많으므로 본서에서는 골격, 근육, 신경, 기관 등에 정밀한 도본을 다수 삽입하여 교수와 학습에 편리를 도모했다.
4. 옮긴이의 관견으로 이 학문을 모두 통달했다 말하기엔 진실로 부족함이 많아 해외에서 다년간 공부하며 실험으로 얻은 것도 있고, 또 근세 대가의 이론을 열심히 듣고 익혀 여기에 감히 찬술했으니 독자제군들의 양해를 부탁한다.

신편생리학교과서 목차

신편생리학교과서

안상호 편찬

제1장 총론

제1절 생물의 특징

인체는 가장 복잡하고 또한 교묘한 작용을 운영(營)하는 하나의 기관이다. 대체로 사람이 건강할 때는 신체의 모든 기관이 서로 조화를 이루고 원활하게 움직여 그 구조의 정밀함에 대해 자각하지 못하지만, 병에 걸리거나 다치면 그 병 혹은 상처로 인해 왕왕 평소와 다른 불안감이 느껴지고 동작이 자유롭지 못하게 되어 비로소 신체 구조의 정치함을 각성하게 되는데, 이 같은 병, 상처는 인체구조 상의 실로 미세한 장해로 인해 발생함이 적지 않다.

이와 같이 정묘(精妙)한 생활체(生活體)는 실로 세포(細胞)(〈그림 1〉)라 하는 무수히 많은 수의 매우 작은 덩어리들로 이루어졌다. 세포(〈그림 1〉)는 원형질이라는 반고형물로 화학적으로 심히 복잡한 것이나 사후에는 그 근원이 단순한 물질로 분해되어 결국 물, 공기, 흙으로 흩어져 무생물계로 돌아간다. 소위 사람이 흙에서 나와 흙으로 돌아간다 함은

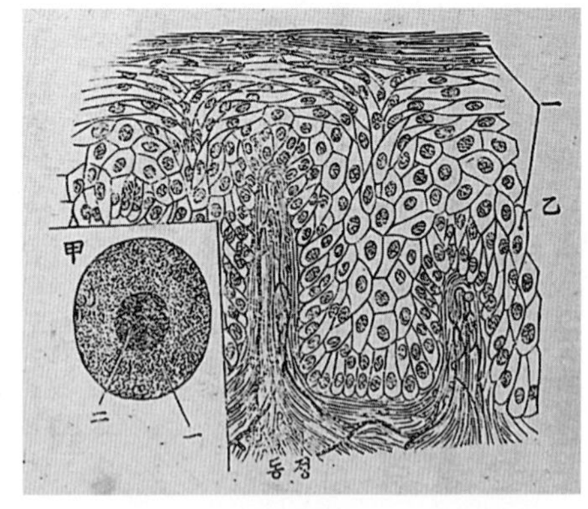

〈그림 1〉
갑: 세포 1. 세포체, 2. 핵, 을: 수많은 세포들이 무리를 이뤄 만들어낸 표피. 동: 동맥, 정: 정맥

대체로 이러한 이치를 가르친다.

그렇지만 인체는 생명이 있을 때는 죽어있는 물체와는 전혀 다르고 인체를 토우목상(土偶木像)과 비교한다면 인체에는 다음과 같은 특이한 점이 있다.

1. 인체는 스스로 그 일부 혹은 전신을 움직일 수 있다.
2. 인체는 때때로 먹고 마신다.
3. 인체는 항상 숨을 쉬고 멈출 수 없다.
4. 인체는 체외로 불용물(不用物)을 배제(排除)[1]한다.
5. 인체는 그 내부에서 항상 열을 만들고 또한 이를 외계로 발산해 건강한 신체는 기후의 덥고 추움에도 불구하고 항상 동일한 온도를 보지(保持)한다.
6. 인체는 외계의 자극을 느끼고(感) 또한 이에 대응해 반응한다. 즉 눈코입귀와 피부를 통해 우리에게 닿거나 인접한 외부의 상태를 판별해 생명의 보호 혹은 쾌락의 밑천(資)으로 적용한다.

토우목상(土偶木像) 및 여타 무생물은 이와 같은 반응력과 스스로 움직이고 스스로 활동하는 기능이 전무하다. 생물이 생활에 요구되는 필요물은 그 성상과 습성에 따라 각각 다르지만 다음과 같은 7개 항은 인류 생활에 불가결한 것이다.

1. 청결한 공기
2. 적당한 온도, 압력
3. 일광
4. 청결한 물
5. 유해한 영향을 주지 않는 토양
6. 적당한 음식

[1] 몸에서 노폐물을 배출하는 작용을 현대 생리학 용어 “배설(排泄)”이 대신 “배제(排除)”으로 표현됐다.

7. 인체, 인가 및 제조소 등에서 발생하는 배제물(排除物)을 제거하거나 혹은 그것들을 무해하게 처리하는 방법

인체 생리학은 인류가 여차하여 여차한 기능이 있으며 그런고로 여차한 경우를 요한다는 것을 연구하는 것이며, 이러한 생리학을 이용해 실생활에 적용해 인체 각 기관의 조화를 도와 적으면 일개인의 건강을 보지하고, 크면 일가, 일향, 일국 등 다수의 인류에게 보급해 그 건전한 발달을 계도하는 것을 위생학이라 칭한다. 이 생리를 연구하기 위해서는 인체의 구성을 반드시 상세히 알아야 하는데, 이는 시계의 정교한 작동원리를 알고자 할 때, 그 구조를 알지 못하면 이해할 수 없음과 흡사하다. 생물의 구조를 연구하는 학문을 해부학 혹은 형태학이라고 칭한다.

제2절 인체의 특징

인체의 구조 즉 생리(生理)를 설명할 때, 우선 인체가 다른 동물과 같지 않은 요점을 논술할 필요가 있다.

인류는 신체구조 상, 어류, 조류, 포유류 등과 동일한 계통에 속하여 동물 중에서 최고 등급에 위치하는데, 이 계통의 특징은 척주(脊柱)가 신체를 관통하여 중심축을 구성한다는 것이며, 그 어깨와 허리에는 사지(四肢)가 있어서 연결된다.[2)]

같은 등급의 동물들도 그 척주의 기울어진 상태에 대하여는 서로 다른데, 어류, 파충류, 포유류 등은 대개 그 척주는 수평선과 평행하여 지지되며, 조류

2) 등뼈를 가진 동물을 척추동물로 분류하고 그 등뼈를 척추 혹은 척주라 하는데, 현대에는 척추라는 용어를 더 일반적으로 사용한다. 이 책에서도 "척추"라는 용어를 사용했는데, 이 부분에서는 이 뼈가 몸을 떠받치는 기둥이라는 의미에서 척주(脊柱)로 표현했다.

는 굽어있으며, 원후류(猿猴類)[3]는 수직선에 가까워 졌고, 인류에 이르러서 비로소 완전히 직립하여 수평선과 직각을 이루었다.

또 어류, 파충류, 포유류의 사지는 밑으로 처져서 동일한 기능을 하며, 조류는 앞발이 날개로 변하여, 비로소 땅에서 떨어지게 되며 뒷발은 여전히 땅에 접하여 몸을 지탱한다. 원후류는 사지가 대략 동일하여 모두 손의 작용을 관장한다.

인류에 이르러서는 손과 발 사이에 구조적 분업을 행하여 발은 완전히 체중을 지탱하며 또 보행을 담당하게 되었다. 손은 완전히 보행의 작용을 분리하여 예민한 감각기관을 구성하며, 또 정교하게 뇌의 활동을 실행하며, 기구를 제작하여 신체 능력의 부족한 부분을 보충한다. 기예 미술 등의 발달도 전혀 인류의 손발의 기능이 다름으로 생긴 하나의 결과이다.

단, 인류도 그 완전한 직립보행을 행하는 것은 성장이 일정한 정도에 도달한 다음이며, 유아기에는 신체의 구조와 어깨의 비례 때문에 모두 직립보행을 할 수 없다.

인류를 다른 척추가 있는 동물들과 구별할 점이 전혀 없으나, 예컨대 척주 경사 상태의 차이는 그 식별에, 가장 용이한 것이며 또 그 차이에 따라 모든 신체 기관의 위치에도 다소의 차이가 있으나 생리현상의 대강에 대해서는 큰 차이가 없는데, 포유류나 기타 동물에게 시행한 실험의 결과로 인하여 인체 구조의 원칙을 발견한 일이 적지 않다.

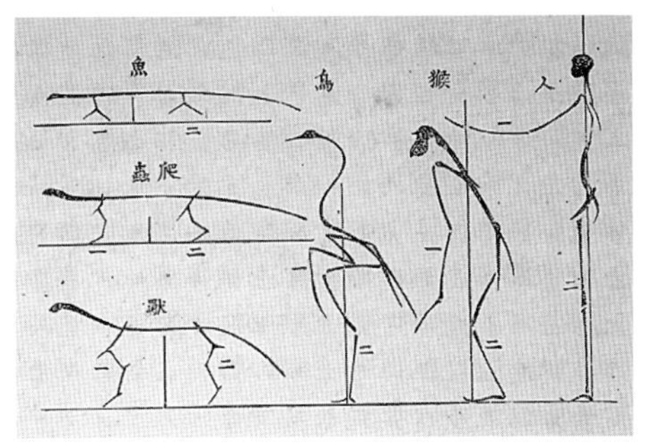

〈그림 2〉 척추동물의 신체 구조를 보여주는 모형
1. 전지(前肢) 2. 후지(後肢)

[3] 포유류 영장목에 속한 아목. 발가락 중 한두 개의 갈고리를 가졌고, 동출된 주둥이가 특징이다. 안경원숭이, 여우원숭이 등이 여기 속한다.

제3절 인체구조의 개요

인체는 허다한 기관이 있어서 극히 복잡하나 깊이 조사하면 그중에 규율과 순서가 저절로 있어서 가지런하게 정돈되어 있으니 배우는 자는 우선 이것들을 기억할 필요가 있다.

신체의 각 부위를 조사하기 위해, 우선 손으로 두부(頭部)를 만지면 피부에 단단한 골질이 있음을 알 수 있는데, 이것을 두개(頭蓋)라고 한다. 다음에 머리 후부(後部)를 지나 배를 통하여 피부에 굳고 단단한 한 가지의 뼈가 있음을 알 수 있는데, 이것을 척추라고 한다. 손을 복부에 대면 복피(腹皮)는 유연하여 누르면 손가락 끝이 파묻히고 위로 흉부에 닿으면 비로소 저항감을 느낄 텐데, 이것은 늑골이 흉벽에 있기 때문이다. 이와 같이 바깥에서 인체의

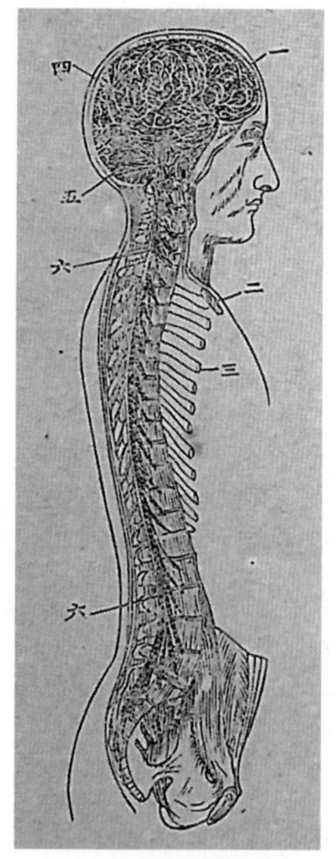

〈그림 3〉 두개와 척주의 종단면
1.두개 2.쇄골 3.늑골 4.대뇌
5.소뇌 6.척수

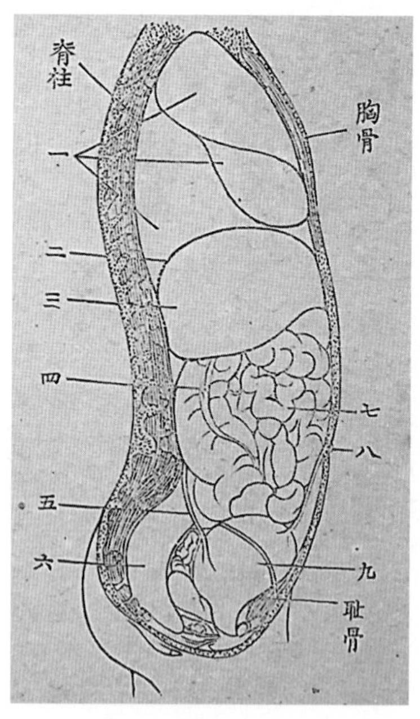

〈그림 4〉 인체 우측의 체벽을 지나 내부의 기관들을 나타냄
1.폐 2.횡격막 3.간장 4.대장 5.수뇨관 6.직장 7.소장
8.배꼽 9.방광

각 부위에 단단함과 부드러운 차이가 있는 까닭에 내부의 구조에 대해 깊이 조사해 보면, 두개와 척추는 인체의 척추면을 통하여 이어진 많은 뼈들로 성립되었으며, 그 내부를 통하여 하나의 큰 강동(腔洞)이 있는데, 그 안에 뇌와 척수(脊髓)를 저장한다는 것을 알 수 있다.

흉복부에는 각종 형태가 다른 내장들이 있는데, 즉 복부에는 위장, 간장, 지방, 신장, 방광 등이 있으며 흉부에는 폐장, 심장, 식도가 있다.

이 모든 신체기관들을 제거한다 상상하면, 하나의 커다란 강동이 있는 것은 물고기와 새를 해부할 때에 내장을 제거한 후에 빈 공간을 보는 것과 비슷할 것이다.

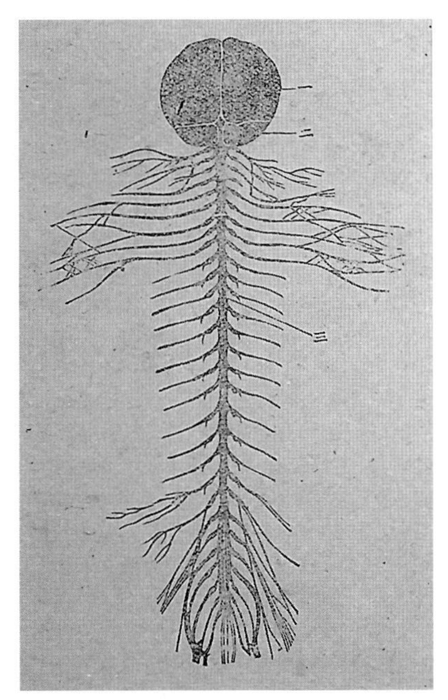

〈그림 5〉 배면관의 내용
1.대뇌 2.소뇌 3.척수

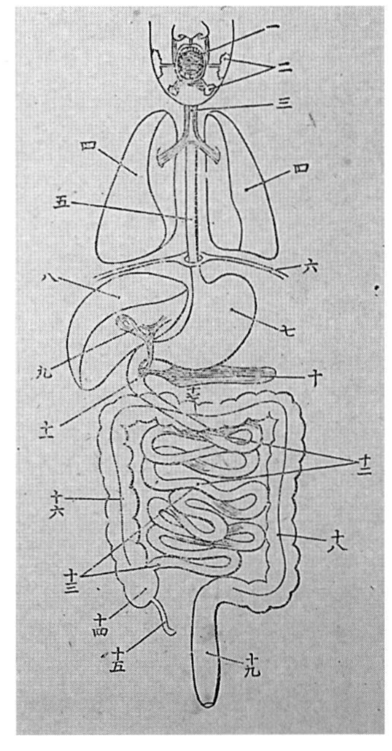

〈그림 6〉 복면관의 내용
1.구강 2.타선 3.기관 4.폐장 5.식도 6.횡격막 7.위 8.간장 9. 담낭 10.췌장 11.지장 12,13.소장 14.맹장 15.충양돌기 16~18.대장 19.직장

등쪽의 강동 내에 있는 뇌, 척수와 그 주변에 가지들을 등쪽에서 보면, 〈그림 5〉에서 보여주는 것과 같이 구성되며, 또 흉복부에 있는 기관들의 중요한 것을 앞쪽에서 볼 때에는, 입에서 시작하여 식도, 폐, 위장 서로 연결된 한 가지의 관(管)과 여기에 붙어있는 기관들은 〈그림 6〉에서 보여주는 것과 같이 구성되어 있고, 두 기관들을 제거한 뒤에 그 벽만 남기면 다만 두 개의 관이 서로 평행하여 상하로 이어져 있음을 보여준다.

등쪽에 있는 기관을 동물성 기관이라고 부르는데, 그 주변의 벽은 굳고 단단한 골질로 이루어졌으며 배쪽에 있는 기관을 식물성 기관이라고 부르고, 그 주변의 벽은 유연하고 팽창과 수축이 자유로운 흉벽이다. 등과 배쪽에 있는 기관들 주변의 벽에 단단하고 부드러운 차이가 나는 것은 하나는 뇌, 척수와 같이 항상 일정한 크기를 가진 기관을 감싸고 있고, 다른 하나는 폐, 위, 장, 방광과 같이 그 기능으로 인하여 현저히 크기가 변하는 기관을 감싸기 때문이다. 〈그림 7〉에서 보여주는 두 기관을 화살표 표시한 부위를 횡단하면 〈그림 8〉에서 보여주는 것과 같이 (1)은 등쪽의 기관이고 (2)는 배쪽의 기관이며 (3)은 주로 늑골과 근육을 가진 체벽(體壁)으로 피부는 그 두 기관의 주위를 감싼다.

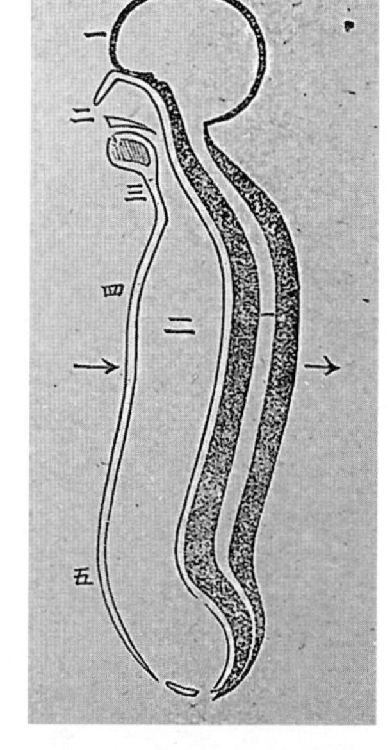

〈그림 7〉 인체의 모형도 종단면
1.배면관(동물성관)
2.복면관(식물성관)
1.두개 2.안면 3.목 4.가슴 5.배

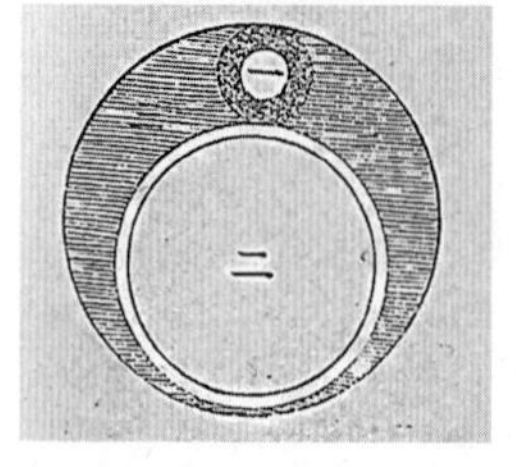

〈그림 8〉 인체의 모형도 횡단면
1.척면관 2.복면관 3.체벽

〈그림 5〉에서 보여주는 뇌, 척수를 등쪽의 관에 넣고, 〈그림 6〉에서 보여주는 내장들을 복면의 관에 넣으면 완전한 인체로 돌아가며, 〈그림 9〉는

골격의 중앙 종단면인데, 그 두 기관을 지지할 뿐만 아니라, 이 기관들을 보호하는 뼈의 분포를 보여주는 것이다.

그렇다면 인체는 배와 등 두 개의 관으로 구성되며 그중에 각종의 기관을 수용하고 위를 피부로 감싼 것이다. 사지는 다만 그 표면에 돌출한 부속물에 불과함을 알아야 하는데, 뱀의 종류는 전신의 배와 등 두 개의 관이 연장되었기 때문에 사지는 모두 없다. 생존에 필요한 기관들은 대부분 이 두 개의 큰 관 안에 있는 기관들인데, 그중 뇌와 심장, 폐장의 상해는 반드시 치명적인 원인이 된다. 그러므로 흉부와 뇌, 척수의 주위에 골질이 배치된 것은 관벽(管辟)을 견고하게 하려는 자연의 보양법(保讓法)이다.

이상 인체의 구조에 2대 구성이 있다는 사실을 이해하면 인체 기관들의 배치관계를 알게 되는 이익이 적지 않다. 이러한 사실은 다만 인체뿐 아니라 척주를 가진 동물들, 즉 물고기, 개구리, 뱀, 거북이, 새, 포유류 등에도 대부분 쉽게 보이는 것을 알 수 있다.

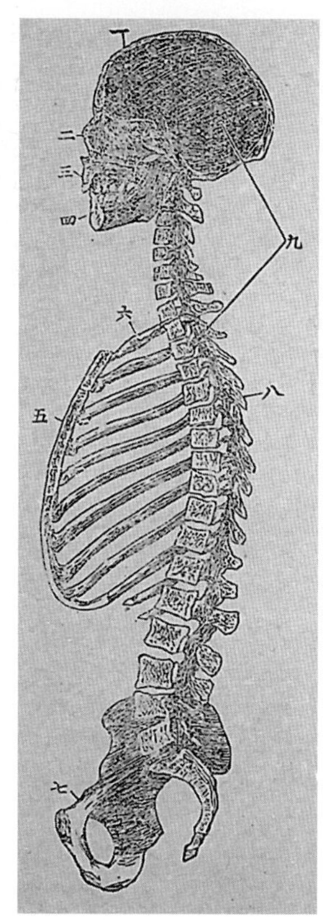

〈그림 9〉 골격의 중앙 종단면
1.두개 2.비골 3.상악 4.하악
5.흉골 6.늑골 7.무명골
8.척주 9.배면관

제2장 운동기능

제1절 근육과 뼈의 관계

동물이 스스로 몸을 이동시키며 또는 신체부분을 항상 쉬지 않고 운동하는 것은 앞서 1장에 논한 바와 같으며, 특히 인류와 같은 고등 동물은 그 운동에 규율이 정확할 뿐만 아니라 신속함을 충분히 알 수 있다.

이는 근육과 뼈의 관계가 적절하기 때문이다. 근육은 수축하여 운동의 주 원인을 구성하며, 뼈는 그 운동을 스스로 일으키는 힘이 있고 없음에 상관없이 근육에 부착점을 제공하여 정확함과 신속함을 필요로 하는 인체의 운동에는 없어서는 안 될 것이다.

제2절 근육

인체에 일어나는 여러 운동은 대부분 특수한 근육을 의지하여 일어나기 때문에 희로애락을 표현하는 안면의 운동과 발성, 저작(咀嚼), 연하(嚥下), 위, 장의 운동과 심장의 박동과 사지와 신체의 운동 등이 대부분 근육작용이 관계된 것이다.

무릇 이것들은 대부분 근육의 운동이나 그 성질은 대부분 같지 않아서, 이를 두 종류로 구별하여 수의운동(隨意運動)과 불수의운동(不隨意運動)이라 한다. 가령 사지의 운동은 우리의 의지를 따라서 움직이기 때문에 수의운동이라 하며 음식을 소화할 때에 일어나는 위, 장의 운동은 우리의 의지로 제어하기 불가능하므로 불수의운동이라 한다. 그 수의운동에 참여하는 근육을 수의근이라 하며 불수의운동에 참여하는 근육을 불수의근이라 한다.

우선 수의근의 구조 및 그 작용을 논술하겠다.

수의근은 횡문근(橫紋筋)[4]이라고도 부르는데, 색이 붉고 형태는 긴 것과 짧은 것, 두꺼운 것과 평평한 것이 있어서 그 수가 실로 400여 개에 미치는데 〈그림 10〉에서 보여주는 것은 근육을 구성한 섬유의 묶음이다.

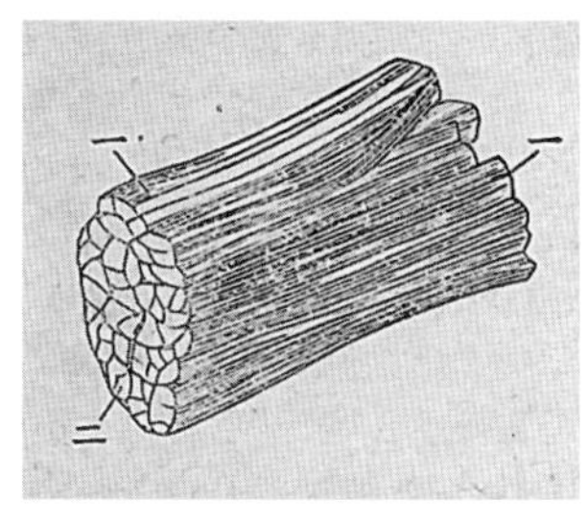

〈그림 10〉 수의근 섬유 일속(一束)
1.근속(筋束) 2.단면(斷面)

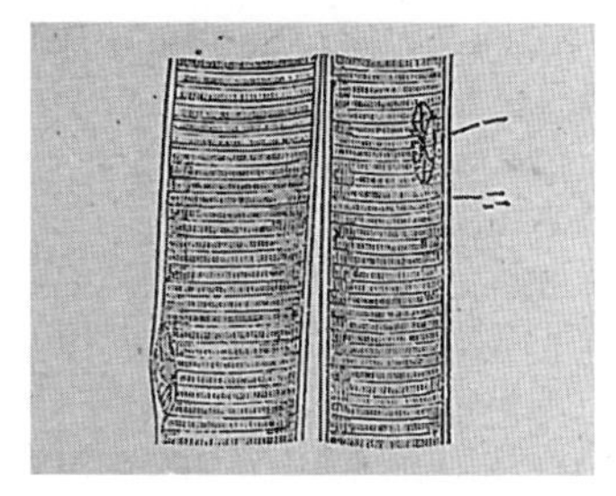

〈그림 11〉 수의근 섬유에 횡문이 있는 것을 나타냄
1.근세포(筋細胞)의 핵 2.근세포의 초막(鞘膜)

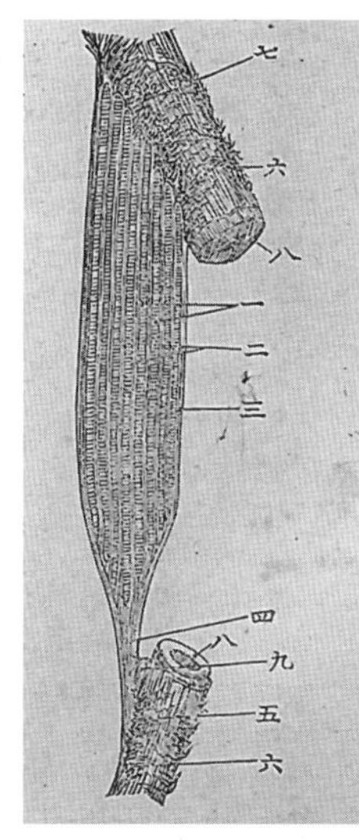

〈그림 12〉 근육이 일골(一骨)에서 일어나 타골에 마치는 형상을 나타냄(모형)

1.근섬유 2.내근초(內筋鞘) 3.외근초(外筋鞘) 4.건(腱) 5.기시점 6.골막(骨膜) 7.부착점 8.뼈 9.점액낭

〈그림 11〉은 섬유의 원질(原質) 두 개를 취하여 더욱 확대한 것으로 가로무늬를 볼 수 있다. 횡문근이라는 이름은 이 무늬 때문에 붙여진 것이다. 〈그림 12〉는 횡문근의 섬유가 많이 집합하여 내외의 횡문을 인하여 결속되며 그 묶음의 양단이 뼈에 결부된 형상을 보여주는 것으로, 그 뼈에서 시작되는 부분을 근육의 기시점(起始點)이라 하며 다른 뼈에 마치는 부분을 부착점(附著點)이라 말한다. 근육이 수축을 할 때는 부착점을 기시점에 가깝게 하는 것이 일반적이며

4) 가로무늬근

또 근육으로 하여금 뼈에 연결하게 하는 것을 건(腱)이라 부른다.

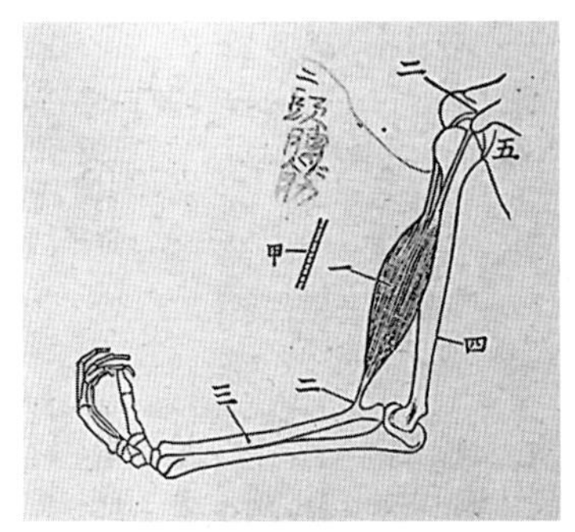

〈그림 13〉 수의근의 작용을 나타내는 모형
1.이두근 2.건 3.상박골 4.요골 5.견갑골 (갑)
횡문근섬유 신장(伸張)의 상태를 나타냄.

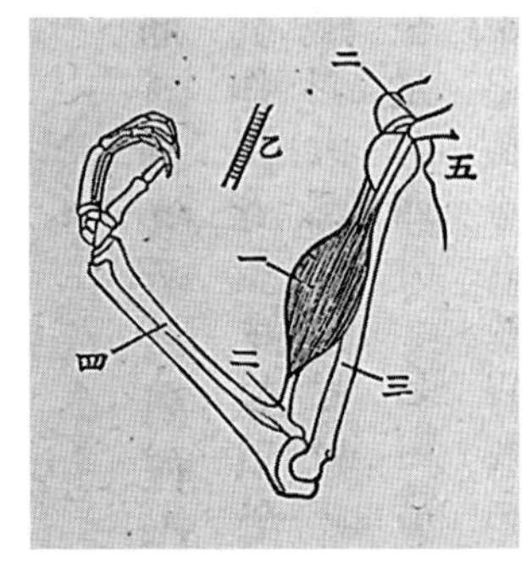

〈그림 14〉 수의근의 작용을 나타내는 모형
1.이두근 2.건 3.상박골 4.요골 5.견갑골 (을)
횡문근섬유 수용(收容)의 상태를 나타냄

〈그림 13〉과 〈그림 14〉 두 그림은 근육과 뼈의 관계를 실제에 기초하여 설명한 것이다. (1)은 이두근으로 이른바 알통[力瘤]이다. 기시점은 견갑골에 있으며 부착점은 요골(橈骨)에 있다. 근육에서 수축이 일어나면 부착점은 기시점에 가까운 이유로 전박(前膊)이 올라가는데(〈그림 14〉), 이것은 근육의 수축이 부착점에 붙어서 기관이 기시점에 향하여 움직이는 것을 보여주는 좋은 예이다. 근육이 수축하는 때에는 길이가 주는 것과 모두 폭을 늘려서 또 근육의 외형에 변화가 있는 것과 여기 근육을 구성한 섬유 원질에 존재한 횡문에도 현저한 변화를 볼 수 있다. 수축할 때에는 섬유도 커질 뿐만 아니라 횡문도 두꺼워지지만, 단 용적은 변경되지 않는다.

이상은 수의근에 관한 것으로써 작은 예외를 제외하면 대부분 뼈와 관련하여 그 작용을 하는 것이기 때문에 골격근이라는 이름이 있다. 인체조직의 대부분을 차지하며 중량도 거의 전체의 반에 달하며 혈액 전체의 1/4은 항상 근육내로 흘려보낸다. 불수의근이, 가령 식관, 위, 장의 운동과 홍채, 혈관, 횡격막 등에 나타나는 수축현상은 모두 우리의 의지로 인하여 그 운동을 제어하기는 불가능하다. 구조도 수의근과는 같지 않고 횡문이 없기 때문에 평골근(平骨筋)[5]이라는 이름이 있다.

수의근과 불수의근을 비교하면 그 차이가 다음과 같다.

1. 수의근은 우리의 의식으로써 자유롭게 수축시킬 수 있지만, 불수의근은 그렇지 않다.
2. 수의근은 오로지 체의 외부에 분포하여 전신의 연부(軟部)를 구성하며 불수의근은 체의 내부에 존재한다.
3. 수의근은 그 색이 붉고 불수의근은 그 색이 창백하다.
4. 수의근의 섬유는 횡문(橫紋)이며 불수의근의 섬유는 평활(平滑)하다.
5. 수의근은 그 수축이 민활(敏活)하며 불수의근은 완만(緩慢)하다.
6. 수의근은 대개 뼈와 연속하였으며 불수의근은 혈관, 위장, 방광 등과 같은 가운데가 비어있는 기관의 주벽(周壁)에 분포한다.

단, 횡문근 모두가 수의근은 아니어서, 호흡운동은 의식의 제재를 받지 않으나 횡문근으로 이뤄졌고, 심장의 근육도 일종의 횡문근이지만 역시 의식으로써 그 운동을 제어하기 불가능하다.

조류와 어류의 수의근은 둘로 구분할 수 있는데, 대부분 횡문으로 하나는 백색이며 다른 것은 암홍색이다. 백색은 수축력이 민활하나 피로하기 쉬우며, 암홍색은 수축력이 완만하나 오랫동안 수고를 감당할 수 있다. 이른바 혈합(血合)이라는 것은 그 암홍색 수의근을 말한다.

그뿐만 아니라 큰 소리를 듣고, 자연스럽게 눈을 감고, 넘어질 때에 모르는 사이에 손을 뻗고 또는 어떤 것에 놀라 무의식적으로 물러서는 것 등은 의식의 판단을 기다리지 않고 결행하는 것을 반사운동이라 한다. 복잡한 운동이

[5] 민무늬근

라도 반복해서 계속하면 반사운동으로 변하는데, 필기, 재봉(裁縫), 주악(奏樂), 보행 등이 그 예이다.

근육의 위생(衛生)

많은 양의 혈액은 항상 근육 안을 순환하기 때문에 근육의 운동은 혈액의 순환을 좋아지게 한다. 즉 근육은 몸의 신진대사를 맡는 주요조직이다. 그러므로 근육을 발달시키는 것은 몸의 영양에 매우 필요하다. 체조, 기마, 수영, 조정, 등산, 자전거경주 등의 활발한 신체 놀이는 운동기관을 발달시키는 데 유익하며, 특히 실내에서 생활하며 부분적으로만 운동하는 경우에 매우 중요하다. 운동기관의 발달은 다만 육신의 건전을 유지함에 필요할 뿐 아니라 용기를 키워서 자신감을 도우며 굽히지 않는 정신을 함양하는데 없어서는 안 되기 때문에, 사람은 모두 어린 시절부터 주의하여 운동기관의 발달을 꾀하는 것이 필요하다. 그러나 과도한 운동은 좋지 않으므로 어린 아이는 특히 삼가야 한다.

제3절 뼈

뼈는 인체 중 가장 굳고 단단한 것이기 때문에, 사후에 살은 부패하며 내장은 소멸하여도 뼈는 오랫동안 존재한다. 〈그림 15〉는 대퇴골의 가운데 부분인데 그 종횡의 양 단면을 보여주는 것이다. (1)은 뼈의 표면을 감싸는 백색의 강인(强韌)한 막질(膜質)인데 골막(骨膜)이라 하여 자못 혈관에 풍성하여 뼈의 영양을 맡으며 섬유의 무성한 곳(2)은 근육의 부착점이며 (3)은 뼈의 경고질이며 (4)는 뼈의 강실(腔室)이니 수강(髓腔)이라 말하여 골수(骨髓)를 저장하며 지방과 혈관에 풍성하다.

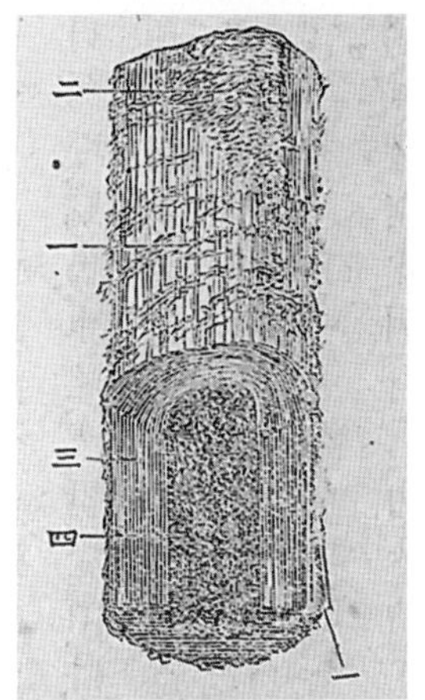

〈그림 15〉 장골의 구조
1.골막 2.골막의 융기로 근육의 부착점
3.경고질 4.골수

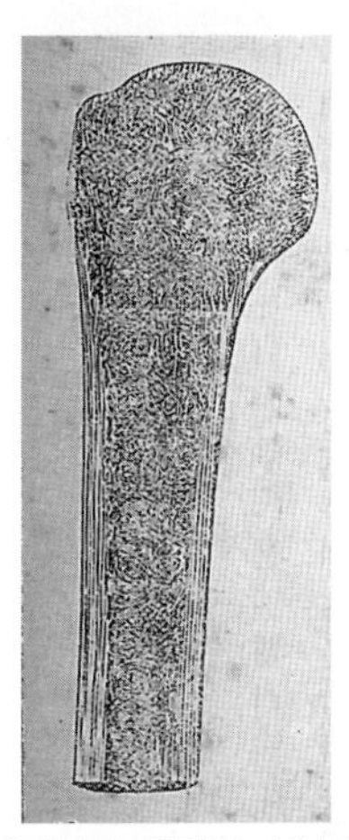

〈그림 16〉 상박골의 종단면 상부에 해면질이 있으면 좌우 양측에 경고질이 있으며 중간에 수강이 있음을 나타냄.

또 뼈를 종단하면 〈그림 16〉의 뼈끝에는 무수히 거칠고 성긴 작은 뼈와 뻣뻣한 털과 같은 것들이 뒤섞여 균질하지 않는 강극(腔隙)이 있는데, 이것은 해면질(海綿質)이며 그 아래에 수강이 나타나며 그 강벽을 구성한 것은 경고질(硬固質)이다.

그러므로 대퇴골 상박골(上膊骨)과 같은 장골(長骨)은 내부가 비어있어 관의 모양을 이루었으며 그 양단은 해면질로 차 있는데, 이것은 미세한 물질을 사용하여 극히 가벼울 뿐만 아니라 완벽한 것을 만들기 위한 자연의 경제에 기인한 것이다. 대개 일정량의 골질 원료를 사용하여 내부가 차 있는 작은 뼈를 만드는 것보다 내부가 비어있는 큰 뼈를 만드는 것이 무거운 것을 감당할 수 있고 수강은 또 혈구제조소(血球製造所)로 사용하는데 이것은 다음 장에 상술하겠다.

〈그림 17〉은 뼈의 조직을 보여주는데, 경고(硬固)한 부위(1) 중에 '하버스(Haversian)관'(2)이라 칭하는 무수한 작은 관이 종횡으로 달려있으며 경고질

은 바퀴 모양의 층을 형성하여 둘러싼 것을 볼 수 있으며 (3)은 해면질이니 그 강극(4)에는 지방이 풍부한 수질(髓質)이 있다.

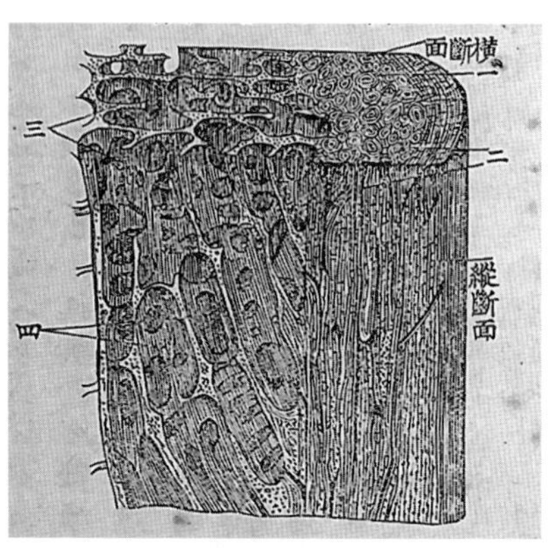

〈그림 17〉 뼈의 조직
1.경고질 2.하버스관 3.해면질
4.해면질의 강극

뼈는 동물질(動物質)과 광물질(鑛物質)의 두 성분으로 이루어지는데, 동물질은 뼈에 탄력과 가연(可燃)의 성질을 주며 광물질은 뼈에 경고(硬固)와 불후(不朽)의 성질을 가지게 한다. 시험삼아, 한 조각의 뼈를 취하여 불에 던지면 동물질 성분은 연소하고 백색의 재만 남는데, 이것이 광물질 성분이다. 또 뼈를 식초에 던지면 이에 반하여 광물질 성분은 용해되어 사라지고 부드러우면서도 강인하여 휘어지기 쉬운 물질이 잔류하는데, 이것은 동물질 성분으로 물에 삶으면 아교가 된다. 인골(人骨)이 견고하면서도 다소의 탄력성이 있는 것은 이 두 성분이 극히 친밀하게 결합한 까닭인데, 어린아이의 뼈가 휘어지기 쉬운 것은 동물질 성분이 풍부하기 때문이며 노인의 뼈가 부러지기 쉬운 것은 광물질성분이 많기 때문이다.

인체의 뼈는 그 수가 매우 많지만 모두 각각 서로 연결되어 하나의 골격을 구성한다. 또한 중요한 기관을 보호하거나 타기관을 지탱하고 또는 사지의 중심축을 형성하여 근육 곳곳에 부착점을 제공하여 법칙이 있는 운동을 따르게 하는데, 이와 같이 각기 다른 작용에 따라 각기 다른 모양과 형상을 가졌다. 두개골을 이루는 뼈들은 넓고 평평하여 그 둘레는 톱니와 같이 튀어나왔기 때문에 서로 봉합된다. 늑골과 흉골과 같은 것은 연골으로 불리는 탄력이 풍부한 조직들이 서로 의지하여 접합되어있다. 사지의 뼈들과 같이 운동을 하는 것은 인대라 부르는 강인하고 백색 색소를 가진 조직으로 관절을 형성한다.

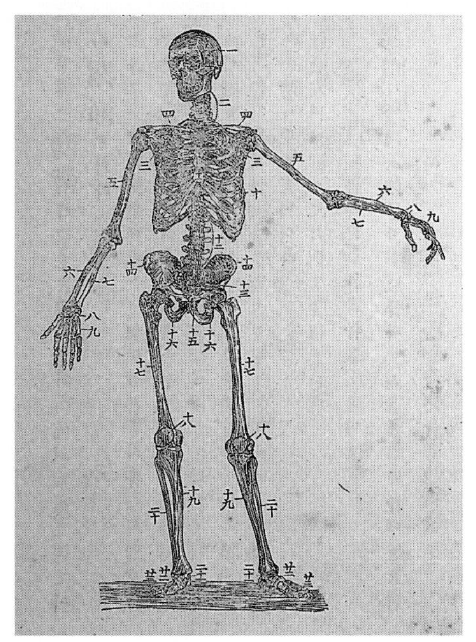

〈그림 18〉 신의 골격
1.두개 2.경추(척추의 일부) 3.견갑골 4.쇄골 5.상박골 6.요골 7.척골 8.완골 9.장골(掌骨) 10.근골 11.흉골 12.요추 13.천골 14.장골 15.치골 16.좌골 17.대퇴골 18.슬개골 19.경골 20.비골 21.부골(跗骨) 22.척골(蹠骨) 23.지골

뼈는 인체의 작용과 중대한 관계가 있는데 골격의 형상, 위치, 자세는 상세하게 전신의 형상, 위치, 자세를 모의(模擬)한다. 특히 최근의 정확한 연구를 근거로 사후 골격에 나타나는 세밀한 특징에 의하여 그 생전 직업의 종류를 추론할 수 있다. 〈그림 18〉은 인체 전신의 골격을 전면으로 보는 것인데 그 자세는 살아있을 때의 자세를 나타낸 것이다.

뼈는 다음의 두 부류로 크게 구별할 수 있다.

(1) 구간골(軀幹骨) : 두개골, 척주, 늑골, 설골[6]을 말한다.

(2) 사지골 : 상지골(上肢骨)과 하지골(下肢骨)과 이 두 뼈를 구간골에 연결한 견대(肩帶; 肩胛骨 鎖骨)와 요대(腰帶; 腸骨 坐骨 恥骨)[7]의 뼈들을 모

6) 머리뼈, 척추, 가슴뼈, 목뿔뼈

두 일컫는다.

이 두 부류의 뼈는 대부분 균일하게 인체의 좌우에 배열하여 둘씩 상대하게 한 것인데, 어떠한 뼈라도 우측에 있는 것은 반드시 좌측에 그 짝이 있으며 가운데에는 몸의 중간에만 있으며 한 조각을 이룬 것과 같은 것이 있으나 이것도 인체 발생의 초기에 있어서는 좌우의 두 개로 구성된 것이나 그 성장함에 따라 점차로 합하여 하나로 이루어진 것이다.

시험삼아 전 골격을 그 중심을 통해서 종단하면 〈그림 19〉와 같이, 다만 몸통의 중심에 있는 뼈의 단면을 볼 뿐이고, 그 좌우에 있는 것은 드러나는 것이 조금도 없다. 그 단면에 나타난 뼈가 배, 복 두 큰 기관의 강벽을 따라서 배치된 것을 볼 수 있는데, 제1편에 논술한 몸통의 구성과 밀접한 관계가 있음을

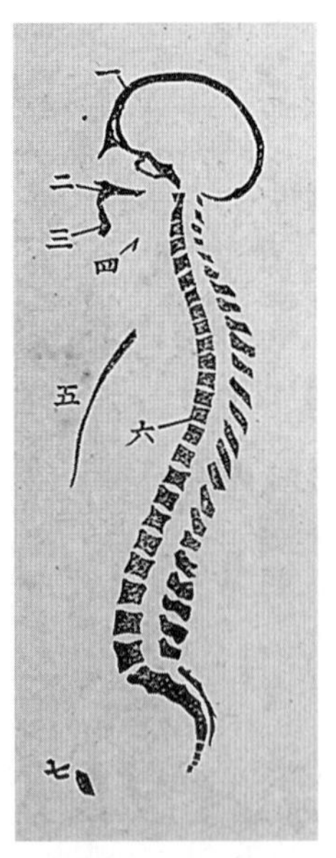

〈그림 19〉 구간골 중앙 종단면
1.두개 2.상악 3.하악 4.설골 5.흉골 6.척주 7.지골

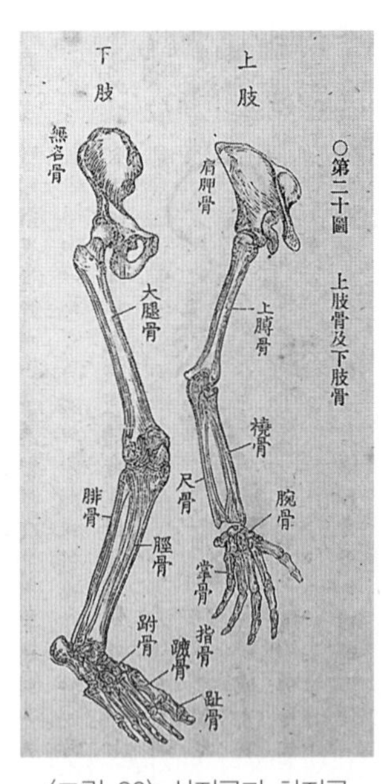

〈그림 20〉 상지골과 하지골

7) 어깨와 허리

알아야 한다.(〈그림 7〉 참조)

사지골 중에 상지골과 하지골은 사지의 중축을 이룬다.

〈그림 20〉은 상하 팔다리와 연결된 어깨뼈와 허리뼈 일부를 표시했다. 각각 그 뼈들이 위치와 이름을 표기한 것으로 팔과 다리의 서로 연관된 부분의 이름을 확인할 수 있다.

팔과 다리를 비교하면 다리의 뼈들은 무겁고 크며 그 구조는 강건함과 안정함을 위주로 하며, 팔의 뼈들은 가볍고 작으며, 각 마디가 민첩한 운동에 적당하다. 그 차이는 팔과 다리의 가장자리에서 특히 현저한데, 손의 뼈들은 자못 자유로운 운동에 편하여 엄지는 다른 손가락과 상대적으로 물건을 잡을 때 편리하며 발의 뼈들은 서로 결합하여 활의 형태를 구성하여 그 사이에, 오직 적은 운동을 허용할 뿐이나 체중을 지탱하며 보행에 적당하다.

골격의 위생

뼈는 상당히 견고한 것 같지만 사실 살아있을 때에는 뼈는 인체기관 중, 외부의 영향으로 인하여 가장 그 형태가 변하기 쉽다. 예를 들어 중국여자들은 유아기 때부터 그 발을 단단히 죄어 묶어서 작게 만들고, 또는 야만인이 유아의 두부(頭部)를 판에 끼어서 튀어나오게 하는 것 등은 그 심한 예이지만, 보통 몸의 자세를 손상시키거나 척추를 굽혀서 앉거나 또는 부적당한 압력을 뼈에 가하는 행위 등도 그 당시에는 어떤 이상이 나타나지 않지만 습관이 매일 더하면, 반드시 그 영향이 뼈에 미친다. 동물학자가 동물의 골격을 보고 살아있을 때의 습성이 어떠한지를 알아내고 또는 인골에 미세한 특징을 찾아내서 생전 직업의 성격을 식별하는 것은 이 사실에 기인한 것이다.

골수는 혈구를 생성하는 곳이다. 그러므로 뼈를 잘 발달하게 하는 일은 이 점으로부터 보아서도 필요함을 알 것이며 또, 사실 완전히 발달한 뼈는 부러뜨리기 쉽지 않다.

제3장 신진대사

제1절 총설

사람이 노동을 하면 반드시 그 신체물질의 일부를 손실하거나 소모하게 되는데, 생각하기, 말하기, 일거수, 일투족의 작은 일이라도 모두 그렇다. 따라서 노동을 계속한다면, 결국 신체의 전부가 괴멸하는 것을 면하지 못하게 된다. 그러나 사실은 이와 반대로 노동을 해도 신체가 소멸하지 않을 뿐 아니라 적당한 운동은 반대로 성장을 돕는다. 이것은 우리 인류가 항상 새로운 재료, 즉 음식물을 취해 몸 안에 거두기 때문으로 이를 통해 노동으로 말미암아 일어나는 손실을 보충하고 성장을 도와 다음 노동에 필요한 에너지를 공급하는데, 이러한 방법을 일러 영양이라 한다.

영양은 다음의 네 단계로 나눌 수 있다.

제1 식도에서 음식물을 소화함
제2 소화한 음식물을 혈액의 순환을 인하여 체중 각부에 연달아 보냄
제3 혈액이 연달아 보낸 자양물은 편하게 림프액으로 인하여 각 조직의 세포에 공급함
제4 세포는 이것들을 흡수하여 조직의 손실을 보충함

인체 형질의 손실은 호흡을 인하여 일어난다. 호흡은 폐에서 일어나는 것인데, 결국에는 세포에까지 그 동작을 미치게 하여 세포물질의 산화(酸化)를 발생한다. 즉, 폐로 흡입한 산소는 원형질 손실의 원인이 된다. 이와 같이 손실되는 부분은 몸 안에 있으면 안 되기 때문에 숨에 섞여서 공기 중으로 던져버리거나 땀과 오줌 등에 섞여 체외로 배출되는데 이상 원형질은 음식물에서

만들며, 그 다음에 분해되며, 그 다음에 노폐물을 이루어 배설하는데 이 세 가지 변화를 일컬어 신진대사라 한다.

예를 들면, 인체는 증기기관과 같다. 증기기관은 그 구조가 정교하나 물과 석탄의 연소를 적절하게 공급하지 못하면, 그 작용이 불가능하며 또는 종종 손실이 발생하는 것을 면하기 어렵다. 그래서 이것을 상당한 금속으로 수선하는 것이 필요한데, 이 금속 및 물과 석탄은 증기기관의 음식물이라고 일컬을 것이다. 인체도 마찬가지인데, 사람이 만일 음식을 취하는 것이 결국 없으면 운동과 기타 여러 작용은 폐지하여 성장을 마치기 어려워 결국 죽음에 이를 것이다. 이것은 석탄에 있는 원 에너지가 전환되어 기관의 동작을 이루는 것과 흡사하며 금속에 수선이 필요한 것과 같이, 우리의 음식물에 함유한 원 에너지는 결국 체온을 이루며 운동력을 이루며 혹은 신조직을 형성한다.

증기기관의 동작 중에는 다소의 불용물(不用物)을 반드시 발생하는데 증기, 연기, 재 등이며 인체에도 역시 차종 불용물을 발생하는데 이것을 제거하지 않으면 건강에 반드시 해가 된다. 즉 단백질에서 발생하는 노폐물은 위장에서 음식물 중의 염류는 피부 및 신장에서 탄소는 탄산가스를 만들며 대개 폐에서 수소는 물을 만들어 폐, 신, 피부에서 대부분 배설되며 따로 소화되지 않은 음식물은 분(糞)을 구성하며 역시 체외로 버려진다.

그러므로 음식물과 음료는 인체의 수입이고 배설은 인체의 지출이다. 음식물과 배설의 양이 서로 같고 손익이 없으면 동일한 체중을 유지할 것이고 영양작용이 번성하여 물질을 체내에 동화시키는 것이 많으면 체중은 증가할 것이며, 또는 이와 반대로 체질의 손실이 그 소득보다 많으면 몸이 초췌해질 것이다.

소년기에는 몸의 소득은 손실보다 많고 중년에는 손익을 서로 채우며 노년에 이르러서는 손실이 소득을 넘어간다.

제2절 소화

음식물은 구강(口腔)에서 몸 안으로 들어가 그 일부는 소화, 흡수되어 혈중에 섞이며, 신체의 자양(滋養)에 효과가 없어 남아 있는 찌꺼기는 항문을 통하여 다시 체외로 배출된다. 입으로 시작하여 항문으로 마치는 하나의 관(管)을 총칭하여 식도(食道)라 한다.

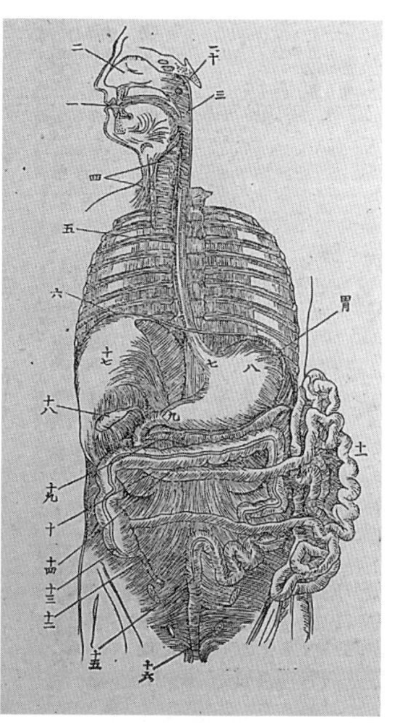

〈그림 21〉

우선 입으로 시작하여, 식관(食管)을 형성하며 흉부로 바로 내려가 횡격막을 통과하여 차례로 넓어져 마침내 크게 열려서 위(胃)를 형성하며 거듭 축소하여 소장, 대장, 직장을 형성하고 항문에 이르러 외부로 열린다. 그 길이가 2장(丈, 4m)여에 미치며 두(頭), 흉(胸), 복(腹)의 큰 세 부위에 걸친다. 입는 머리 부위고, 식관은 가슴 부위이고 위장은 복부에 존재한다.

우선 구강에서 시작하여 점차로 그 각부를 살펴보자.

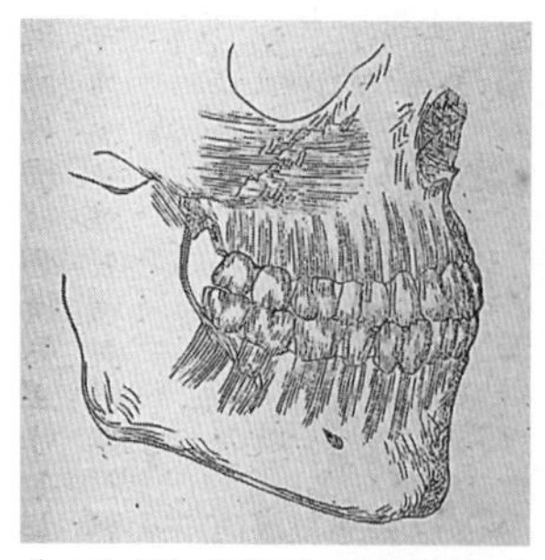

〈그림 22〉 치아가 상하 악골에 감입(嵌入)한 상태를 나타냄

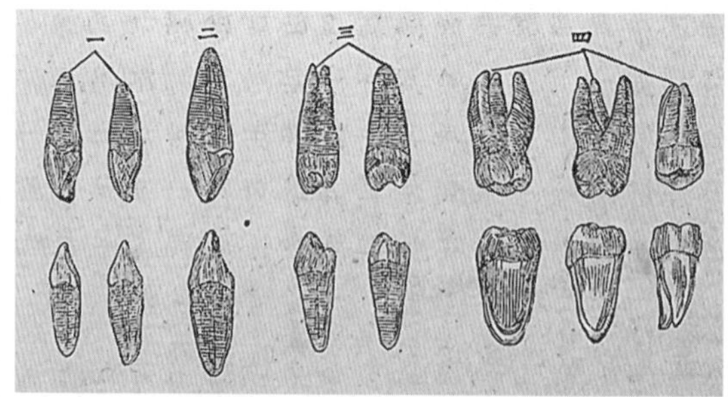

〈그림 23〉 상하 악골의 각 절반씩 있는 네 종류의 치아의 전형
1.문치 2.견치 3.소구치 4.대구치

치아는 상하 위아래 턱(兩顎)에 나란히 자라 그 뿌리는 매우 깊은 골질에 박혀있다. 성인은 윗턱과 아래턱에 각 네 개의 앞니[門齒]와 두 개의 송곳니[犬齒(錐齒)]와 네 개의 앞어금니[小臼齒]와 여섯 개의 뒤어금니[大臼齒]를 합해서 32개가 있다. 이것을 영구치라 한다.

영구치는 6~7세 즈음부터 생기는데, 그 전에 나는 치아는 뒤어금니를 제외하고 20개가 있다. 이것을 유치(乳齒)라 하며 뒤어금니는 그 성장이 자못 더디고 늦어서 8~9세로부터 30세 사이까지 자라며 지치(智齒, 사랑니)라는 이름으로 불리기도 하는데, 지능이 발달하는 연령에 나기 때문이다. 앞니와 송곳니는 음식물을 물어뜯고 앞어금니와 뒤어금니는 음식물을 분쇄한다.

치아는 그 성질이 단단하여 뼈와 흡사하나 사실은 점막(粘膜)이 변한 것으로 이것을 상하 두 부분으로 나눈 것을 알 수 있다. 즉, 치관(齒冠)과 치근(齒根)이다. 그 경계를 치경(齒頸)이라 한다.

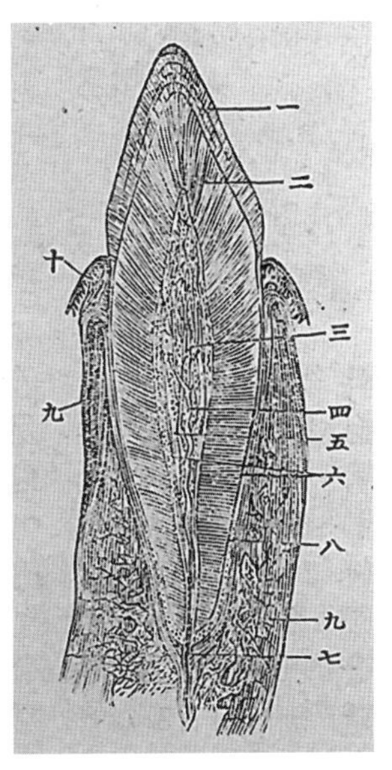

〈그림 24〉 치아의 종단면
1.법랑질 2.상아질 3.치강 4.정맥 5.동맥 6.신경 7.신경 및 혈관 8.백악질 9.악골 10.치근

치관은 외부에 드러나 경질(硬質)의 법랑질(琺瑯質, enamel)로 덮여있으며 인체 중, 가장 단단한 것이기 때문에 철퇴로 때리면 불꽃이 발생할 정도다. 치근은 턱뼈에 매몰된 부분을 말하는데, 백악질(白堊質, cement)로 덮여있으며 더불어 턱뼈에 밀착돼있다.

또 치아는 가운데가 비어 그 중심에는 치강(齒腔)이라 하는 긴 강동이 있어서, 치수(齒髓)가 여기에 들어 있고 혈관, 신경 등을 간수하고 있다. 그 외부에 있는 것을 상아질(象牙質, dentin)이라 하며 치관, 치근을 통하여 치질(齒質)의 가장 많은 부분을 차지한다.

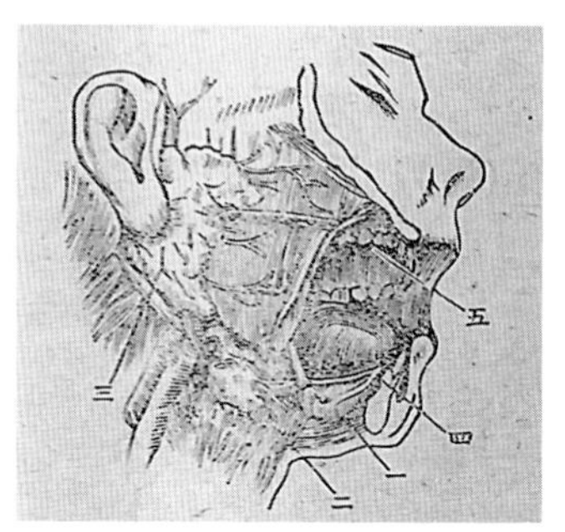

〈그림 25〉 타선의 위치
1. 설하선, 2. 악하선, 3. 이하선, 4. 설하선과 악하선의 합동 개구부, 5. 이하선의 개구부

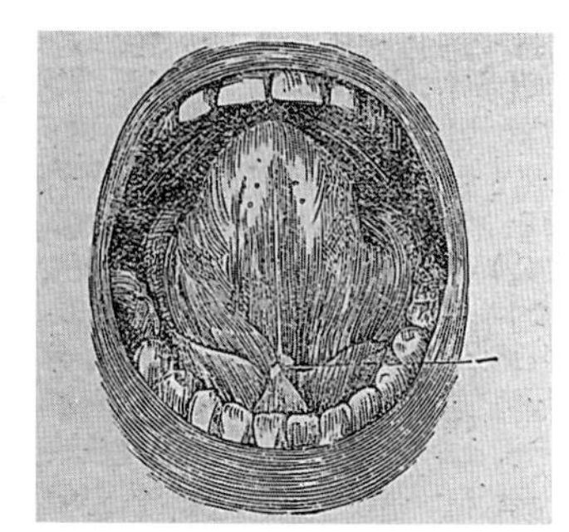
〈그림 26〉 설하에서 타선의 개구부(1)를 나타냄

구강을 따라가면 설하선(舌下腺), 악하선(顎下腺), 이하선(耳下腺) 모두 세 쌍의 타선(唾線)이 있으며 대개 수출관(輸出管)은 뺨의 내면 위턱 두 번째 어금니에 연결되어 있고, 설하악과 하악근의 수출관은 서로 합하여 혀 아래에서 연결된다. 입을 벌리고 혀를 위로 말고 정면으로 보게 되면, 한쌍의 소공(小孔, 〈그림 26-1〉)이 보이는데, 이것은 설하선과 악하선의 합동개구부이다.

식도(〈그림 21-5〉)는 곧게 뻗은 근육의 관이다. 좌편으로 약간 기울어 척추의 앞부분으로 내려가 횡격막을 통과한다. 평상시에는 그 관벽이 서로 접하여 있지만, 음식물이 통과할 때에는 넓어져 두 층의 평골근이 그 관벽으로 들어가 연동(蠕動)함으로 인해 음식물을 위로 수송(輸送)한다. 그러므로 식도의 발단이 되는 구강 기관들의 운동은 수의근이 담당하지만, 식도에 이르러서는 불수의근이 대신하여 그 운동을 담당하기 때문에 음식물 덩어리[食塊]와 이미 구강을 지나가 식도로 내려가면 우리는 이것을 어떻게 하는 것이 불가능하다.

위(〈그림 21-8〉)는 식도의 일부분이 팽창한 것이다. 그 크기는 사람마다 현저히 다르며 몸의 좌측 횡격막 아래에 가로놓여 있다. 식도에 접속되어 있는 부위를 분문(噴門)이라 하며 위벽의 내면(〈그림 27〉)에는 점막이 융기해 있어 음식물이 들어와 충만할 때에는 그 융기가 넓어져 그 자취가 없어지는 것에 이른다. 각 융기의 중간을 조사하면 허다한 오목한 점(凹點)이 있다. 이것은 위선(胃腺)의 개구부로 위액은 여기서 분비되어 위 내로 흘러나와 음식물과 섞인다. 위의 벽에는 세 종류의 평골근층이 있어서 수축하여 음식덩어리를 흔들어서 위액이 전부 스며들게 한다.

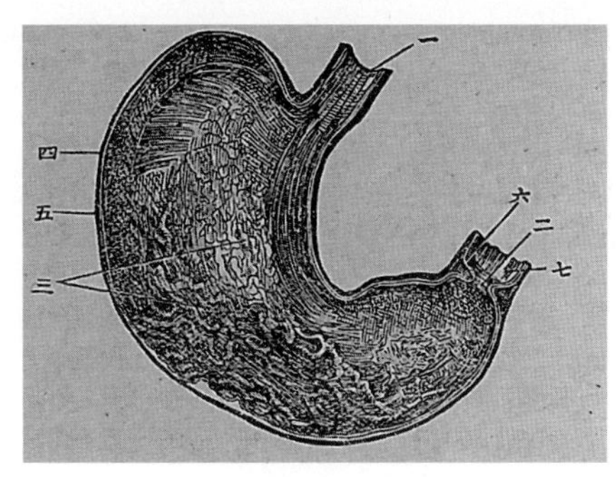

〈그림 27〉 위를 종경(縱徑)을 따라 잘라서 그 내부를 나타냄
1.분문 2.유문 3.정막의 융기 4.근층(筋層) 5.점막의 단면 6.유문괄약근 7.십이지장의 일부

위 다음은 소장이다. 그 일부를 취하여 조사하면(〈그림 28〉) 그 구조는 매우 위와 흡사하며 장액막(漿液膜)이 그 외면을 덮었으며 중간 층에는 불수의근이 있고, 점막이 그 내면을 덮고 있다. 그 점막에는 파이멜 씨(氏) 반점(斑點)이라 칭하는 림프소절[8]과 융모(絨毛)라 하는 무수한 작은 돌기가 있는 것을 볼 수 있다. 융모는 점막의 표면을 증가시키기 위하여 있는 것이다. 그러므로 그 사이에 무수한 소공(小孔)이 있다.(〈그림 29〉) 이것은 관상선(管狀

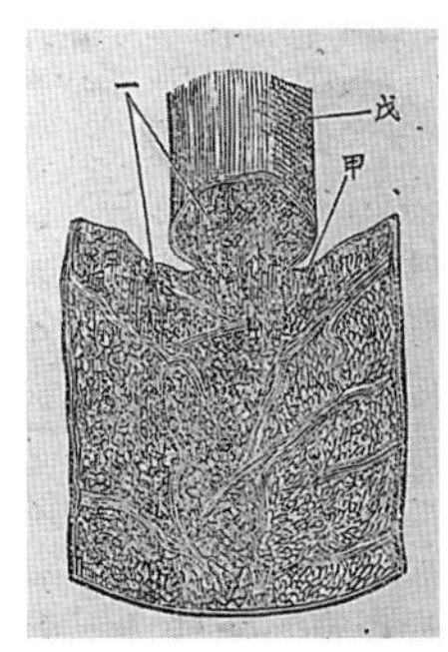

〈그림 28〉 소장의 일부(하부를 열러 나타냄)
갑.점막 무.장액막 1.파이멜씨 반점

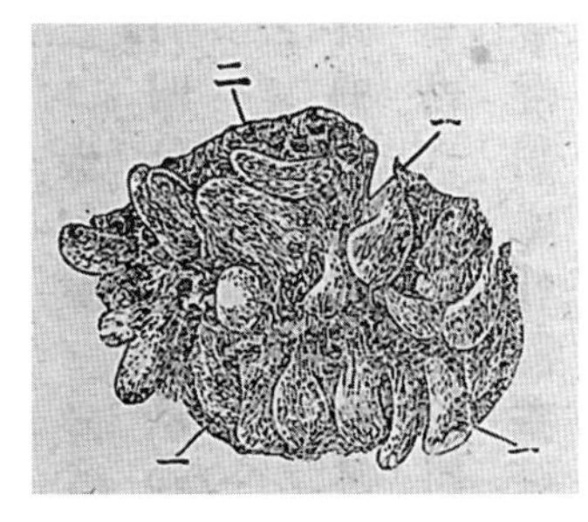

〈그림 29〉 소장의 내면
1.융모선 2.관상(리베르쿤)

[8] 림프여포(濾胞)

腺)의 개구부로 장액(腸液)이라 하는 노란색의 투명하고 묽은 액체가 여기에서 분비된다.

이상 막(膜)들은 위와 장의 내면에 있지만, 또 특별히 그 외부에 위치하여 분비액을 장 내부에 주입하는 것이 두 가지 있는데, 간장과 췌장이다.

간장(〈그림 6-8〉, 〈그림 21-17〉)은 몸 안에서 가장 큰 샘(腺, gland)으로 위의 우편에 위치해 녹색 혹은 황갈색의 담즙을 분비하여 이것을 담낭(〈그림 6-9〉)에 쌓은 후에 소장의 시작이 되는 십이지장 안으로 주입한다.

췌장(〈그림 6-10〉, 〈그림 21-19〉)은 평평하고 긴 샘으로 타선(唾線)과 유사한 것이다. 위 아래, 소장 가까이 있으며 투명 무색의 농액을 분비하여 담즙과 함께 십이지장 안으로 주입한다.

이상 각 소화기관의 작용을 논술할 때에 우선 음식물의 종류에 따라 논술하겠다.

인체의 건강을 유지함에는 다음 다섯 종류의 음식물이 필요하다.

1. 물
2. 단백질
3. 지방
4. 탄수화물, 당, 전분(澱粉)류를 총칭함
5. 염류(鹽類)

우유 이외에는 이 물질들을 적당한 비례로 함유한 것이 없지만, 우리가 평생 우유만 식재료로 삼는 것은 불가능하다. 따라서 각종의 음식물을 혼용하여 자양분을 섭취해야 한다. 인체의 구조 중, 치아와 위와 장의 구조는 인류가 동물과 식물을 아울러 취식해왔다는 증거이다. 식재료의 중요한 것은 아래와 같다.

육류 : 물 단백질 지방 및 소량의 염류를 함유함

우유 : 물, 탄수화물, 지방, 단백질, 염류를 함유함

계란 : 물, 단백질, 지방, 염류를 함유함

곡류 : 탄수화물에 부하며, 수, 단백질, 염류 지방을 함유함

콩류 : 탄수화물과 단백질에 부하며 소량의 수분, 염류, 지방을 함유함

토란류 : 물과 탄수화물이 풍부하며 소량의 단백질, 지방, 염류를 함유함

야채 : 물, 탄수화물, 염류가 풍부하며 소량의 단백질을 함유함

과일류 : 탄수화물, 염류, 유기성 산류와 다량의 수분을 함유함

이외에 우리는 차, 커피, 주류 등을 기호물로 음용하지만 이것은 영양물이 아니고 단, 그때의 각성제로 일시적으로 몸의 기능을 자극하는 효과가 있을 뿐이다.

대체로 음식물은 어떻게 우리의 영양에 기여하는지 차례대로 살펴보자.

(1) 구내소화

음식물은 입으로 들어가 우선 침과 만난다. 침은 전분질의 음식물에만 활성화되기 때문에 침에 존재하는 효모(酵母)[9]는 전분을 분해하여 당으로 변하여서 흡수하기 쉽게 만든다. 이것을 구내소화기능이라 하며, 또 타액은 음식물과 섞여서 이것을 삼키기 편하게 만든다.

[9] 인체 내에서 여러 신진대사 작용을 돕는 촉매 단백질을 지칭하는 생물학 용어 "효소"를 일반적으로 발효를 돕는 균사체를 이르는 효모로 기술했다. 효소의 개념과 작용 메커니즘은 1896년 독일의 생화학자 에두아르트 부흐너가 효소 작용을 규명하면서 알려졌는데, 이 책에는 그 내용이 아직 반영되지 않았다.

(2) 위중소화

음식물이 위로 내려가면 위액 중에 존재하는 효모 '펩신(pepsin)'은 단백질을 용해하여 '펩톤(peptone)'으로 변화하여 왕성하게 위벽에서 흡수하게 만든다. 이것을 위중소화기능이라 한다. 그러나 음식물에 존재하는 단백질은 대부분 위액으로 인하여 소화되는 것이 아니고, 이와 더불어 전분은 구중의 소화작용을 받는 것이 길지 않기 때문에 대개는 당으로 변하지 않는다. 이뿐만 아니라 지방의 전량은 아무런 변화가 생기지 않아 식후 두 시간 내지 네 시간 후에 음식물은 미음과 죽[糜粥]이라는 두 종류의 농후한 액즙으로 변하여 소장으로 이동한다.

(3) 장중소화

이와 같이 십이지장에 도달할 때에는 담즙과 췌액이 여기에 가해진다. 이제 이 두 소화액과 장액이 음식물에 미치는 작용을 조사하겠다.

1. 췌액에는 세 종류의 작용이 있다.

갑 : 단백질을 용해하여 위액의 작용을 지속함

을 : 전분을 당으로 변화시켜 앞서 중간에 단절된 타액의 작용을 다시 일으킴

병 : 지방질을 미세한 소적(小滴)에 분쇄하여 흡수되기 쉽게 한다. 이것을 유화(乳化)작용이라 한다.

요약하면 선(腺) 중에 췌장은 매우 강력한 작용이 있어 단백질이나 전분이나 지방을 활성화하는 것이다.

2. 담즙에도 각종의 작용이 있다.

갑 : 산(酸)의 반응이 있는 미죽이 '알카리'성에 변하여 췌액의 활동을 편하게 함

을 : 췌액과 동일하게 지방을 유화함

병 : 장의 내면을 윤활하게 하여 연동기(蠕動機)에 더하여 흡수작용을 왕성하게 함

정 : 장내에 있는 음식물의 부패를 방어하는 효과가 있음

3. 장액은 탄수화물의 일부에서 활동하여 이것을 변화시킴

이상 췌장의 분비하는 액(液)의 작용을 인하여 일어나는 음식물의 변화를 일컬어 장중소화기능이라 한다.

요약하면 타액, 위액, 췌액, 담즙, 장액의 다섯 가지 분비액은 음식물 중의 탄수화물, 단백질, 지방과 같은 물질을 분쇄하여 또는 그 성질을 변화시켜 쉽게 장, 위의 점막에서 흡수하게 하여 이것을 조직의 영양에 제공하는 것이다. 이 모든 것을 소화액이라 한다.

소화작용을 행함과 동시에 흡수작용도 구강, 위, 소장, 대장의 각 부분을 통하여 행하는데, 특히 소장의 상부에서 왕성하다. 즉 수분, 염류, 당, '펩톤'은 혈관으로 흡수되며 물, 염류, 지방구(脂肪球)는 림프관으로 전해져 림프계로 들어가 흉관을 도달하여 결국 심장의 부근에서 상대정맥의 혈액 중에 투여된다.

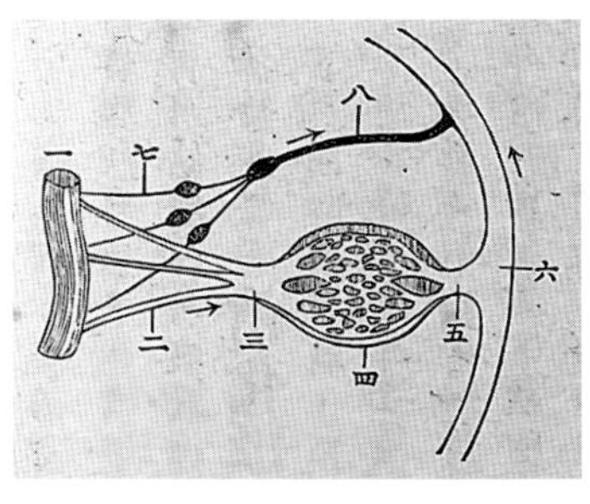

〈그림 30〉 소화물 흡수의 경로를 나타냄(모형도)
1.장의 일부 2.혈관 3.문맥 4.간장 5.강정맥 6.대정맥 7.림프관 8.흉관

대장에는 오직 수분의 흡수작용을 행하여 안에 있는 음식물의 불소화분은 차례로 수분을 상실하고 결국 반(半)고형체의 물질을 형성한다. 그뿐만 아니라 서식하는 각종의 세균으로 인하여 일종의 부패를 발생시킨다. 분(糞)은 그 결과이다.

담즙을 분비하는 것 외에 간장에는 탄수화물을 저장하는 작용이 있다. 즉 혈관을 통하여 흡수된 당은 문맥(門脈, 〈그림 30-3〉)으로 전달되어 간장에 들어가고 간장은 이것을 글리코겐이라 하는 전분과 같은 물질로 변화시켜 일시적으로 조직 안에 저장하였다가 필요할 때마다 다시 이것을 당으로 변화시켜 그 적당량을 혈액 중에 투여한다. 대개 당은 혈액 성분의 한 요소로 특히 근육의 수축작용에는 불가결하다. 그러므로 탄수화물의 일대 저장처로 동물에 그 작용이 있는 것은 식물이 뿌리 또는 잎에 전분을 저장하였다가 필요에 반응하여 다시 이것을 사용하는 것과 흡사하다.

소화기의 위생

청결한 물은 인생에서 불가결할 것이기 때문에 인체의 70%는 물로 구성되어있다. 매일 우리가 배설하는 물의 양은 실로 막대하기 때문에, 이것을 보충함에는 음식물을 사용하여 그 수분을 취하는 것 이외에는 없다. 음식물 중에는 70% 이상의 물을 함유하고 있는 것들이 있어서 과량으로 먹으면 해롭지 않은 음료라도 해를 발생시킬 수 있다.

가장 순수한 물은 천연샘에서 용출한 물이다. 우물물은 다소 불순물을 함유하거나 병의 원인이 되는 세균도 섞여 있기 때문에 우물의 위치와 성질 등을 조사한 후에 사용하는 것이 좋다.

하수(河水)도 양쪽 기슭에 인가 등이 있을 때는 주의하여 사용하는 것이 좋다. 먼 거리의 토지로 흐르는 물도 그중에 각종의 용해물질, 가령 탄산칼슘, 마그네슘, 암모니아, 유기물 등을 함유하기 때문에 음료로 남용하면 안 된다.

그 혼합물 중에 위생상 특히 주의할 것은 미세한 생물이다.

칼슘, 염류, 마그네슘 등이 용해된 물은 해롭지 않지만, 경수(硬水)이기 때문에, 수관, 철병(鐵瓶) 중에 물때를 발생시키며 또, 요리에 사용하여도 육과 야채의 성질을 부드럽게 만들기에 부족하다. 세탁과 목욕에 사용하여도 석감(石鹼)[10] 중의 물질이 수중 염류와 화합하여 불용해물을 발생하기 때문에 물을 정화하기 어렵다. 물에 용해한 탄산칼슘을 제거하려면 완전히 이것을 삶으면 충분하다.

물에 사는 각종 하등생물은 대개 무해하지만 유기물이 물에 있으면 병균 발생의 매개물이 된다. 또 위험한 장티푸스, 콜레라 등의 병균은 물로 인해 인체에 전달되며 기생충도 물로 인하여 몸 안에 침입할 수 있기 때문에 극히 주의하는 것이 좋다.

도시 또는 수백 년간 인류의 거주지를 형성한 처소에는 각종 부패물이 땅에 삼투하여 토지를 부식하기 때문에 우물에서 순수한 물을 얻기가 매우 어렵다. 물은 여과하고 끓여서 사용하는 것이 가장 안전하다.

영양분을 함유한 음식물도 역시 인체에 필요한 것으로 우리는 생활의 상태를 응하여 시간을 정하고 음식을 먹는 것이 좋다. 의심되는 것과 부패한 것 등은 모두 피하는 것이 좋다.

전분질의 음식물은 특히 저작(咀嚼)하여 타액에 잘 섞이는 것이 중요하다. 너무 뜨겁거나 너무 차가운 것은 100% 저작하기 불가능하기 때문에 이런 것은 피하는 것이 좋다. 단백질 및 지방성의 음식물도 저작으로 인해 위액, 장액의 소화작용을 받기 쉽게 된다. 모든 저작이 불완전한 음식물은 소화가 불완전하여 혹 위장의 병을 발생할 수가 있다.

치아는 소화기 건강과 관계가 크기 때문에 항상 청결을 유지하는 것이 좋다. 식후에는 치아를 닦는 것에 힘쓰며, 아침 · 저녁 두 번은 무해한 치약과

10) 비누

치아(治牙, 이쑤시개)를 사용하여 청결케 하는 것이 좋다. 음식물의 세편(細片) 등을 치간에서 제거하는 것에는 목편(木片), 조우(鳥羽) 등을 사용하는 것이 좋고, 결코 금속품을 사용하면 안된다.

위는 특히 주의하여 일정한 식사 시간 이외에 사용하면 안 된다. 간식은 위를 쉬게 할 수 없기 때문에, 종종 위병이 생긴다. 음식물이 너무 다양하든지 냉열의 정도가 과불급하여도 모두 위를 해친다. 식사 중 혹은 식후에 과다한 음료를 취하면 위액을 줄게 하여 소화를 방해한다.

가벼운 위병은 일시적으로 절식하거나 혹은 식사 시간을 엄격하게 정하면 치료된다. 구토와 설사증은, 소아는 반(半)부패한 우유를 음용했기 때문에 생기며, 대인은 부패한 음식물을 먹거나, 발효 중의 발료(醱料)를 취하거나, 저작이 불완전한 음식물을 삼키는 습관으로 인하여 생긴다.

제3절 혈액 순환 및 림프

혈액은 신체의 조직을 양성하기 때문에, 인체는 혈액이 없으면 잠시라도 생활하기 불가능하다. 출혈이 심하면 생명을 잃는 것은 바로 이러한 이유이다. 신체의 국부에 장시간 혈액 공급이 막히면 그 부위는 죽은 것과 동일하다. 왜냐하면, 혈액이 그중에 인체의 구성 및 복구에 필요한 재료를 함유하였기 때문이다. 이것들은 대부분 음식물을 통해 얻은 물질이며 또 조직은 혈액에서 영양물을 얻고 대부분 항상 노폐물을 그중에 배출하기 때문에 혈중에는 인체의 불용물도 역시 발견된다.

요약하면 생활의 특징되는 신진대사는 혈액을 있어야 비로소 실행되는 것이다.

우리는 사소한 부상에도 출혈을 반드시 보게 된다. 인체에는 혈액이 도달하지 않는 곳이 없는 것을 알고, 수족에 푸른 혈관이 있는 것도 외부에서 인식할 수 있다.(〈그림 31〉) 입술은 항상 적색을 띠는 것은 비부 아래 적혈이 투명한 박막(薄膜)을 투과하여 보이기 때문이다. 얼굴이 붉어지는 것은 안면의 밑에 있는 세적관(細赤管)이 일시에 팽창하여 다량의 혈액을 모이게 하여 생기는 것이다.

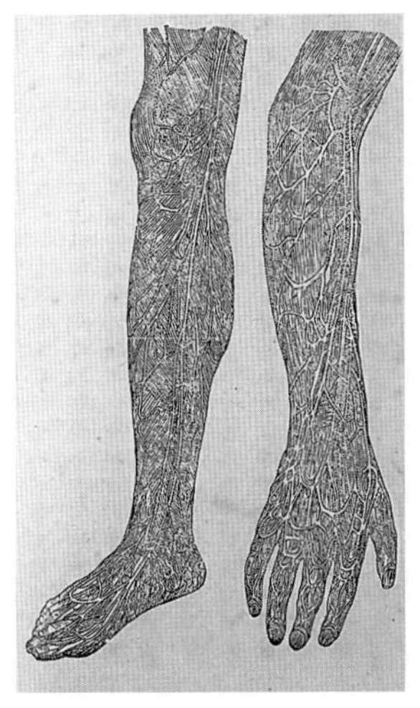

〈그림 31〉 수족의 피부를 제거하고
피하의 정맥을 나타냄

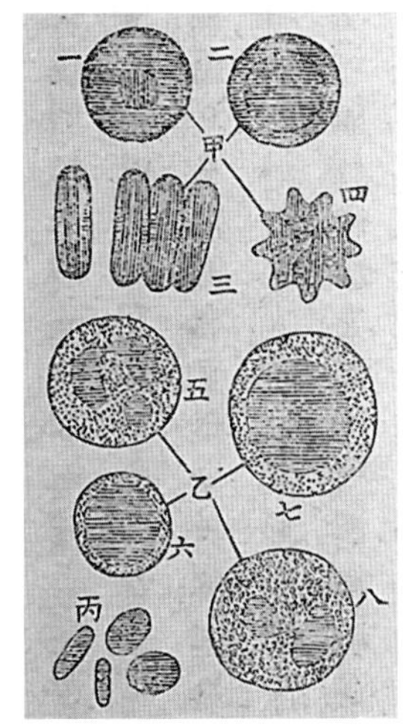

〈그림 32〉 혈액의 내용
갑.적혈구 을.백혈구의 종류 병.혈소판

체중 혈액의 전(全)중량은 전체 중 1/13에 해당한다. 즉 1,300냥(兩)의 체중이 나가는 사람은 그 혈액의 중량이 100냥에 이른다. 그 1/4은 항상 심장 및 혈관을 흐르며, 다른 1/4은 간장 내에 존재하며, 다른 1/4은 근육 내에 존재하며, 나머지 1/4은 다른 기관들에 분포한다.

혈액은 물보다 조금 무거운 액체이다. 이것을 현미경으로 조사하면 그중에 혈구가 떠다니고 있으며, 따로 혈소판이라는 것을 함유하고 있다.(〈그림 32〉) 그 혈액분(血液分)을 혈장이라 하며 혈구의 두 종류가 있는데, 하나는 적혈구(〈그림 32-갑〉)라 하며 또 다른 하나는 백혈구(〈그림 32-을〉)라 하여 모두 그 모양이 미세하여 현미경이 아니면 인식하는 것이 불가능하다.

적혈구는 양면이 오목한 둥근 원의 편평체이다. 1입방미터에 평균 오백만을 수용할 수 있는 매우 작은 것이다. 그 성질은 유연하며 탄력성을 띠기 때문에 직경보다 작은 간극에도 들어가며 그곳을 나오면 원형으로 회복한다. 적혈구는 황색을 띠었으니 그 색소를 혈색소라 한다. 그 특성은 호흡할 때에 쉽게 공기 중의 산소와 결합하며, 순환할 때에는 쉽게 산소를 분리하여 각 조직에 제공한다. 혈액이 적색을 띠는 것은 담황색되는 적혈구를 무수히 함유하기 때문이다. 혈색소가 산소와 결합한 때는 그 혈액은 선홍색을 띠지만, 산소가 소량이든지 혹은 모자랄 때는 그 색이 암홍색으로 변한다.

백혈구는 그 수가 적어서 통상 적혈구 500에 대하는 1의 비례이다. 그러나 식후에는 차례로 증가하여 200 내지 300에 대하는 1의 비례로 올라가며, 절식할 때는 1,000과 1의 비례로 내려간다. 백혈구는 무색으로 핵이 있는 단일의 세포이다. 매우 하등동물 아메바와 같으며 정지한 때에는 그 형태가 둥글지만, 움직일 때는 각종의 형태를 띤다. 그뿐만 아니라 극미한 간극에도 통과할 수 있다. 그 종류는 동일하지 않고, 출혈 시에 혈액의 응고를 제공하는 작용을 한다. 또는 체중에 침입하는 병균을 박멸할 때도 있다. 적 · 백 양혈구는 모두 사멸을 면할 수 없기 때문에 적혈구 개체의 생명은 대략 2,3주간이다. 혈구에도 신진대사가 항상 진행되어 성숙한 인체에는 새로운 적혈구가 주관하여 장골의 수강(髓腔) 내에서 발생하며, 새로운 백혈구는 림프선에서 발생한다.

혈소판은 그 성질이 백혈구 핵과 같은 것으로 혈액이 응고될 때에 매우 필요하다.

혈액의 화학상 성립을 보면, 그 중량의 8은 수분이고 2는 고형체(固形體)이다. 이것은 일정량의 혈액을 취하여 그 수분을 증발하게 하면 즉시 알 수 있으며, 그 고형체의 성분은 아래 표에 제시된 비율과 같다. 이외에 혈액은 탄산가스 및 탄소를 함유한다. 그러므로 인체가 그 조직의 구성 및 복구에 필요로 하는 재료는 대부분 혈액 중에 함유함과 더불어 인체의 배설물도 또한 그 가운데에 수납한다.

〈혈액〉
- 수분 -(80)
- 고형체 -(20)
  - (1)혈색소 -(10)
  - (2)반백질 -(9)
  - (3)지방 (4)탄수화물 (5)염류 (6)요소 -(1)

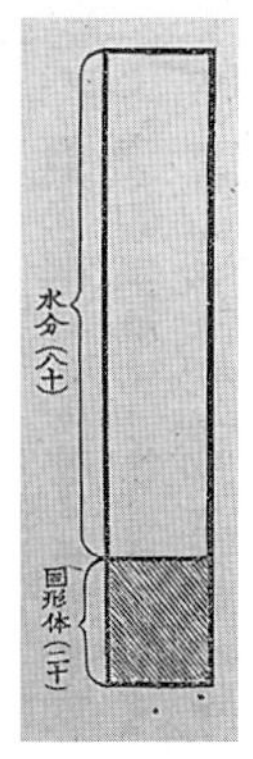

〈그림 33〉 혈액의 수분과 고형체의 비례를 나타냄

이상의 성분이 있는 혈액은 항상 체내를 순환한다. 이것은 체내에 강력한 근육의 기관이 있기 때문인데, 심장이 바로 이것이다. 심장은 흉강에 있는 원추형의 근육낭(筋肉囊, 〈그림 34〉)으로 그 크기는 대략 자기의 주먹과 같다. 우리가 가슴 좌측에 손을 대보면 제5와 제6의 늑골 사이에서 박동함을 감각하는 것은, 심장의 근육이 수축하여 일어나는 작용을 인하여 첨단(尖端)이 흉벽 내면에 닿았기 때문이다.

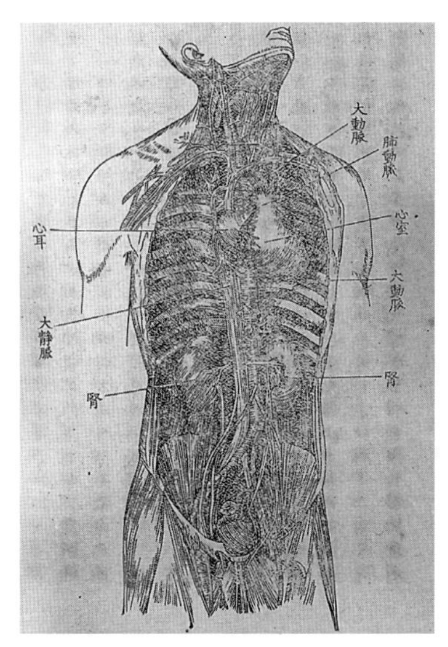

〈그림 34〉 흉벽의 전부를 생략하고 심장과 대혈관의 위치를 나타냄

맥박도 또한 심장이 뛸 때에 유출하는 혈류의 여파가 탄력성이 풍부한 동맥혈관에 전달하는 것이 때문에, 그 수는 남녀의 연령에 따라 다르며 출산 후의 영아는 1분에 백삼십 회에 달하며 장성하여 30세에 달하면 1분에 72회까지 내려가며 노년에 이르면 다시 감소한다. 운동, 폭염 및 강한 정서는 맥박의 수에 현저하게 영향을 미친다.

실험: 아래의 시각에 각각 맥박을 스스로 조사하여 그 일분 동안 회수를 기록하라.

(1) 아침에 침대에서 일어나지 않은 시각

(2) 조반을 먹기 전

(3) 조반을 먹은 후

(4) 학교에 들어간 시각, 혹은 활발한 운동을 행한 후

심장(〈그림 35〉)은 좌우 두 부분으로 나뉘며 그 양부는 모두 상하 양실로 분별한다. 그 우편의 상부실을 우이(右耳)라 하며 하부실을 우실(右室)이라 하며 좌측에는 상실을 좌이(左耳)라 하며 하실을 좌실(左室)이라 부른다. 좌우 양이(兩耳)의 벽은 얇지만 좌우 양실의 벽은 두껍다. 왜냐하면, 우실은 그 안에 있는 혈액을 폐로, 좌실은 전체에 보내는 것을 담당하여 강한 압력을 필요로 하기 때문이다. 또 심이와 심실 간에는 판(瓣)이 있어서 혈액의 역행을 방지한다.

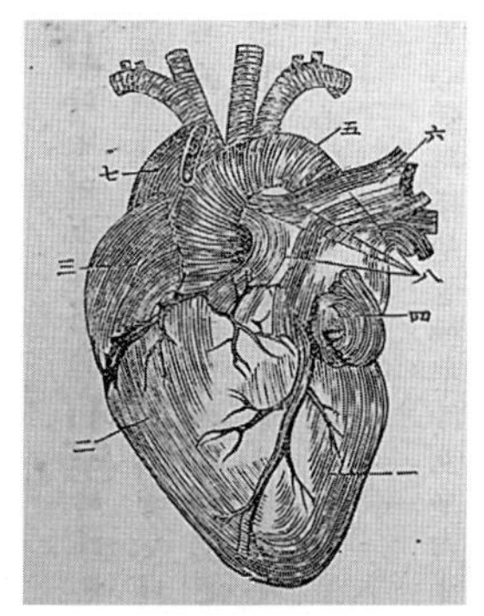

〈그림 35〉 심장
1.좌실 2.우실 3.우이 4.좌이
5.대동맥 6,7.폐동맥 8.대정맥

〈그림 36〉은 심장의 구조를 모형적으로 그리고, 전신의 혈류를 보여주는 것이다. 그림에서 검은색으로 표시한 것은 정맥 혈관이라 하여 산소가 결핍된 혈액이 있으며, 흰색으로 표시한 관은 동맥 혈관이라 하여 산소가 풍부한 혈액이 있다. 체중에 어떠한 기관이든지 이 두 종류의 혈관을 반드시 갖춘다. 즉, 하나는 산소를 옮기기 위해서이며, 하나는 탄산가스와 같은 배설물을 가지고 돌아가기 위해서이다. 동맥관의 말단과 정맥관의 말단은 모세혈관이라 하는 수많은 미세한 혈관으로 연결되어 이어진다. 이와 같이 혈맥은 심장에서 나가서 다시 원래의 심장으로 복귀하여 경계가 없는 기관이다. 그러므로

겸하여 혈액은 만일, 심장을 제거해도 다시 심장으로 복귀한다. 이것을 혈액의 순환이라 한다.

혈액이 체중을 순환하는 상태는 다음 사실들에 의하여 상세히 알아야 한다.

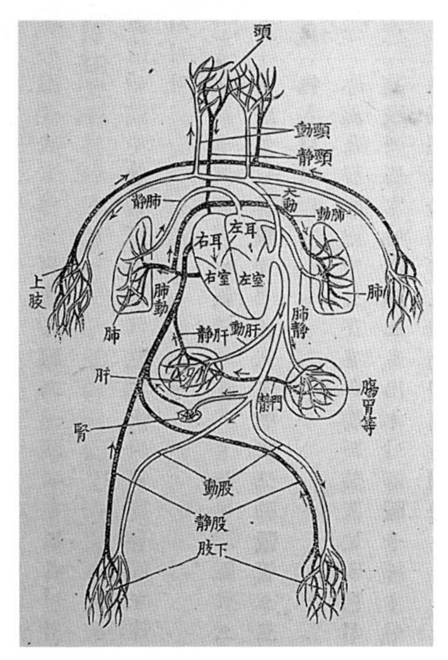

〈그림 36〉 전신 혈류의 모형
백색은 동맥이며 흑색은 정맥이며 좌이와 우실 사이에 있는 것은 승모판(僧帽瓣)이며 화살표는 혈액 진행의 방향을 나타냄.

(1) 혈액을 시체의 동맥관에 주입할 때는 정맥관으로 전달되어 나오나 정맥관에 주입하면 결코 동맥관으로 나오는 것이 없다.

(2) 심장 및 정맥 내에 존재한 각 판의 장치는 명백히 혈액이 동맥에 전달하여 심장으로 나가서 정맥을 지나 심장으로 복귀하게 하는 구조가 있다.

(3) 살아있을 때에 동맥을 상하면 피는 심장에 가까운 편에 있는 곳에서 흘리며, 정맥을 상한 때에는 피는 심장에서 멀리 있는 편에서 흘린다.

(4) 정맥혈관의 일부의 혈액을 제거하거나 혹은 그 혈류를 막을 때에 혈액이 그 부위로 다시 차는 것은 우선 심장에서 가장 멀리 있는 편에서 시작한다.

(5) 끈[紐]으로 팔을 묶을 때에는 천재(淺在)한 정맥은 압박을 당하며 끈의 외단(外端)에 위치한 부분은 혈액이 가득 차 맥관이 팽창되지만, 내단(內端)은 비어있는 공간을 만든다.

(6) 손가락으로 피부를 누르면 그 자국에 창백한 점이 발생한다. 이것은 손

가락의 압박이 그 국부의 혈류를 막기 때문이다. 압력이 소멸하면 혈행이 다시 시작되어 이전 상태를 회복한다.

(7) 하등동물은 현미경으로 동맥과 정맥 및 그 중간에 있는 모세혈관 가운데로 혈액이 흐르는 것을 볼 수 있다.

혈액은 매우 빠른 속도로 신체를 순환한다. 심장의 좌실에 나와서 다시 우실로 복귀하는 데 사람은 겨우 20초 내지 25초를 소모하며 개는 15초, 말은 30초를 필요로 한다. 1분 동안 대개 말의 혈액은 2회, 개의 혈액은 4회, 사람의 혈액은 3회의 순환을 행한다. 그러므로 1분 동안 72회의 맥박이 뛰는 사람은 대략 27회 맥박으로 계산하면, 혈액은 2순환을 행하는 것으로 알 수 있다.

림프는 혈관과 체내 각 조직의 세포 사이에 있는 체액이다. 혈액에서 적혈구를 제거한 것과 비슷하게 혈장이 혈관내의 압력을 인하여 모세관의 벽을 삼투하여 생기는 것이다. 매우 얇은 황색을 띠고 넓게 세포와 세포의 중간에 출입하여 그 표면을 윤택하게 하며 혈액은 산소, 탄수화물과 같은 영양물을 가져다 체내 각 조직에 공급한다. 혈관 내로 흘러 들어가서 직접 조직의 세포에 전달하기 불가능하기 때문에, 혈액은 그 영양물을 우선 림프액에 전하며 림프액으로 다시 이것을 세포에 전달하게 하며 또, 각 세포에서 생겨난 탄산가스와 기타의 배설물도 일차적으로 우선 림프로 전달한 후에 혈관으로 전달한다. 그래서 림프액은 혈액과 조직의 중간에서 그 물질 교환을 매개하는 것으로, 요약하면 체내 각 조직의 세포가 혈액과 림프액에서 생활의 재료를 구하며 또, 노폐물을 버리는 것이 우리가 우리 주변의 물과 공기와 토지 등의 외부세계에서 음식물을 얻으며 또는 노폐물을 배설함과 흡사하다.

세포 간의 림프는 점점 집합하여 림프모세관을 만들고 차례로 큰 림프관을 형성하여 결국 심장의 부근에서 혈관으로 주입한다. 림프계 중에는 곳곳에 림프선이라 하는 것이 있어 백혈구와 유사한 림프구로 가득 차 있는데, 대개 림프구가 발생하는 곳이다. 림프선은 건강한 상태에서 몸의 외부에서 만져서 인식하기 어렵다. 가령 손이 악창으로 덮이는 등 일부의 흔충(焮衝)이 발생할 때 액하(液下)의 림프선은 부어오를 뿐만 아니라 고통을 느껴 이것을 인식하게 된다.

소장 융모에서 일어나 오로지 지방구를 흡수하게 하는 림프관이 있다. 서로 모여서 크게 형성하여 결국 흉관을 만든다. 식후 운동에 조사하면 림프관은 허다한 지방구를 흡수하여 백색을 띤다. 이 액을 유미(乳糜)라 하여 결국 혈관 가운데로 흘러간다. 이것은 림프계 중에서 특히 소화기와 관계를 맺는 것이다.(〈그림 30〉 참조)

혈행기의 위생

과도한 운동은 심장의 활동을 증가시켜 결국 병이 나게 한다. 마찬가지로 과도한 음료수 음용, 과도한 음식물 섭취 또한 심장병의 주요한 원인 중 하나임을 알아야 한다. 대부분 음료를 과용하는 사람은 그 혈액 중에서 과잉한 수분을 제거하기 위하여 부득이, 신장을 과로하게 만들어 결국 신장병이 발생하기도 한다. 너무 장시간 동일기관을 계속 활동하게 하면 항상 그 부위에 혈액을 모여들게 함으로 그 혈관벽은 장시간 긴장한 상태로 결국 차례로 얇아져 종종 파열하는데 이르게 된다.

제4절 호흡

호흡이 생물의 특징임은 앞선 제1편에서 논하였다. 본래 생물들의 호흡법은 각각의 방식이 있으며, 그와 더불어 호흡기의 구조와 장치도 각각 동물의 종류에 따라 상이하지만, 생리상 목적은 거의 같다.

1. 공기 중의 산소를 체중에 수입하여 산화작용을 일으키며 운동의 원동력 및 체온의 근원이 된다.
2. 부정한 혈액을 정화하는 것은 전에 논술한 것과 같이 혈액은 체중을 순환하여 도처에서 노폐물을 수집하기 때문에 혈액 전량의 반은 항상 부정·불결함을 면하기 어려우며 그 노폐물 중의 탄산가스는 오로지 호흡기에서 빠져나온 것이다. 그러므로 호흡은 산소를 공급함과 동시에 탄산가스를 제거하는 것이다.

인체의 호흡기는 입과 코의 양강으로 시작하여 후두기관을 지나 폐장에서 마친다. 구비 양강 중에는 비강(鼻腔)을 생리적 호흡도(呼吸道)라 하며 비강 내에 존재한 넓은 점액막의 표면은 적당한 수분과 온도를 외부공기에 공급하여 이것으로 하여금 들이마시기에 알맞게 한다.

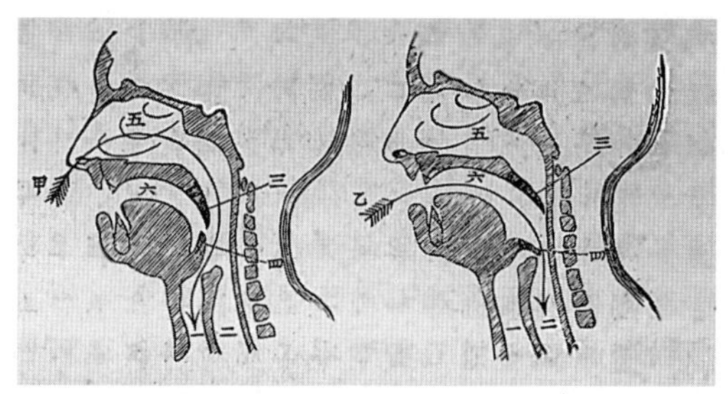

〈그림 37〉 (오른쪽 그림)연하의 때에 음식물의 경로
1.후두강 2.식도 3.연구개 4.회염연골 5.비강 6.구강 을.음식물의 경로 (왼쪽 그림)호흡의 때에 공기의 경로 갑.공기의 경로

〈그림 37〉은 공기가 비강으로 들어가 후두를 지나 기관으로 나아가는 상황과 음식물이 구강으로부터 식도에 들어가는 상황을 대조한 것으로 (갑)화살표는 공기의 경로이며 (을)화살표는 음식물의 경로를 나타낸 것이다. 즉, 음식물을 연하(嚥下)할 때에 나무의 잎과 같이 직립한 회염연골은 등부위로 붙어서 후두로 들어가는 구멍을 막으며 연구개는 위쪽으로 봉하여 비강에 이르

는 길을 막기 때문에 음식물은 기관(氣管)에 빠질 우려가 없다. 그러나 종종 잘못 기관에 빠지는 일이 생길 때는 기침을 발생하며 그 기침으로 인해 밥알이 비강으로 갑자기 들어가는 일이 있는 것은 사람들이 일반적으로 알고 있다. 이것은 연하작용의 오류에 기인한 것이다. 그러나 평상시의 호흡작용에서 연구개는 밑으로 늘어져 있고 회염연골은 직립하기 때문에 비강과 후두강과 서로 통하여 공기 중의 소통에 방해가 조금도 없다.

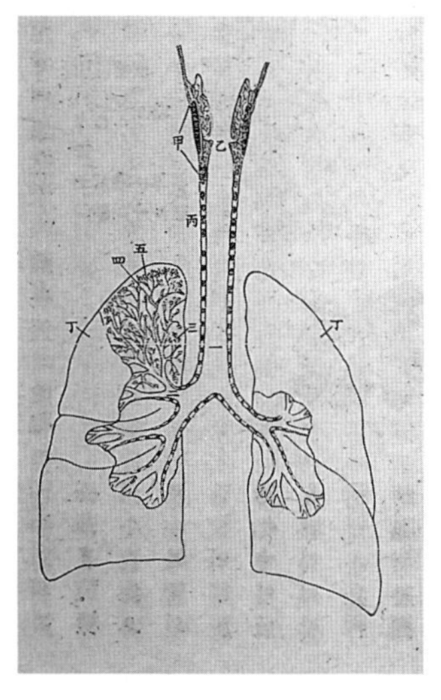

〈그림 38〉 호흡기의 전반을 나타냄
갑.후두 을.성문 병.기관 정.폐장 1.기관 2.기관지 3,4.세기관지 5.폐포

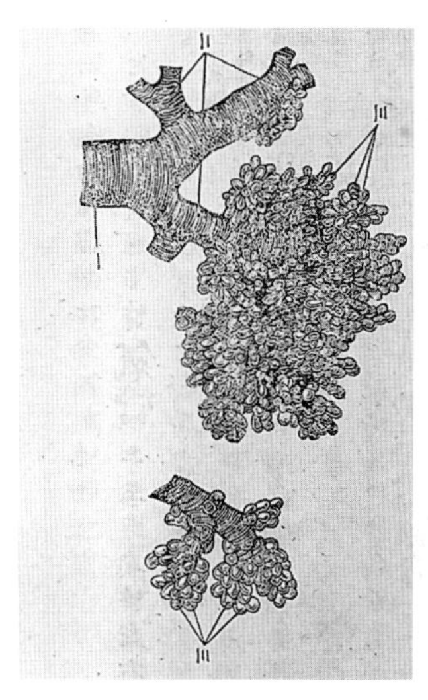

〈그림 39〉 세기관지와 폐포
1,2. 세기관지 3.폐포

공기는 후두강을 지나서 기관으로 나아가 좌우로 나뉘어 폐장으로 들어가 기관지를 지나가 몇 차례 뻗어나간 소기관지에 도달하여 결국 폐포(肺胞)라 하는 무수히 미세하고 비박(菲薄)한 주머니 형상을 이루는 말초부를 채우는 데에 이른다.(〈그림 38〉) 각각의 폐포는 타원형으로 매우 얇은 모양의 소맹낭(小盲囊)으로 작은 기관의 관벽이 팽창 변화하여 형성된 것이다.(〈그림 39〉)

폐포의 외면을 조사하면 그물과 같은 모세혈관으로 덮인 것을 볼 수 있다.(〈그림 40〉)

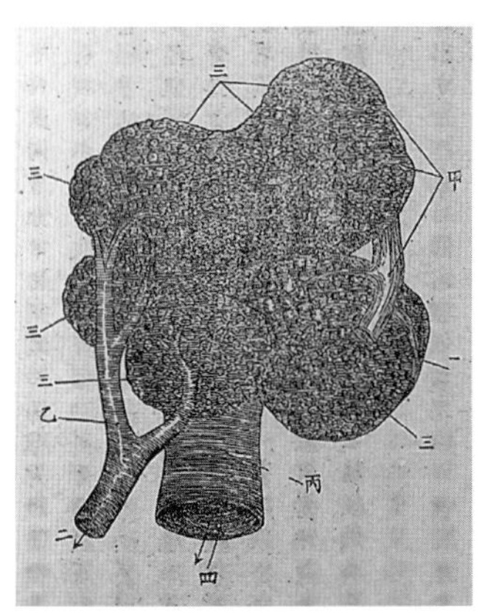

〈그림 40〉 폐포와 동정모세관 관계 1.부정한 혈액의 입구 2.청결한 혈액의 출구 3.폐포 4.세기관지로 여러 기포(氣胞)와 연결하여 공기가 출입하는 것 갑. 폐동맥, 을. 폐정맥, 병. 세기관지

세기관지(4)로 들어가 포내(胞內)를 채우는 공기는 폐포(3)의 박막을 격(隔)하여 그 표면에 분포한 불결한 혈액과 상호 접촉하여 혈액 중에서 탄산가스를 빼앗고 산소를 제공한다. 이와 같이하여 폐동맥(1)에서 전달하여 암홍색 혈액이 차례로 선홍색으로 변하여 청결을 갖추며 모세혈관을 지나 폐정맥(2)으로 나간다. 혈액의 색에 선홍과 암홍의 차이가 있는 것은 산소의 많고 적음에 따른 이유이다. 앞장에서 이미 논한 것과 같이, 즉 적혈구 내에 존재한 혈색소가 산소와 결합할 때에는 선홍색을 띠고 이것을 상실할 때는 암홍색으로 변한다.

그러므로 몸에서 배출한 공기와 통상 공기를 비교하면 현저한 차이가 있음을 볼 수 있다.

1. 배출한 공기는 매우 수분이 많으며
2. 배출한 공기는 온도가 높으며
3. 배출한 공기에는 탄산가스의 양이 매우 많아 통상 외기(外氣) 중에 있는 것에 비하면 대략 백배 여에 달하며 기타 유기성 독물의 소량도 함유돼 있다. 실험하면 다음과 같다.

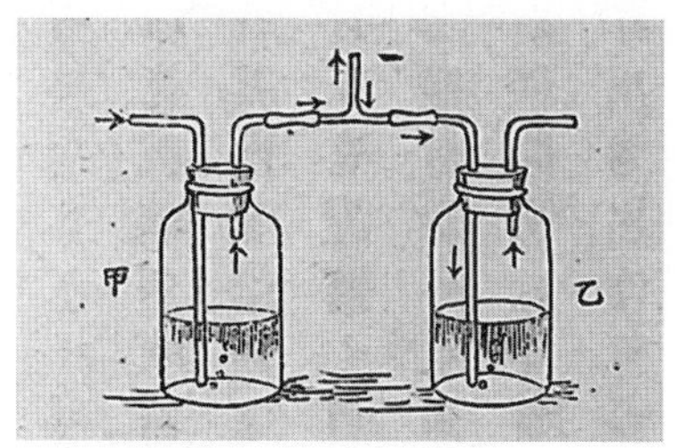

〈그림 41〉 외부의 공기와 들이마시는 공기의 성분을 비교하는 실험

1. 차가운 유리에 입김을 불면 물은 응고하여 미세한 물방울을 형성하여 그 면을 흐리게 하는데 이것은 배출한 공기에 수분이 존재한다는 증거이다.
2. 온도계로 외기의 온도를 확정한 후 그 온도계에 몇 초 동안 입김을 불면 그 온도가 오르는 것을 볼 수 있는데, 이것은 배출하는 공기가 외기보다 그 온도가 높다는 증거이다.
3. 두 개의 유리병에서 각각 절반의 석회수를 넣고 〈그림 41〉과 같이 고무관을 설치하고 입구를 (1)에 접하고 관을 통하여 호흡할 시는 공기는 화살표로 표시한 것과 같이 갑 · 을 두 병의 석회수를 통하여 흐르게 하며, 잠시 을병의 석회수는 하얗게 탁해지는 것을 볼 수 있다. 이것은 우리의 폐에서 배출한 공기 중에 존재한 탄산가스가 석회와 화합하여 탄산석회를 발생시키기 때문이다. 그러나 갑병에는 오로지 외기가 통과했기 때문에 석회수는 다름없이 투명하고 탄산석회의 침전이 발생하지 않는다. 이것은 통상의 공기와 폐에서 배출한 공기와는 탄산가스의 양에 차등이 있음을 보여준다.

폐는 흉강 내에 존재한다. 다만 한편으로 구비를 통하여 외부로 열린 것이다.

흉벽은 그 성질이 치밀하여 외부에서 공기가 침입하기 불가능하며 폐의 표면은 흉막을 격하여 흉벽의 내면에 밀접하기 때문에, 흉벽의 용적에 팽창수축의 변화가 있을 때는 탄력성 있는 폐도 역시 그 용적에 따라 달라지는 원리이다. 이것은 실제로 일어나는 현상으로 늑골 사이에 있는 일종의 근육이 수축하면 늑골의 앞부분은 위쪽으로 들리며 이와 더불어 흉골의 아랫부분도 앞으로 나오기 때문에(〈그림 42-갑2〉) 흉강 전후 및 좌우의 직경이 증가하며 동시에 횡격막도 또한 수축하여 아랫부분을 압박하여(〈그림 42-갑5〉) 흉강 상하의 직경도 증가한다. 이로 인해 흉강의 용적이 크게 증가하며 이것을 따라서 폐도 함께 확장되기 때문에 폐내 공기의 기압이 감소되는 것을 면하기 어렵다. 기압이 감소되면 외부공기는 입과 코를 통하여 진입하여 공기를 흡입하는데, (〈그림 42-갑8〉) 이것을 흡식(吸息)이라고 한다. 여기에 늑골이 다시 내려가 횡격막의 수축이 멈추어 원상으로 회복할 때에(갑5) 흉강의 용적도, 또한 복구하여 축소되기 때문에 폐 내의 공기는 흉벽의 압력을 받아 고압을 띈다. 이것을 인하여 기압이 낮은 외부로 자연스럽게 유출되는데, 이것을 호식(呼息)이라고 하며 호흡할 때에 흉부를 조사하면 흉벽 및 횡격막의 신축을 인하여 발생하는 복벽의 부침 등을 쉽게 볼 수 있다. 그러나 이와 같이 호흡하는 대로 신진대사를 하는 것은 폐내 공기의 전량이 아니고 폐의 용적의 대략 1/4에 불과함을 알아야 한다.

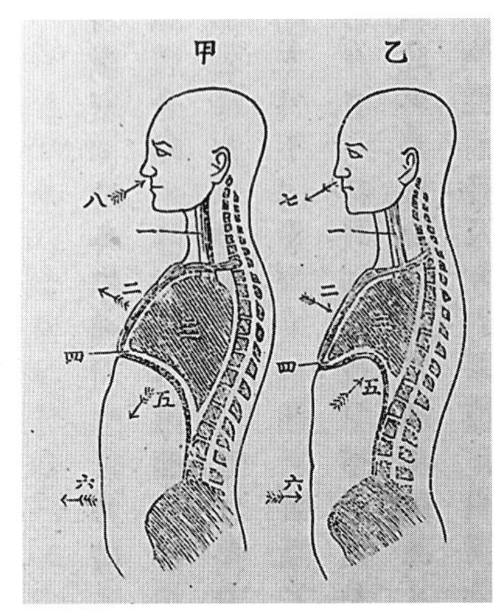

〈그림 42〉 흡식의 일어나는 원리. 호식 · 흡식이 일어나는 까닭을 나타낸 모형도
갑.흡식 을.호식 1.기관 2.흉골 3.폐 4.흉강 5.횡격막 6.복벽 7.호식 8.흡식

〈그림 43〉은 횡격막의 작용을 설명하는 모형을 나타낸다. (1)은 흉벽의 모양이며 (2)는 기관을 나타낸 것이며 그 하단에 부착한 두 개의 고무관은 폐장을 나타낸 것이며 (3)은 병안의 기압을 계산하는 기압계이며 (4)는 촬(撮)이고,

(5)는 고무바닥이다. 갑과 같이 (5)를 잡고 바닥을 밑으로 당길 때에는 병안의 용적이 증가함을 따라서 기압이 감소하기 때문에 공기는 고무주머니 안으로 들어간다. 이것은 횡격막의 수축으로 인하여 호식을 기함과 동일하며 이와 반대로 을과 같이 (5)를 병안으로 누를 때에는 병안의 기압이 증가함으로 인하여 고무주머니는 압력을 받아 그 공기는 (2)로 전달되어 밖으로 나간다. 이것은 횡격막이 신장하여 원위치로 회복함으로 인하여 호식을 발생한 것과 동일하며 병안 기압의 고저는 기압계(3)의 수은의 승강으로 인하여 알 수 있다.

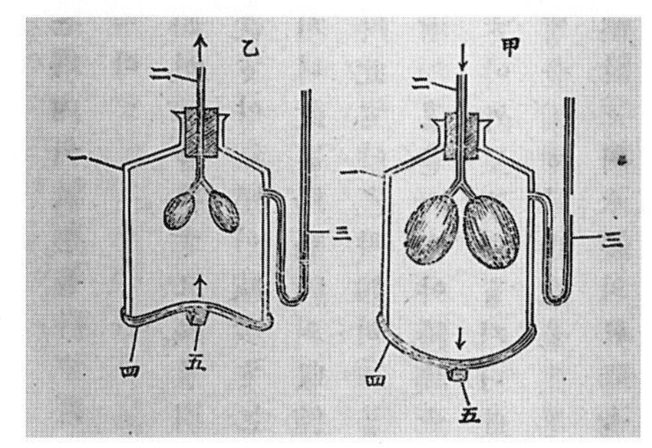

〈그림 43〉 호흡상 횡격막의 작용을 나타냄(모형)

호흡의 횟수에는 현저한 변화가 있어 하루에도 서로 다른데, 기후의 변화와 사계절의 변화를 인하여도 다소 차이가 있으며, 기타 희노애락의 정서와 직업 및 운동의 여부 등은 대개 호흡의 횟수 및 출입하는 공기의 양에 변화를 생기게 하며 특히 격렬한 움직임의 결과로 탄산가스의 배출량이 증가할 때는 그 횟수가 평상시보다 두 배 내지 세 배에 달할 수 있다. 그러므로 우리가 배출하는 탄산가스의 양을 근거로 체력의 소모를 계산하며 추측하여 근태의 상황도 알 수 있다.

호흡기의 위생

공기는 물, 음식물 등과 같아서 인생에 불가결할 것으로 우리가 공기에서 산소를 흡수하며 또, 탄산가스를 방출한다. 다량의 탄산가스는 유해한 것이나 푸른 식물이 이것을 취하여 공기를 맑게 하는 본능이 있으며 또 공중에는 '오존'이라는 것이 있어서 능히 소독 작용을 행한다.

공기의 유통이 좋지 못한 가옥에는 통상 외부의 공기 중에 존재한 것보다 두 배 세 배의 탄산가스를 함유하며 특히 오래된 우물과 동굴 등에는 병균과 기타 미세한 생물의 작용으로 인하여 발효가 일어나 가스를 다량으로 발생한다. 그 함유량이 5/100에서 10/100까지 달하면 인체에 위험하다.

실외 공기 중 수분이 최고량에 달하는 때는 비, 눈, 안개, 이슬이 강할 때나 이러한 때에도 실내는 인공 연료로 인하여 건조하기 때문에 종종 수분에 결핍된 일이 있으며 건조한 공기는 무해하나 그 건조함으로 인하여 실내에 먼지를 발생시킬 우려가 있으며 또 심히 습기가 있는 공기는 열을 잘 끌어당기기 때문에 체온을 빼앗길 우려가 있을 뿐만 아니라 세균의 번식도 빨라서 공기 중 수증기의 양은 온도의 고저에 관계된다.

공기 중에 떠도는 먼지 중에 식염이 무해유익하니, 해변 온천장의 부근에 많으며, 다른 것으로 대개 호흡기를 해하며 폐를 자극하는 것이 또 세균이라 하는 미세한 생물이 먼지에 섞여 있다. 그중에는 유익한 것도 있지만, 대개는 유해한 것으로 쇠고기, 우유 기타 음식물을 부패하게 하며 혹은 인체에 들어가 번식하여 결핵, 유행성 감기, 인후병 등의 병을 발생하게 하니, 극히 노력하여 이와 같은 불결한 공기를 피하는 것이 필요하다.

위와 같이 생물의 번식으로 인하여 일어나는 증상 중에는 공기로 인하여 전염되는 것이 있기 때문에 항상 공기를 청결하게 할 필요가 있다. 그러므로 인가가 조밀한 도시에서는 공원 등을 만들어 거리를 청결하게 하여 공기의 순환을 양호하게 하는데 힘쓰는 것이 좋다. 또 비와 눈과 바람은 공중의 유해물을 대지, 해양, 강으로 흐르게 하며 태양의 광선은 이것들을 사살하는 효과가 있다.

공기는 항상 일정한 압력을 몸에 가하기 때문에 평생, 우리는 이것을 느끼지 못하나 가령 평지에 거주하던 사람이 고산에 오르며 혹은 열기구로 높은 공중에 올라가며 혹은 잠수함에 타서 심해에 잠기면 홀연 기압의 변경이 발생하는 결과를 볼 수 있다. 등산할 때에 점차 올라가하면 공기는 점점 희박해지는 것을 따라, 호흡이 가빠지며 맥박이 급해지고 구토를 촉진하는 것은 일반적으로 알고 있는 바이다. 또, 고기압을 받을 때는 그 기압으로 인하여 동물은 경련을 일으켜 죽고 식물은 발아하기 불가능하다. 기압의 급격한 변화는 피하는 것이 좋다. 일찍이 잠수기를 급히 해저에서 인출함으로 인하여 잠수자의 생명을 위험하게 한 일이 있었다. 요약하면 인류가 감당할 수 있는 기압의 범위는 최저는 해면상 5,500미터 높이로 통상 기압의 반에 해당되며 최고는 해면하 40미터 깊이로 통상 기압의 5배에 해당된다.

폐량을 늘려서 호흡운동을 십분 발휘하려면 흉벽의 근육을 발달하게 하는 것이 필요하다. 그러므로 호흡을 방해하는 자세를 취하거나 혹은 과도하게 몸보다 작은 의복을 입는 것은 좋지 않다. 규칙적인 운동 및 창가와 연설 등은 폐의 발달에 도움이 된다. 호흡은 코로 하는 것에 힘쓰는 것이 가장 좋다. 비강의 점막은 공기가 과도하게 건조한 때에는 수분을 제공하며 먼지를 함유할 때에는 그 표면에 부착하게 하여 폐로 침입하지 못하게 하며 비공(鼻孔)에 있는 털도 역시 먼지 등을 방어하는 효과가 크다.

제5절 발성기

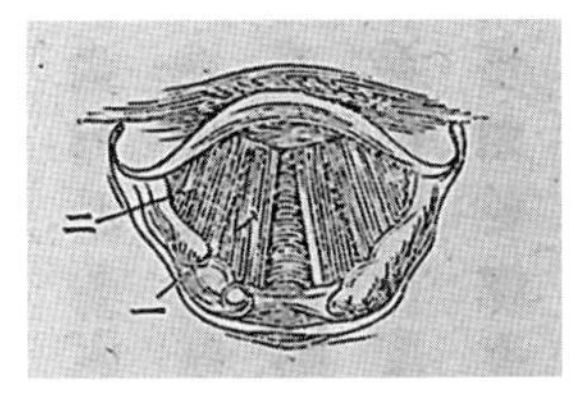

〈그림 44〉 후두경으로 조사한 추두의 상부
1.진성대 2.가성대(가성대는 발성작용에 관여하지 않음)

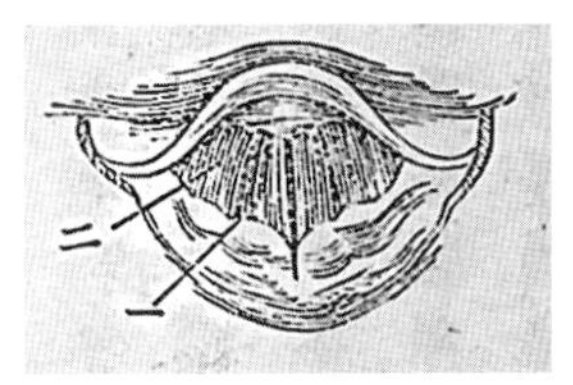

〈그림 45〉 후두경으로 조사한 후두의 상부
(성문(聲門)의 폐쇄)
1.진성대 2.가성대

발음은 숨통이라는 곳에서 발생한다. 숨통은 호흡기의 일부가 변화한 것으로 즉 후두 윗부분을 조사하면 점막이 접렬(摺裂)하여 형성한 한 쌍의 격대(隔帶)가 있다. 이것을 성대라 하며 그 양대 사이에 앞에서 뒤로 향한 하나의 긴 틈을 볼 수 있다. 이것은 성문(聲門)이라 평상시 호흡할 때에는 밀어 열려 앞은 좁고 뒤는 넓다.(〈그림 44〉)

이 양 성대가 긴장하여 그 대련(對緣)이 상호 병행할 때(〈그림 45〉)에 폐에서 오는 호식의 공기가 그 문을 통과하면 성대는 그 통과로 인하여 진동하여 성음을 발생시킨다. 성음은 성대의 대련이 2밀리미터 이내로 접근할 때에 발생한다.

음성의 성질은 사람마다 서로 다르며 인종에 따라서도 역시 다르다. 이것은 각 사람의 발음기의 구성상으로 본래 특이한 성질이 있는 것이 동일한 구조를 가진 악기로 그 음에 다소 차이가 있는 것과 흡사하다. 대강, 소아 및 부인의 음성은 높고 성년 남자의 음성은 낮다. 이와 같이 음성에 고저의 차이가 있는 것은 성대 긴장의 정도에 기인하기 때문에 이완되었을 때는 낮으며 긴장한 때에는 높으니, 하나의 모형에 의하여 설명하면 〈그림 46〉에 나타낸 것과 같이 탄력성이 있는 편평한 고무선 한 줄(1)을 취하여 (4)와 (2) 사이에

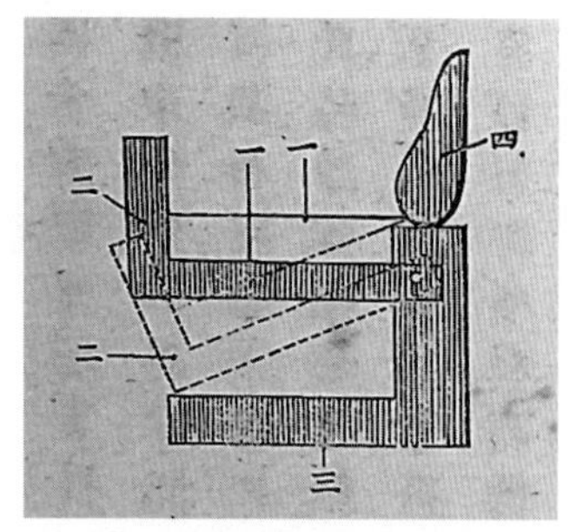

〈그림 46〉 성음에 고저의 구분이 생기는 까닭을 보여주는 모형
1.성대에 해당함 2.갑상연골에 해당함
3.환상연골에 해당함 4.파열연골에 해당함

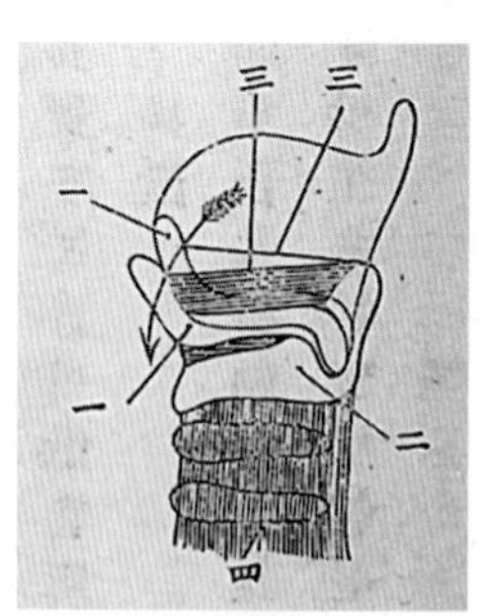

〈그림 47〉 발음기의 모형
1.갑상연골 2.환상연골 3.성대 4.기관

설치하고 (3)을 조금 밑에서 회전하여 (2)의 위치로 이동하면 (1)은 (1)의 위치를 점하고 다소 긴장될 텐데, 이때에 이 선을 진동하게 하여 발생하는 음은 전에 (1)에서 발하는 것보다 높은 음조를 형성한다.

우리의 후두에 존재한 발성기에서 고저의 음조를 발생하는 것은 이와 동일한 원리로 기인하는 것이다. 〈그림 47〉의 (3)은 성대를 나타낸 것이며 (1)은 성대의 앞부분에 부착한 갑상연골이라 부르는 'V'자형의 연골로 그 첨단은 후두의 앞부분으로 향하여 손가락으로 쉽게 깊이 체험할 수 있다. 대개 이 연골이 근육의 수축을 인하여 밑으로 당겨질 때는 화살표로 표시한 것과 같이 (1)은 (1)로 내려가 이것을 짝하여 (3)은 (3)의 새 위치로 도달하여 성대가 긴장되며 그 정도에 반응하여 고저 각 종류의 음성이 발생한다. 미묘한 창가는 우리의 의식으로 인하여 발성기 근육들을 교묘히 제어하여 그 수축을 조정하며 또 폐로부터 적당한 기류를 일으키어 전동하게 하는 것이다.

이와 같이 음성은 폐로부터 오는 기류의 강약으로 인하여 성대로 진동을 일으켜서 발생하는 것이다. 그 공기의 진동이 인후와 구강 및 비강 등을 지나갈 때에 강형(腔形)의 변화와 연부(軟部) 긴장의 정도가 다른 것 등으로 인하여 각종으로 그 성질을 변화시켜 언어를 구성한다.

인류의 발성은 호출의 기류(氣流)를 인하여 일어나는 것이나, 소나 돼지 같은 것은 흡입의 기류가 성대를 진동하는 것에 기인한다.

발성기의 위생

음성이 잠기는 것은 발성기의 점막에 피부손상으로 인한 통증으로 인한 것이다. 그러므로 발음에 이상이 있는 것을 인지할 때에는 반드시 사용함을 멈추며, 또 한랭한 공기, 먼지, 습기 등에 닿지 않도록 주의하는 것이 좋다. 남자는 15,6세에 달하면 음성에 변화가 생기는 것은 발성기의 팽대함을 짝하여 성대가 연장되기 때문이다. 곧 긴 성대는 짧은 것으로 인하여 그 발하는 음이 낮은 까닭이다.

제6절 배설

앞에 논한 것과 같이 우리의 활동은 그 체질의 괴손을 반드시 발생시키는 것으로 이것으로 인하여 발생하는 노폐물은 항상 몸의 각 부위에서 배설된다. 즉,

1. 폐장에서는 탄산가스와 물을 배설하며
2. 신장에서는 오줌을 제거하며
3. 피부에서는 염과 수분을 배설한다.

위의 제1항은 이미 호흡에서 논한 것과 같다.

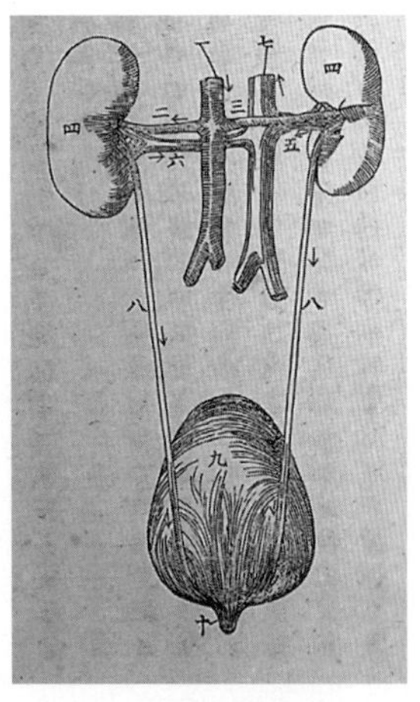

〈그림 48〉 비뇨기를 배면에서 본 그림
1. 복부동맥, 2.3. 신동맥, 4. 신장, 5.6. 신정맥, 7.대정맥, 8. 수뇨관, 9. 방광, 10. 요도

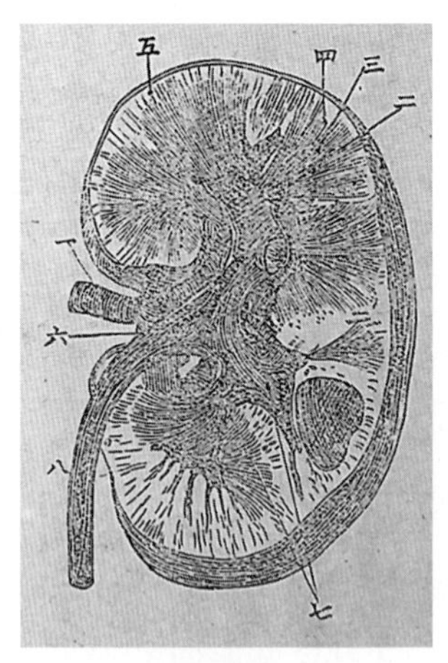

〈그림 49〉 비뇨기를 배면(背面)으로 보이는 그림
1.복부동백간 2.3.신동맥 4.신장 5.6.신정맥 7.대동맥 8.수뇨관 9.방광 10.요도

신장(〈그림 34〉)은 요추골 좌우에 위치한 한 쌍의 잠두형의 기관이니 각 한 조의 수뇨관(〈그림 48-8〉)으로 인하여 방광으로 연결하였으며 방광(9)은 탄력성이 있는 주머니로 일시, 오줌을 저장하였다가 요도(10)를 통해 체외로 수송한다.

신장 내부에 만형(彎形)을 형성한 부위를 신문(腎門)이라 하며 큰 혈관이 여기로 출입한다. 수뇨관의 상부도 또한 이것으로 신장 내부로 들어가 팽창하여 신우(腎盂, 〈그림 49〉)를 형성하며 그 말단이 몇 가지로 또 나뉘어 신잔(腎盞)(7)이 되었다. 그 모양은 허다한 가지가 있는 깔대기와 흡사하여 그 팽창한 수뇨관의 외부를 둘러싸며 신장의 실질이 있어 2층으로 형성하였으니 그 외층을 피질(4)이라 하며 내층을 수질(5)이라 한다. 수질은 신우의 주위에 수많은 원추형의 돌기를 만들었으며 그 단을 유두(乳頭)(2)라 하며 신잔이 그 주위를 묶고 있다.

신동맥(腎動脈, 〈그림 48-2,3〉)으로 들어오는 혈액은 신장의 실질로 진입하여 내외 양층을 통과하여 다음에 신정맥(〈그림 48-5,6〉)으로 나가는 중간에 함유한 단백질의 노폐물 및 잉여한 염류와 수분을 제거하여 오줌을 형성하며 유두로 전달하여 신우 내에서 축축한 분비물을 형성하여 수뇨관을 지나 결국 방광에 도달한다. 양, 돼지의 신선한 신장을 종단하고 그 유두를 짜면 오줌방울을 볼 수 있다.

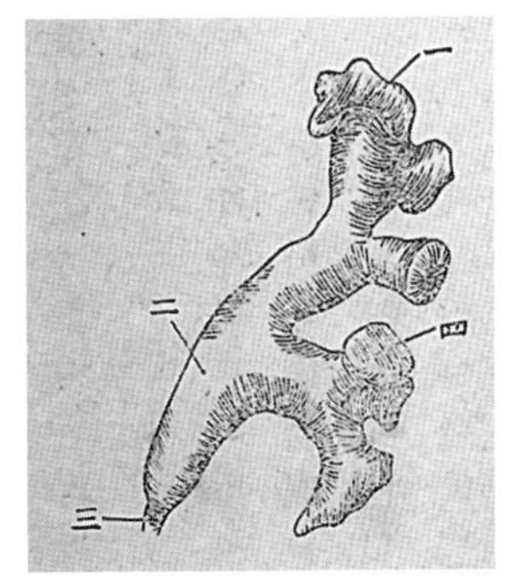

〈그림 50〉 수뇨관에서 석고를 신잔으로 주입해 얻은 내부 형태
1.2. 신잔,3. 신우, 4. 수뇨관

오줌은 산성을 띠는 투명한 황색의 액으로 그 건전한 것의 주성분은 요소(尿素), 식염 및 수분 등이나 병적 성분으로는 당 혹은 단백질이 섞여 있으며 수분의 다소로 인하여 색의 농담한 차이가 있으며 그 온도는 골반 내의 체온과 동일하게 섭씨 37도, 38도에 이르며 1주야간의 배설량은 사람과 기후의 건습으로 인하여 서로 다르나

통상 평균 8홉 남짓이다.

오줌은 육식하는 사람 및 육식동물은 명징하게 산성을 띠나 소, 말과 같은 초식동물과 평상시에 채식만 하는 사람은 '알카리'성을 띠며, 또 혼탁하다. 단, 절식한 초식동물의 오줌은 육식동물의 오줌과 같이 명징하니 이것은 절식 중에는 자신의 육을 소모하여 그 사이는 육식생활을 행함과 동일하다.

피부는 몸을 보호하며 몸과 외부의 경계에 서있기 때문에 그 작용도 단일하지 않다. 그 중요한 것을 아래에 적는다.

1. 피부는 지각의 기관이며
2. 피부는 배설기의 하나이며
3. 피부는 몸의 온도조절을 담당함

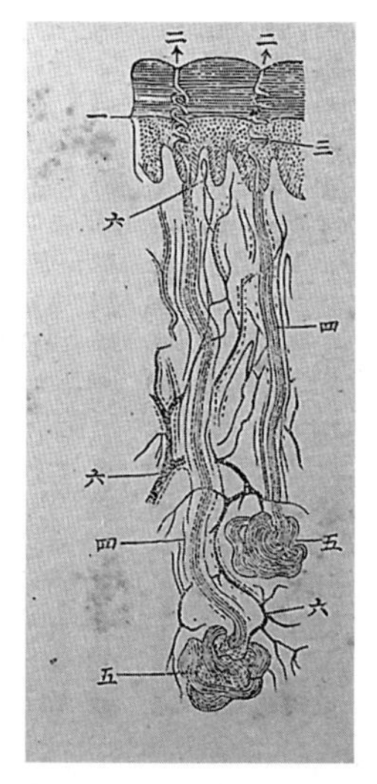

〈그림 51〉 피부의 단면
1. 표피, 2. 땀 수송관의 개구부, 3. 유선상부, 4. 땀 수송관, 5. 땀샘, 6. 혈관

이 장에는 피부의 배설작용을 진술하고 다른 것은 후편에 논하겠다.

피부는 표피와 진피의 2층으로 구성하여 표피는 밖에 있고 진피는 그 하층에 있다. 진피는 결합조직으로 형성하여 탄력성있는 섬유가 있으며 혈관과 신경이 풍부하며 수많은 융기를 형성하여 표피층 내로 돌입하였으니 그 깊은 바닥에는 지방이 있어서 내부의 기관을 보호함에 필요한 것이다.

손바닥 피부에는 무수한 융기선이 상호병행하여 달린 것을 볼 수 있다.(〈그림 52〉) 간단한 현미경으로 손가락 피부를 조사하면 그 융기선 상에 작은 구멍이 있는 것을 인식할 것이다.(〈그림 53-1〉) 더울 때에는 물방울이 그 구멍에 차 있다. 즉 땀샘(汗腺)의 개구부이다.

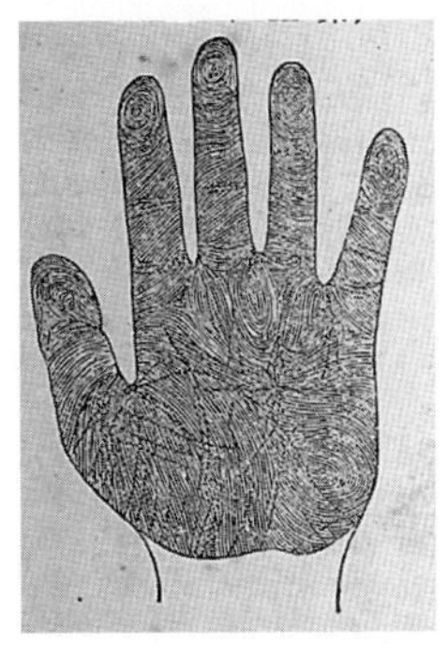

〈그림 52〉 손바닥의 피부에 있는 융기선

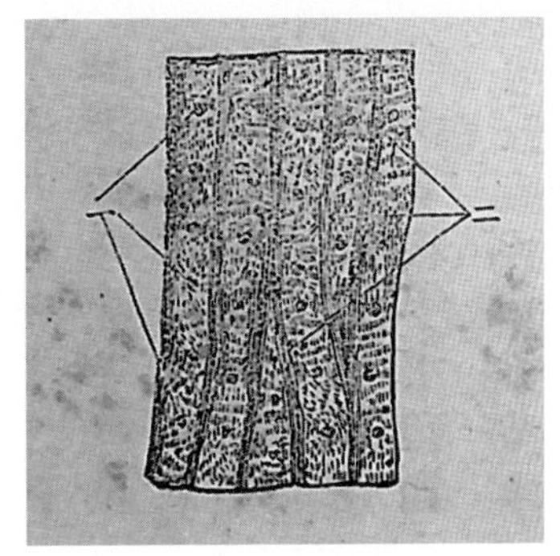

〈그림 53〉 현미경으로 손가락의 피부를 조사하면 그 융기와 구수조(溝數條)를 나타냄
1.땀샘의 개구부 2.융기선

한선은 진피 중에 있는데, 수많은 혈관이 둘러싸여 각 수송관으로 인하여 표피면으로 개구한다. 땀은 이것으로 분비된 것으로 물과 소량의 식염과 다소의 유기체로 구성되었으며, 한선은 전신의 피부에 보편적으로 있지만, 가장 손 피부에 많으니 그 실험은 다음과 같다.

피부는 항상 땀을 분비하는 것이니 열을 느낄 때 혹은 운동이 심할 때는 땀이 피부의 표면으로 나와서 발한함을 쉽게 깨달을 것이다. 정지하여 손이 비로소 차가운 것을 느낄 때에는 발한함을 깨닫지 못하나 이때에 거울에 손를 대면 거울면은 물기로 인하여 흐려지는 것을 볼 수 있으니 이것은 손 피부에서 항상 발산되는 땀의 수분이 냉각되어 거울면에 접하여 응결되었기 때문이며 이때에 장갑으로 만지면 손 피부로 만졌을 때보다 거울면이 흐려지지 않는데, 이것을 보면 땀의 분비가 손 피부에 많고 장갑에 적음을 알 것이다.

우리에게서 분비되는 땀의 양은 오줌의 양과 반비례를 형성한다. 한기로 인하여 피하의 혈관이 확장하여 그 부위의 혈행이 왕성할 때에는 발한이 많으며 기후가 한랭하여 피하의 혈관이 수축하여 신체의 표면에 혈행이 쇠약할 때에는 오줌의 양이 많으니 이것은 인체의 혈량이 일정한 것이다. 그러므로 혈액이 피부로 모이는 것이 많으면 따라서 신장에 오는 것이 적으며 혈액이 체의 내부로 행함이 많으면 자연스럽게 피부로 오는 것이 적음으로 인하여 신장과 피부의 각 배설기능에서 상호 번한(繁閒)의 차이가 생기는 것에 기인한 것이기 때문이다. 요약하면 이 양 기관은 상호 연관되어 일치로 신체의 배설사업에 종사한다.

한량은 공기의 상황과 기후의 온도와 혈액 및 신경의 상황 등으로 인하여 다른 것이니, 말하자면 피부에서 방산하는 수분은 폐로서 출하는 자의 두 배에 달한다.

땀샘 외에 피부에는 모발, 손톱, 지선(脂腺), 색소 등이 있다. 털은 모두 표피의 변화한 것이기 때문에 모발은 그 부류에 각 종류가 있어 두발, 눈썹, 수염 등에 대부분 다소의 차이가 있으나 그 일반의 구조는 서로 같다. 털이 피부 바깥으로 나오는 부위를 모간이라 하며 안에 숨겨진 부위를 모근이라 하며 모근의 말단에 모구라 하는 부위가 있어 모발의 생장을 담당하였으며 그 내부에 유두가 있어 신경과 혈관이 많으며 유두는 모발의 생장에 필요한 재료를 공급하는 곳이기 때문에 털은 유두가 존재한 기간에는 살아 있으나 유두가 소멸한 후에는 어떠한 약제를 사용하여도 재생되지 않는

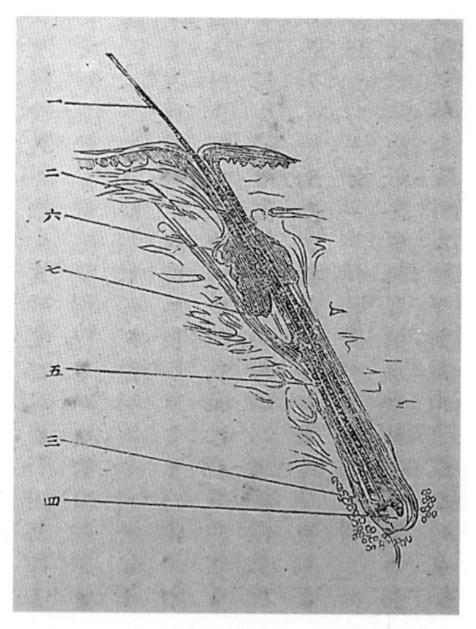

〈그림 54〉 모발이 머리에서 생기는 상황을 나타냄
1.모간 2.모근 3.모구 4.유두 5.모낭 6.피지선 7.모낭근

다.(〈그림 54〉) 모근을 둘러싼 것을 모낭(5)이라 하며 모낭근(7)이라 하는 평골근은 진피의 상부에서 일어나 그 외면에 부착되어있다. '노발이 충천'함은 그 근육이 수축하여 털을 직립하게 함이니, 고양이가 노할 때에 그 등털을 직립함도 동일한 원리이다.

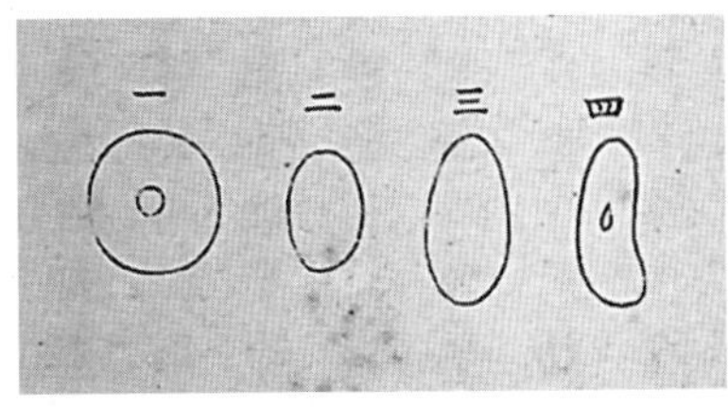

〈그림 55〉 두발의 횡단면
1.본토인 2.덕국인 3.아프리카의 흑인 4.파퓌안인

두발을 횡단하여 그 단면을 조사하면(〈그림 55〉) 그 형태는 인종을 인하여 서로 다르다.

가령 흑인(3) 및 '파퓌안'인(4)는 권축(捲縮)한 털로 편평하며 본토인(1)은 직모로 원형이며 또 모발에 각종의 색이 있는 것은 색소가 모발조직 중에 존재하기 때문인데, 백발은 색소가 감소하여 공기가 진입한 것이다.

피지선(〈그림 54-6〉)은 모낭의 내면에서 개구하여 지방성의 액을 분비한다. 그 액은 모발과 피부면을 윤택하게 하며 유연하게 하여 광택을 제공할 뿐만 아니라 물에 젖어도 쉽게 젖지 않게 함으로 그 분비가 불완전하거나 혹은 갑자기 씻어서 피부를 윤택하게 할 여가가 없으면 피부에 균열이 발생함에 이를 것이며 면포(面皰)가 발생하는 것은 지방선의 개구부의 폐색함으로 인하여 피지는 밖으로 나오기 불가능하여 종종 현저한 덩어리를 만든다.

피부에도 색소가 있어서 표피하층에 위치하니 태양의 광선 중에는 우리가 보기 불가능한 자외선이 있어서 그 광선이 신경에 많은 진피의 상층에 도달할 때에는 큰 피해를 미치기 때문에 색소는 이것을 도중에서 흡입하여 신경에 닿지 않케 하는 일을 행한다. 즉 신체의 외면에 차일(遮日)을 형성하여 신경의 말초장치를 방어함과 같다. 색소의 많고 적음은 인종으로 인하여 크게 다르나 대개 열대지방에 거주하는 인종은 색소가 많으며 통상 색소가 많지 않은 인종이라도 일광에 비추이면 한때 색소의 양이 크게 증가한다.

피부의 위생

피부는 항상 땀과 피지를 분비하며 또 죽은 표피세포는 항상 그 표면에 모인다. 그러므로 피부를 닦는 것을 태만할 때에는 피부면에 퇴적한 먼지와 지한(脂汗)과 죽은 표피세포 및 의복에서 나오는 먼지 등이 쌓여 때가 생기면 한선의 개구부를 폐색하여 그 작용을 지둔(遲鈍)케 한다. 더불어 이와 같은 때는 각종의 기생생물의 발생지를 형성하여 피부병을 일으키게 하는 것에 이른다.

온욕은 전체기관의 작용에 특히 피부의 활동을 격려하며 불용물을 제거하여 기분을 상쾌하게 하는 효과가 있으며, 또 냉수욕은 피부를 단련시켜 쉽게 온도의 변화에 해를 당하지 않게 하는 이득이 있다. 피부의 때에는 지방질이 많이 섞여 있어 단지 물로는 씻어내기 불가능하기 때문에 비누를 사용하는 것이 좋으며 비누는 피부의 지방을 용해하여 물로 씻어낼 수 있다.

피부의 일부분에 머무는 온도의 격한 변화는 해가 될 수 있다. 그러므로 주의하여 방어함이 필요하다. 이와 같은 변화는 외부의 혈액을 깊은 체내로 들어가게 하여 결국 온도조절을 문란하게 하는 것이니, 신체에 취약한 점이 있는 사람은, 곧 질병에 걸리기 쉬우며 잇병과 호흡기의 병과 류마티스 등이 그 예이다.

손톱은 기어이 단절하며, 또 청결케 하는 것이 좋다. 불결한 손톱은 단지 외관이 추한 것이 아니다. 그때 중에는 종종 위험한 병균이 잠복했다가 음식물과 함께 입으로 들어가게 하는 공황(恐慌)이 있다.

제4장 체온

제1장에서 논한 바와 같이 인체는 외계의 기온과 상관없이 항상 대체로 동일한 체온을 유지한다. 이는 인류와 기타 고등동물이 항상 그 생활의 모든 기능을 계속할 수 있는 까닭으로, 체온이 만일 외기의 온도와 같이 오르내리면, 열대지방에 거주하는 사람 외에는 그 생활이 사계절 기후에 따라 현저한 변화를 겪게 되어 여타 하등동물과 같아질 것이다.

건강한 사람의 체온은 통상 섭씨 37도이나 몸(體)의 각부에 따라 다소 서로 다름이 있다. 즉 한란계(寒暖計)를 겨드랑이(腋窩)에 넣으면 37도 전후에 있겠지만, 직장(直腸)은 약간 높고 발은 32도로 내려가고 코끝(鼻尖)과 귓불(耳朶)처럼 24도로 낮은 곳도 있다. 또 어릴 때는 체온이 약간 높고 사십 세를 넘으면 점차로 낮아진다.

체온은 하루 중에도 다소 변하는데, 통상 건강한 몸(健康體)으로는 대개 주간에 오르고 오후 6시에 최고점에 달하며 야간에는 내려가 오전 6시에는 최저온도에 이른다.(〈그림 56〉) 여자는 남자보다 체온의 변화가 많으며 소아는 여자보다도 많다.

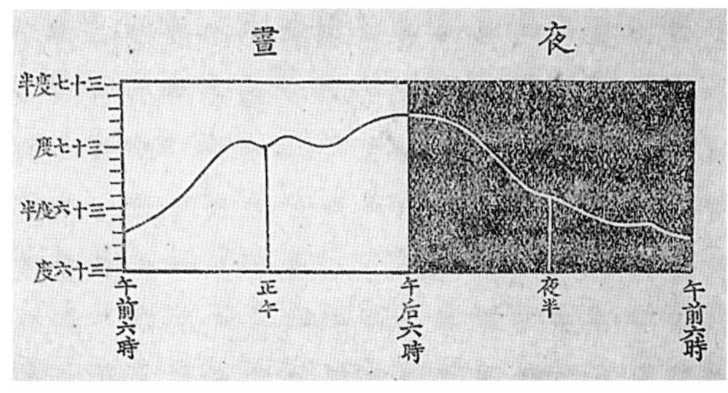

〈그림 56〉 통상의 건강한 몸(健康體)에서 나타나는 하루 주야간의 체온의 상승하강을 표시함.

또 체온은 식사 후와 운동 후에는 상승하는데, 허약한 사람은 특히 현저하다. 당연히 주류는 체온을 하강시키는 물질로 일시 덥게 느껴지는 것은 피부 아래 다량의 혈액이 흘러 피부 안에 존재하는 온각이 신경을 자극하는 때문이다.

체온은 병으로 인해 현저히 올라 혹 39도 내지 41도, 혹 43도에 도달하는 일이 있는데, 이와 같은 고온이 오래 지속되면 인체(人體)는 그 해를 반드시 입게 된다. 또는 이미 37도반으로 상승할 때부터 사람은 이로 인해 어떠한 장해가 생길 징후로 인지하여야 한다.

열이 날 즈음에는 탄산가스(炭酸瓦斯)의 배출량과 산소의 흡수량이 함께 크게 증가하며 그에 따라 요소의 양과 체질(體質)소비의 양도 증가한다. 반대로 신진대사(新陳代謝)가 매우 크게 쇠한 때에는 체온이 35도 이하로 내려가는 일이 있는데, 이는 오래 굶어 주린 동물 등에서 볼 수 있다. 이러한 이치에 근거하면, 온도의 하강은 죽음을 재촉하는 것인 고로 죽음에 가까워진 동물을 담요로 덮어 온도를 유지하면 생명을 연장시킬 수 있다.

반대로 인체(人體)는 과도한 외계의 온도에 오래 견딜 수 없으니 일사병은 즉 고온의 외기에 오래 노출되어 체내 온도조절 중추가 변동을 일으켜 체온이 급히 상승함에 따른 것이고, 반대로 과도하게 한랭해도 생명을 위태롭게 하는데, 신진대사(新陳代謝)가 그 한랭함으로 인해 쇠약해지면, 그 영향은 점차로 신경중추까지 미쳐 졸음이 몰려오고 필경 죽음에 이르게 된다.

체온은 신체조직(身體組織)의 산화(酸化)를 통해 생겨나는데, 음식이 체(體)중에 흡수되어 조직의 일부를 만든 후에 탄산가스(炭酸瓦斯)와 요소 등을 만들어 체(體)로 내보내는 것은 모두 산화의 결과로 석탄과 땔감 등이 연소하여 재(灰燼)와 수분, 탄산가스 등을 만드는 것과 흡사하다. 이러한 산화 작용이 곧 체온의 근원을 만드는 것으로 기타 근육과 심장 등 기계적 동력 역시 체온을 이루는 것이다.

이와 같이 열은 항상 체내에서 발생해 건강한 사람의 체온은 평균 37도 이상으로 오르지 않고, 또 열은 항상 체외로 발산되어 37도 이하로 내려가지 않으니, 이는 실로 조절기능이 존재하는데서 기인하는 것인 고로 즉 하나는 과분한 온열을 체외로 배제하고 하나는 과분한 냉각을 방어한다. 가령 기온이 높을 때는 피부 아래 혈관이 팽창해 다량의 혈액을 피부 아래로 유도해 땀샘(汗腺)의 작용을 활발케 하며 수분을 기화해 흩어지게 함으로써 열을 빼앗아가게 한다. 반대로 기온이 떨어질 때는 혈관을 수축하여 피하의 혈류량을 줄여 체온의 발산을 감소시킨다. 즉 피부는 체온의 조절에 가장 중요한 역할을 하는 고로 하루 아침저녁으로 인체(人體)에서 발산하는 열량의 9분은 실로 피부에서 조종하며 기타 폐도 호흡할 때 공기를 따뜻하게 하는 다량의 수분을 증발시켜 체열을 제거한다.

그러나 기온이 심하게 변할 때는 피부의 조절기능에만 의존하기는 어려운 고로 우리는 의복과 가옥 등을 통해 피부의 조절기능을 보완하여 체온을 유지할 필요가 있다.

체온의 위생

우리가 입고 걸치는 의복의 재료인 면, 모, 견 등은 열의 불량도체(不良導體)이니 섬유를 짜는(機織) 방법을 통해 물질 사이사이 공기를 포함할 있도록 해 열(熱)이 전도(導)하는 힘(力)을 경감시킨다. 대체로 어떠한 종류의 직물이던지 대략 균일하지만 일차 비나 땀 등으로 인해 수분을 머금으면 반드시 그렇지는 않은데, 수분이 물질에 열이 전도하는 능력을 증가시켜, 특히 식물성의 섬유로 만들어진 직물은 흡수한 수분이 잘 증발되어 체온의 방산(放散)이 현저하나 모직물은 반대로 수분증발 능력을 지연시킨다. 따라서 사람이 땀을 흘리면, 옷 안 공기에 수분이 가득 차는 고로 체온을 방산(放散)하기 쉽다.

의복은 열의 방일을 방지하는 이외에 피부 분비물을 흡수해 청결케 하는 작용을 하는 고로 속옷은 식물성의 섬유로 만든 의복을 입어 세탁이 편하도록 하며 겉옷은 모직물을 착용함이 위생에 적합하다. 공기의 유통이 불량한 의복을 오래 걸치면 땀이 증발하기 어려워 자못 유해하다.

의복이 신체(身體)에 딱 달라붙으면 호흡과 혈액의 순환을 방해하며 또한 공기가 존재할 여지가 없음으로 인해 유해하며 타인이 사용하던 의복 등은 충분히 세탁한 후에 써야 하며 그렇지 않으면 병, 독, 감염의 우려가 있다.

체온은, 또한 방사(放射)에 의해서도 방일(放逸)한다. 의복의 방사력(放射力)은 외부 온도의 호흡력과 마찬가지로 직물의 특질에 의존하지 않고 물들인 색에 따라 달라지는데, 즉 흑색은 백색의 두 배이고 청색도 역시 이와 같이 비슷하고 황색과 적색은 1.5배이다.

이부자리는 밤사이 의복을 대신해 이불과 인체(人體) 중간에 있는 공기로 인해 체온을 보호, 유지하는 것으로 너무 두껍거나 너무 얇으면 해가 된다.

햇빛은 우리가 건강을 보호, 유지함에 필요한 것인 고로 극히 희박한 광선도 미균(黴菌)[11]을 박살하는 공력이 있다. 농민과 어부 등의 신체가 장건(壯健)함은 대개 태양을 많이 쬔 까닭이다. 시베리아(西伯利亞)는 매우 추워 섭씨 영하 63도 이나 겨울 동안 항상 비치는 햇빛으로 인해 사람도 건강함을 얻을 수 있으나, 북극지방은 밤이 긴 고로 건강이 불량해 신경이 민첩한 활동을 잃게 되며, 피부가 청색, 황색을 띠게 되는데 이는 혹한 때문이 아니라 일광이 없음으로 인한 것이다. 주거(住居)는 우리 사람이 낮과 밤으로 머무르는 처소이니 그 적당함, 부적당함은 우리의 건강에 영향이 막대한 고로 각각 그 경우로 인해 선택함이 필요하다.

토지가 마르고 공기가 청결하며 공기 흐름이 매우 좋고, 태양의 방향도 양호함은 특히 주의할 중요조건이며, 또 손님방만 태양의 방향이 양호한 처소를 취하고 반대로 장시간 사용하는 거실은 돌보지 않는 것은 큰 잘못이다.

11) 세균

제5장 신경계통

제1절 총설

인체는 외계의 자극에 대응해 각종 반응과 동작을 수행한다. 이는 실로 신경이 있기 때문으로 우리 인간의 정신작용은 총체적으로 여기에 있으니 인체(人體)에서 일어나는 일단의 기능은 모두 여기에서 주재한다.

신경계통은 크게 셋으로 구별한다.

1. 말초기(오관기(五官器)와 근육선(筋肉線) 등에 존재하는 신경말단의 장치)
2. 전달기(중추기와 말단기의 중간에 있는 양자를 연결교통케 하는 신경섬유)
3. 중추기(뇌와 척수)

〈그림 57〉은 말초기와 전달기와 중추기의 관계를 표시하여 신경계통의 작용의 일반을 설명하는 것이다. (1)은 피부로 신경말단기가 있다. (2)(3)(4)(5)는 신경섬유의 묶음으로 전달기이며 (8)(7)(10)은 뇌, 척수로 중추기이다.

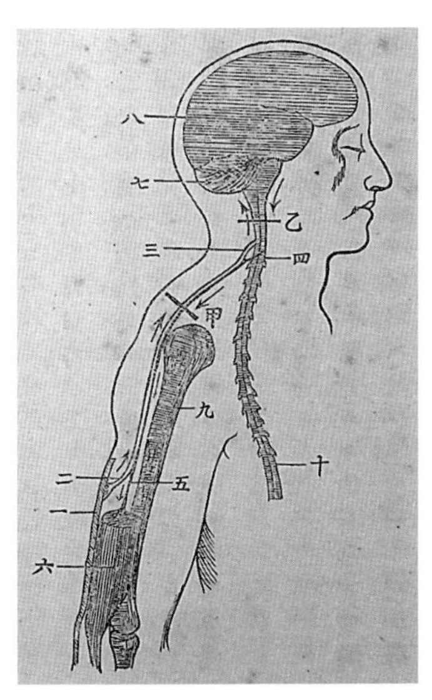

〈그림 57〉 신경작용을 설명하는 모형
1. 피부, 2. 지각신경, 3. 후근, 4. 전근, 5.운동신경, 6.근육, 7.소뇌, 8.대뇌, 9. 상박골, 10. 척추

첫 번째, 사람이 만일 피부(1)를 불에 델 상황이라 가정하면 그 부분의 말초기에 가해진 자극은 신경(2)에 전달되어 척수를 경유해 뇌로 전달되어 뜨거운 감각을 처음 일으키게 되며, 이와 같은 새로운 충동(衝動)이 뇌 내에서 일어나면 재차 척수를 경유해 (4)를 지나 (5)로 전달해 근육을 자극해 수축을

일으켜 팔을 불에서 멀어지도록 한다.

두 번째, 이러한 이유로 중추기와 말초기 중간에 있는 신경(甲)이 절단되거나 병기(病氣) 때문에 고장이 나면, 피부를 불에 데어도 열을 느끼지 못하며 또 팔을 움직이려 해도 뇌가 그 명령을 근육에 전달하지 못하게 된다.

셋째, 전달기는 완전하지만 척수(乙)가 부상을 당하거나 절단되었다 가정하고, 이때 전과 동일하게 피부에 화상을 입을 상황이 되면, 팔을 곧 불에서 멀어지게 할 수 있다. 그러나 이는 움직이려 해서 움직이는 것은 아니며 열의 감각도 역시 이와 동반되지 않는다.

이상과 같은 사실로 인해 우리는 아래와 같은 결론을 내놓을 수 있다.

뜨겁다하는 감각은 피부에 부재하고 뇌에 존재하므로 만일 피부를 뇌에 연결하는 중간의 신경에 손상이 있으면, 피부에 아무런 문제가 없어도 감각을 일으키지 못한다.

척수는 외계에서 오는 자극을 뇌에 전달하며 뇌의 충동을 근육에 전달하는 매개하는 것으로 이는 감각을 일으키지도 않고, 의지도 없다. 그러나 척수는 의지결정을 기다리지 않고도 피부에 불이 닿으면 즉각 이를 피하는 적당응급(適當應急)의 작용을 운용한다. 이를 반사작용(反射作用)이라 한다. 이 외에도 척수가 결행하는 반사작용의 종류는 실로 다양하다.

이러한 즉 신경섬유는 다만 자극을 한편에서 다른 편으로 전달함에 그친다 할 뿐이고, 오관과 같은 말단의 장치는 필경 각종 외계 장치의 자극에 응해 이를 전달기를 통해 중추기에 알리는 것이다.

이상은 신경계통 전반의 작용을 논(論陳)한 것이며 이하에서는 그 중요한 국부를 취해 논할 것이다.

제2절 오관

제1관 총설

신경의 말초기가 유숙(留宿)하는 오관은 신경의 창(窓)이라던 한 옛사람들의 말과 같이 우리가 지식 일단의 자료를 받아들이는 문으로 우리 사람이 백반으로 행하는 모든 행위가 모두 그 지도를 받지 않는 것이 없다. 즉 눈(眼)이 빛을 느끼며 귀(耳)가 음향을 느끼며, 코(鼻)가 향취를 식별하며 혀(舌)이 맛을 알며 피부가 한란(寒暖)의 구별과 사물 형상경연(形狀硬軟) 등을 식별함은 실로 우리 인류가 이 세계에 생겨 그 생명을 완전케 함에 한시라도 불가결한 것이다.

각 오관기는 그 장치의 다름에 따라 외래의 자극 역시 같지 않아 그에 말미암아 일어나는 감각의 성질도 상이하다. 피부에서 일어나는 감각을 촉각(觸覺)이라 하는데 그 자극물은 직접 이에 닿거나 다소의 압력이 가해져야 한다. 혀의 감각을 미각(味覺)이라 하는데, 자극을 주는 물질이 반드시 액체로 용해되어 이에 접해야 하고, 코의 감각을 후각(嗅覺)이라 하는데 자극물은 반드시 기체 상태(瓦기체)가 되어야 한다. 귀의 감각은 청각(聽覺)이라 하는데 공기의 파동 형태의 자극을 필요로 하고, 눈의 감각은 시각(視覺)이라 하는데 광선의 자극을 요한다.

오관기와 그 자극물 본체의 거리는 각 기관에 따라 상당한 다른데, 가령 촉각과 미각 두 감각은 자극물이 곧 피부 및 혀와 접촉해야 하지만, 후각은 공기중에 흩어진 물질을 느끼는 것인 고로 그 자극의 원인 물질이 반드시 인체에 접근할 필요 없이, 몸에서 좀 떨어진 위치에 있어도 그 존재 및 성질을 인지하며 청각은 한층 더 먼 위치에 있어도 물체의 자극을 듣는다. 시각에 이르면 그 반응은 구역이 자못 광대하여 가가우면 눈 아래에 존재하는 세밀한 티끌부터 멀면 극히 먼 거리의 일월성진(日月星辰) 등에도 미친다. 그러므로 한편으로 논하면 오관은 인체(人體)의 주위에서 일어나는 일체상황을 그 거리에 따라 분업적으로 인식한다고 말할 수 있다. 즉 극히 근접한 것은 촉각 또는 미각을 통해 알아채고 다소 먼 것은 후각, 청각으로 인해 알 수 있다. 시각은 그 거리의 원근을 불문하고 항상 외계의 상태를 알려주는 것이나 그 동작은 오로지 주간과 기타 너무 어둡지 않을 때로 한정되므로 그 외에는 후각과 청각, 촉각, 미각 등을 통한다. 요컨대 청각과 시각은 인류 오관 중 발달한 것인 고로 소위 미술은 두 가지 감각을 기반하고 학술의 연구는 오로지 시각기를 이용한다.

제2관 시각

시각기는 안구와 부속기관으로 이뤄졌다.

안구는 명암과 눈구멍(眼窠)의 전반부에 위치하여 대부분은 지방 형태의 물질로 감싸여있고, 앞부분에 위 아래 두 매의 피부의 주름이 덮고 있는데, 이를 눈꺼풀(眼瞼)이라고 한다. 위쪽 눈꺼풀은 크고 운동력이 강해 펴고 접히기가 자유로와 항상 개폐하여 눈으로 들어오는 먼지, 티끌을 닦아 제거하며 또한 수면 중에는 닫아 안구를 보호하며 눈꺼풀의 끝에는 눈썹(睫毛)이 라는 탄탄한 털이 있어 바깥으로 향하고 있다.

눈의 바깥 편 윗부분에는 눈물샘(淚腺)이 있으니 다수의 작은 샘들이 집합하여 이뤄진 것으로 눈물(淚液)을 분비한다. 누액은 대개 물과 염류로 이뤄져 항상 눈을 세척해 청결도록 하며 또 눈의 앞부분을 따뜻하게 보호하는 작용을 한다. 목두(目頭)에 모인 눈물은 작은 관을 통해 비강(鼻腔)으로 배출된다.

안구는 6개의 근육을 통해 눈구멍 안에서 운전(〈그림 58〉)하는데, 그중 4개는 똑바로 직선으로 안구를 전후로 움직이게 해 각각 수축하여 상하좌우로

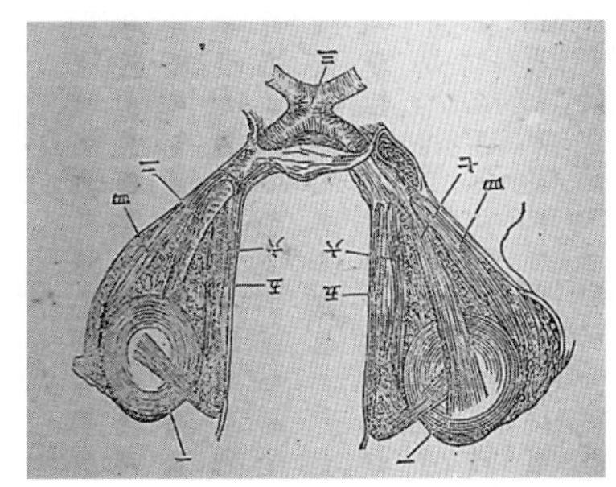

〈그림 58〉 양쪽 안구 및 안근육(眼筋)
1. 안구, 2. 시신경, 3. 좌우신경 교차부분 4. 외도근, 5. 상사근, 6.내도근, 7.상도근

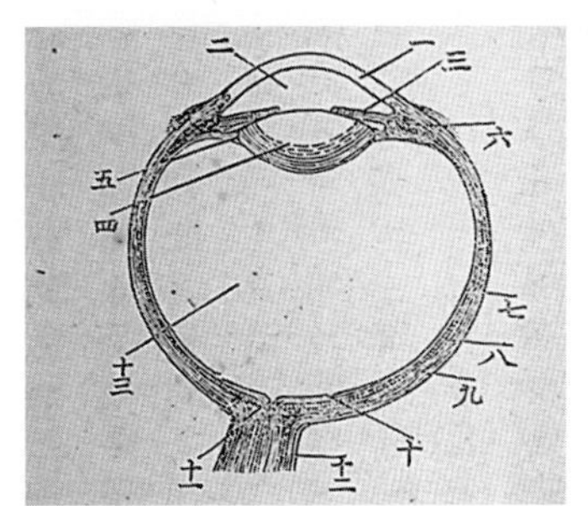

〈그림 59〉 안구의 단면
1. 각막, 2. 전실(수양액으로 가득 참), 3. 채홍, 4. 수정체, 5.파양낭의 전엽, 6. 모양체, 7.망막, 8.맥락막, 9.백막, 10. 황반, 11. 맹점, 12. 시신경, 13. 후실

안구를 운동하게 하며 나머지 두 근육은 비스듬히 안구에 부착되어 수축해 안구를 비스듬히 상하로 향하게 한다. 따라서 이러한 모든 근육은 서로 이끌고 당기기 때문에 안구는 완전하게 회전할 수는 없으며 그 운동의 정도도 한계가 있다. 안구는 앞부분에 두 층과 뒷부분에 3층의 막이 있는데, 제1층은 백막(白膜)(〈그림 59〉) 혹은 공막(鞏膜)이라는 강견한 막으로 소위 흰자위(白目)는 그 일부이며 그 앞부분은 각막(角膜)(1)으로 작은 돌기로 무색투명하다. 제2층은 색체가 있는 박막으로 혈관이 풍부해 맥락막(脈絡膜)(8)이라 하고, 그 앞부분은 환상의 가운데 사이가 뜬 구역을 이루는데, 이는 즉 채홍(彩虹)(3)이 각막을 투과하면 외부에서 볼 수 있는데, 그 색은 다갈색, 청색, 녹색, 흑색 등 여러 색으로 인종에 따라 같지 않으며 홍채의 중앙에 원형의 구멍이 있는데, 동공(瞳孔)이라 하며 그 크기는 홍채의 평활(平滑) 수축의 정도에 따라 커지고 작아진다.

안구의 구조 중에 가장 필요한 것은 망막(網膜)으로(〈그림 59-7〉) 이는 안구 뒷부분 벽에만 존재하는 제3층으로 시신경의 말단 장치이다. 망막은 컵[12] 형

12) 「곳부」

태와 같이 박막으로 안구의 안쪽 면을 덮고 있는데, 그 막 중에 두 개의 요점(要點)이 있다. 첫 번째는 황반(黃斑)(10)이라 하여 망막 중에 있는 작은 면이고, 다른 하나는 맹반(盲斑) 혹은 맹점(盲點(11)이라 한다.

가운데 구멍 홍채는 안구의 내부를 두 개의 불균등한 방으로 나누는데, 전자를 눈의 전실(前室)(2)이라 하여 수양액(水樣液)이라 하는 액체가 가득 차 있고, 후자를 후실(後室)(13)이라 하여 파양액이 가득 차 있다. 홍채의 뒷부분에 위치한 이 두 방 중간에 수정체(水晶體)(4)가 있는데, 탄력성이 있으며 극히 투명하고 그 모양은 양면이 볼록하게 일어나 렌즈와 같으며 전면은 점점 편평하다.

안구의 구조는 완전하게 판명 가능한 영상을 망상 위에 나타내기 위한 것으로 만일 그 영상이 없으면 우리 사람은 다만 빛과 어둠만을 식별할 뿐, 물체를 인식하기 불가능하며, 완전한 물체의 영상을 만들어지려면 반드시 수정체가 필요하다.

이 사진기계의 어둠상자를 보자면, 그 한편 벽에 구멍을 뚫어 「렌즈」는 달고 그 반대쪽 벽 위에 바깥 물체의 도상이 맺히도록 하는 장치로 상자 안에서 광산반사의 해를 막기 위해 두루 벽이 모두 흑색으로 이뤄졌다. 또한 신축이 자유로운 사복(蛇腹)에 의해 바깥 물체의 원근에 따라 렌즈와 마주보는 벽 사이의 거리를 조절하는데, 이와 같이하여 매회 명확한 영상을 얻을 수 있다. 안구의 장치 역시 이 어둠상자의 장치와 차이가 없는데, 맥락막이 색체를 함유하고 있는 것은 즉 안구 안이 암흑인 까닭이며, 「렌즈」, 즉 수정체는 바깥 물질의 상을 망막 위에 거꾸로 투사하는 것으로 이렇게 맺혀진 물체의 상은 그 국부의 자극을 주고 그 자극은 시신경에 즉시 전달되어 뇌의 시각 중추를 때린다. 이와 같이하여 시각이 일어나는 것이다.(〈그림 60〉) 특히 황반에서 명료한 시각이 일어나는데, 우리 사람이 하나의 물체를 주시할 때 즉 그 영상은 황반 위에 맺힌다. 반대로 영상이 맹반 위에 맺히는 때는 어떤 감각도 일어나지 않는다. 이는 맹반이라 이름 붙인 까닭이다. 안구에는 사복(蛇腹)과 같은 장치의 수정체와 망막의 거리를 늘리고 줄이는 것이 없으므로 바깥 물체의 원근에 대응해 수정체의 볼록한 정도(凸度)를 가감한다. 가까운 물체를 볼 때는 볼록한 정도를 더하고 먼 물체를 볼 때는 감해 망막 위에 영상을 항상 명료 정확하게 만드니 이를 눈의 원근조절 작용이라 한다. 또한 안구는 별도로 빛의 세기 다소에 따라 눈구멍의 크기를 변하게 하며 망막에 도달하는 광선의 양을 조절하는 데 이를 눈의 명암조절이라고 한다.

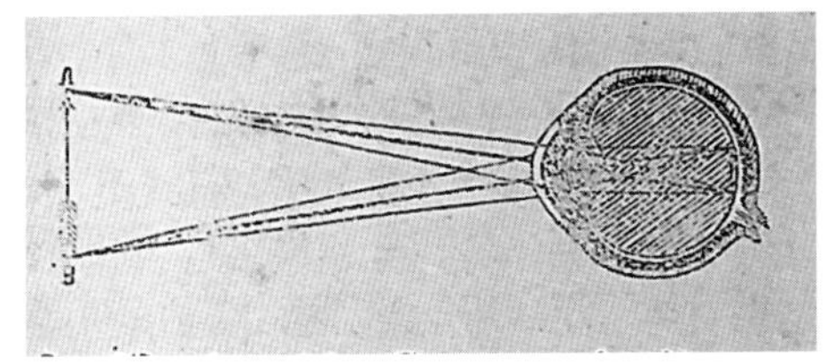

〈그림 60〉 외부의 물체 AB에 대한 도상 ab가 안구내의 망막 위에 생기는 모습

고양이는 명암조절 기능이 특히 완비되었는데, 그 눈구멍은 주간 광선이 강할 때는 수축하여 가늘고 긴 모양을 이루고 저녁, 밤에 광선이 약할 때는 넓게 열어 원형의 구멍을 만들어 다양의 광선을 받아들이기에 힘쓰고, 올빼미도 야간에는 눈구멍을 비상하게 넓게 열다. 맹금류 눈의 원근조절 기능도 크게 발달했다.

사람의 눈은 정교한 기관으로 이뤄졌으나 결점이 없는 것은 아닌데, 대표적으로 근시와 원시이다. 통상 건전한 눈으로는 극히 먼 거리에 있는 물체와 가까운 있는 것은 대략 5, 6촌 거리에 있는 것을 명백하게 볼 수 있는데, 이를 정시안(正視眼)이라고 하는 이유는 근시안(近視眼)은 잘 보이는 범위가 겨우 눈앞 수 척(尺)에서 수 촌(寸)까지로 한정되며 심하면 5, 6촌에서 겨우 1, 2촌 사이에 이르는 자도 있다. 이는 안구 전후의 직경이 과도하게 길어 명료한 영상이 각막 앞에 맺히기 때문이다. 고로 오목렌즈 안경(兩凹鏡)을 사용하여 이를 후편으로 이동하여 망막 위에 상이 맺히도록 한다. 반대로 안구의 전후 직경이 과도하게 짧으면 명료한 영상이 망막 뒤편에 맺히게 되니 이를 원시안(遠視眼)이라 하는데, 이와 같은 눈에는 볼록렌즈 안경(兩凸鏡)을 이용해 영상을 전진시켜 망막 위에 맺히도록 한다.

시각기의 위생

광선이 과도하게 강하거나 약하여도 공히 시각을 손상시킬 수 있다. 즉 눈에 태양이 비칠 때 혹은 해면에 일관이 비출 때, 이를 보면 어지럽고 눈앞이 캄캄해져(冥顯) 앞을 볼 수 없게 되는데, 왕왕 후일에 통증을 느낄 수 있으며 또한 빛이 부족하면 사물의 눈을 가까이 해야만 보이는 고로 눈의 조절기를 해하여 근시가 될 우려가 있다. 우리 사람에게 무해한 등불은 아래 제시한 세 가지 성질이 구비되어야 한다.

1. 빛의 정도가 충분히 완전해서 불변하는 것
2. 기어이 열을 발생하지 않는 것
3. 기어이 좋지 못한 기체를 발생시키는 않을 것

이상에 적합한 것은 전기등이니 그 상부에 반짝임을 사라지게 하는 유리재질의 전등갓을 사용하면 가장 좋다. 가스등은 편리하나 작은 방 안에서는 점화하면 다량의 열을 발생시켜 몸에 해가 되는 기체가 가득 차게 된다. 석유는 흡사한 빛을 내는 고로 램프의 위험을 방제하고 사용하면 공기를 해함이 가스보다 적어 전기등의 차선으로 양호하다. 밀랍 촉의 불꽃은 열량이 적지만 공기에 해로움을 석유보다 7배나 미친다.

눈은 항상 청수에 씻는 것이 병을 방제하는 양법이다. 눈이 피곤할 때에는 눈의 사용하는 일을 쉬거나 옥외로 나가 원경을 바라보아 조절기를 쉬거나 규칙적인 유희를 행하는 것이 가장 양호하다. 대체로 보는 힘이 약함은 망막이 강한 광선을 쪼여 피로해졌기 때문으로 강한 변화가 있는 광선 등을 바라는 것이 그 원인이 된다.

근시안(近眼)은 어두운 등불을 사용하고 물체를 근접하여 보는데서 기인하니 주거지, 학교 또 공장 등은 항상 광선이 충분히 비출 수 있도록 하고. 등불은 왼쪽 편에서 비추도록 장치하는 것이 옳다. 독서 또한 글을 베껴 쓸 때는 항상 주의하여 눈을 일척 이상 안에서 가까워지지 않도록 하고 작은 글자로 인쇄된 책자와 세밀하고 번잡한 것은 과도하게 보지 않도록 한다. 이미 근시안이 된 자는 역상을 피하고 머리를 아래로 낮게 두지 않도록 한다. 경사가 있는 책상을 이용하면 좋다. 안경은 오목렌즈를 사용한다. 그 도수는 의사의 지시를 따라야 하는데, 도수가 약하면 안경의 효력이 없고, 강해지면 강해질수록 눈의 동작이 약해진다.

제3관 청각

청각기는 세 부분로 나눠져, 즉 외이, 중이, 내이로 구성된다. 외이(外耳)는 이익(耳翼)(2)과 외청도(外聽道)(2) 둘로 구분되는데, 이익(耳翼)[13]은 체외로 노출된 부분으로 그 살집이 강인하고 또한 탄력이 있으며, 그 형태는 껍데기 모양으로 이뤄져 공기의 파동을 포착하는데 적합하다. 옆머리뼈(顳顬骨)[14] 안에서부터 깊이 들어가 고막(鼓膜)까지 이어진 부분을 외청도(外聽道)[15]라 한다. 고막(鼓膜)(3)은 대체로 원형인 얇은 막으로 탄력성이 있어 외이와 중이

13) 귓불
14) 두개골 바깥쪽을 이루는 뼈의 총칭, 측두골
15) 외의도

의 경계를 이룬다.

중이(일명 고실(鼓室))는 옆머리뼈 안에 있는 좁은 원형 빈 동굴 같은 것으로 그 일부는 유-스다기氏管(7)을 통해 아랫방향, 이비강(耳鼻腔)으로 통한다. 그 관은 공기가 고실로 유입되는 통로로 고막 안과 밖의 공기압력이 균일하게 만들어 미약한 음향도 느낄 수 있도록 하고, 또한 중이의 점막 분비물을 내보내는 역할을 한다.

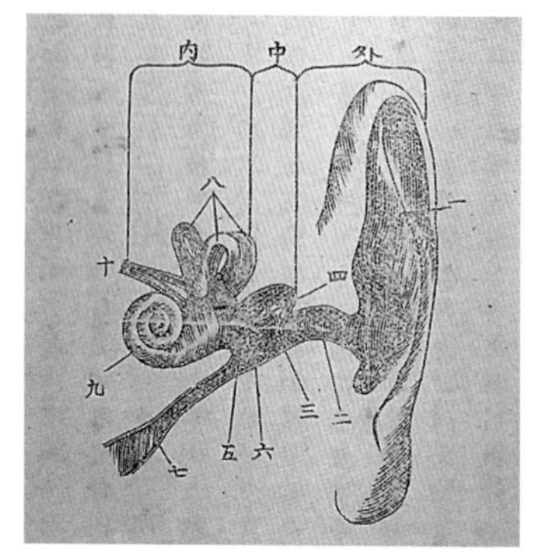

〈그림 61〉 청각기
1. 이익, 2. 외청도, 3. 고막, 4. 삼청골, 5. 난원창, 6. 원창, 7. 유스타키오씨관, 8. 세반고리관, 9. 와우각, 10. 청신경

중이에는 추골(鎚骨), 침골(砧骨), 등골(鐙骨)[16]이라는 세 개의 작은 뼈(4)가 있다. 추골은 그 한쪽 끝이 고막에 부착되었고, 등골은 난원창(卵圓窓)에 접해 내이와 연결되었으며, 침골은 추골과 등골의 중간에 존재한다.

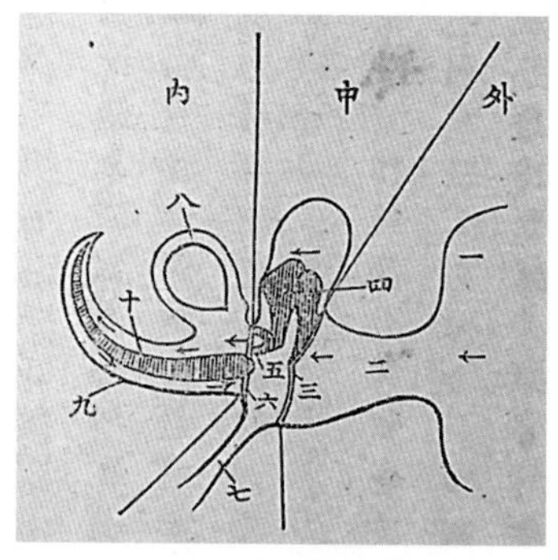

〈그림 62〉 청각기의 종단면

내이는 옆머리뼈의 실질 안에 있는 액체로 가득찬 주머니로 얇은 막으로 된 장막, 원창(6)과 난원창(5) 외에는 완전히 얇은 뼈로 둘러싸여 복잡한 형체와 구조를 가졌다. 그중에는 직접 청각을 담당하는 것은 와우각(蝸牛殼)(9)[17] 안에 있는 청신경의 말단기로 와우각의 위쪽에 위치한 삼반궤관(三半軌管)(8)[18]은 청각과 아무런 관계가 없다. 이와 같이 공기의 파동이 우리 사람에게 음향의 감각을 주는 과정을 검토해보자.

16) 차례로 망치뼈, 모루뼈, 등자뼈

17) 달팽이관

18) 세반고리관

1. 공기의 파동이 먼저 이각(耳殼)(1)에 도달하면 외청도(2)로 전해지고 고막을 떨리게 한다.
2. 그 떨리는 움직임은 추골, 침골, 등골로 전파되어 동요를 일으키고 곧 난원창(5)의 막을 움직이게 한다.
3. 막의 안쪽에 충만한 액체도 또한 동일한 운동을 느껴 파동을 일으키며 그 파동은 내이의 일부, 즉 와우각(9) 안에 존재하는 청신경의 말단기(10)를 자극하며 그 자극은 신경으로 전달되어 중추경(中樞經)에 도달하여 비로소 음향의 감각을 일으킨다. 그 파동의 여파는 와우각의 하단으로 흘러가 원창(6)의 막을 떨리게 하고 곧 여기에서 소멸한다.

대략 음향의 감각은 원래 공기 파동의 자극에서 기인하는 것으로 그 파동이 단지 청신경 말단기에 전달되기만 하면 음향의 감각이 당연히 일어나는 것으로 외청도가 반드시 필요하지는 않다. 가령 시계를 입에 물고 위아래 어금니 사이에 끼어두고 입을 다물면 그 소리는 외이도를 경유하지 않고 이빨과 뼈로 전해져 청신경에 도달한다.

인류가 들을 수 있는 최저음은 일초 사이에 16회 내지 36회 정도 공기의 떨림이 있어야 하며 최고음은 1초 사이에 3만회 떨리는 것까지 이다. 그러나 혹 고음을 듣지 못하거나 또는 과도하게 낮은 음을 듣지 못하는 사람도 있다.

청각기의 위생

음성을 청취하기 위해서는 항상 귀 내부를 청결하게 해야 한다. 귀 안에 때가 첩첩히 쌓여 외의를 막으면 귀먹게 된다. 따라서 항상 물로 때를 잘 닦아냄이 필요하다. 또한 그 때를 제거할 때 단단할 것을 사용하는 것은 좋지 않으니 잘못해 고막을 상하게 할 우려가 있다. 강한 음성을 듣거나 혹은 오랫동안 귀를 사용하면 귓병이 생기는 일도 있으니 대장장이, 음악가, 포병 등이 귓병에 걸리는 쉬움은 이와 같은 이유이다.

제4관 후각

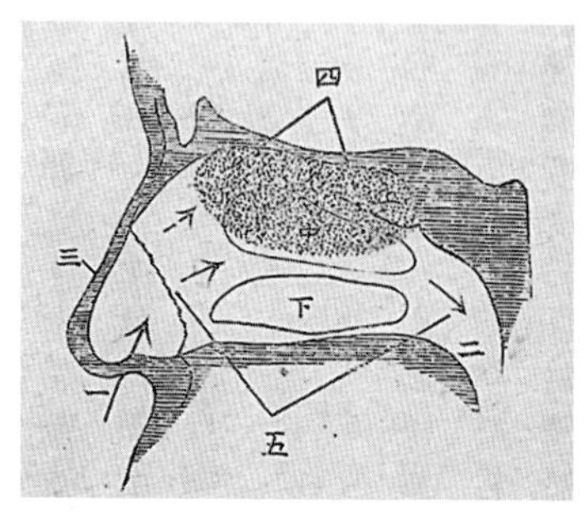

〈그림 63〉 비강의 종단면
1.2. 공기가 콧구멍으로 들어가는 경로,
3. 코 (상)(중)(하) 골개, 4. 후부, 5. 호흡부

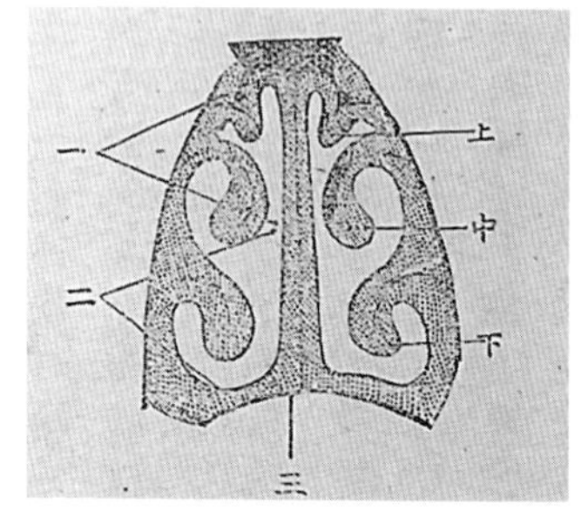

〈그림 64〉 비강의 횡단면
1. 후부, 2. 호흡부, 3. 코 가운데 부분

코(鼻)는 안면 중앙에 위치한 삼각형으로 솟아나 그 상부는 단단한 콧뼈로 근기를 이루고 하부는 여러 개의 연골로 이루어졌으니 곧 단단한 형질에 적당한 탄력성을 동시에 가졌다.

콧구멍(鼻孔)을 검토해보면, 광활한 비강(鼻腔)(〈그림 63〉, 〈그림 64〉)이 있는데, 가운데 구획을 통해 좌우로 나눠지고, 비강의 안쪽 면에는 각 세 개의 골개(骨介)(상)(중)(하)가 있어 강벽에서 아래서 내려오는 까닭에 이를 덮은 점액막의 표면은 자못 넓고, 비강의 하부는 보통 떨리는 털이 있어 점액막으로 덮여있으나 그 부분이 후감에 관계가 전혀 없다. 오로지 호흡할 때 공기가 출입하는 경로로 이루어졌다. 따라서 이를 코의 호흡부(呼吸部)라고 칭한다. 그 상부는 후감을 일으키는 곳으로 이를 코의 후부(嗅部)라 하는데, 후신경의 말단이 분포하는 부분이다.

우리 사람에게 후감을 일으키는 것은 기체 상태의 물질(瓦斯體)이 아니면 불가능하다. 유체 물질(流動體) 및 고체 물질(固形體)은 전혀 그 효험이 없으며, 가령 코 안에 삽입하여도 결코 향취를 느낄 수 없고, 그 물체가 기체 상태를 이뤄 공기 중에 확산되어 다시 후부의 표면을 적신 점액에 흡입된 후에 비로소 향취를 느낄 수 있다. 또한 어지간히 강한 향취를 가진 물체라도 입으로 흡수될 때는 하등 감각을 일으킬 수 없다. 따라서 코로 냄새를 맡을 때는 향취의 정도가 한층 강함을 느낄 수 있는데, 이는 공기를 코의 후부로 보내는 까닭이다. 감기에 걸렸을 때 후각을 완전히 상실하곤 하는데, 비강의 점막이 부어올라 팽창해 후부에 이르는 공기의 길이 막히기 때문이다.

코는 외계에서 들어오는 향취를 통해 물체의 성질을 식별하고 취사 판단을 해 인체(人體)를 보호하는 것이다. 따라서 인체의 첫 번째 관문을 지키는 파수병과 같다. 그러나 원래는 다만 향취를 판단하는 기관이다. 고로 독기도 흡수하는 일이 있으니, 가령 1차 땅 가운데를 통한 석탄가스 같은 것은 이미 그 냄새가 상실된 까닭에 코는 그것을 식별해 피할 수 없으며, 비상한 냄새가 있으나 흡입해도 독이 없는 것도 있으니 코의 판단에만 의지해서는 안된다.

제5관 미각

맛을 느끼는 기관은 혀와 연구개(軟口蓋)[19]의 점막에 존재한다. 혀의 대부분은 근육으로 이루어졌고, 그 조직은 각 방면으로 연결되어 즉 혀의 전후좌우상하의 방향으로 운동할 수 있다. 그 속살은 미끄러운데, 표면에는 유두(乳頭)라는 무수히 작은 돌기가 있어 미신경의 말초장치로 특히 윤곽상(輪廓狀)유두[20](〈그림 65-5〉)는 현저한 미각을 느낄 수 있다. 사물의 맛은 그 유

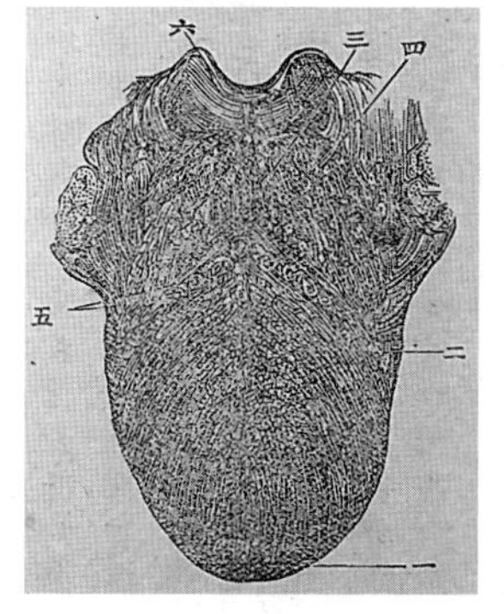

〈그림 65〉 1. 설첨, 2. 설배, 3. 설근, 4. 설낭상선 4. 윤곽상 유도

19) 잎 천장의 뒷부분 살이 연한 부분, 뒤끝 한가운데 목젖이 있다.
20) 성곽 모양의 유두.

동물이나 혹은 침에 용해된 물질이 혀에 접촉해 자극해야 맛으로 비로소 각성된다. 그러므로 고형물로 침에 용해되어야 하는 것은 입에 들어와도 맛으로 느끼기 어렵고 혀의 표면을 깨끗이 씻은 후에는 사탕을 먹어도 맛을 느낄 수 없다. 반대로 사탕을 혀와 입천장 사이에 끼고 문지르는 것과 같이 움직일 때는 그 맛을 강하게 느낄 수 있는데, 이는 사탕이 침에 용해되어 혀의 표면을 적시기 때문이다.

각종 미각은 혀의 각 부분에서 각각 맡고 있는데, 가령 쓴(苦)맛은 혀의 뒷부분, 단(甘)맛은 혀의 앞부분에서 가장 잘 느낄 수 있고, 짠(鹹)맛 역시 혀의 앞부분이며, 신(酸)맛은 혀의 측면이 가장 잘 느낀다. 그러나 혹은 사람에 따라 다소의 다를 수 있다. 음식의 맛은 섭씨 40도의 온도가 가장 느끼기 좋으며 과히 높은 온도와 차가운 온도는 십분 완전한 미각을 일으키는데, 유해하다.

미각도 후각과 마찬가지로 그 물체가 과연 신체(身體)에 유해한가 여부를 정확히 판단하지 못하므로 후각과 미각은 상호연결된 것으로 혹시 오해되기 쉬운 일들이 있는데, 가령 파의 풍미라는 것은 실로 그 파가 입에 있을 때 코로 냄새 맡아 생기는 것으로 코를 막고 먹으면 그 맛을 판단하기 어려움과 같다. 요컨대, 미각은 우리 사람의 오관 중 가장 부정확한 감각으로 맛의 감각은 자극에 대한 감응이 늦어 물질을 입 안에 집어넣어도 이후 미각을 일으키기까지 적어도 2초 정도가 필요하다.

더욱이 미각 외에도 혀에는 예민한 촉각과 온각도 있어 물체의 식별에 또한 긴요하다.

세계 각국의 향취의 종류를 구별하는 언어가 적음과 같이 맛에도 특별한 이름을 가진 것이 매우 적어 달다, 짜다, 시다, 쓰다, 맵다 등 몇 개에 불과하다. 동일한 음식물 혹은 냉열 사이에 온도가 과한 음식을 먹을 또는 과도한 자극을 주는 음식을 먹은 후에는 차례로 미각을 감퇴시켜 종국에는 심하게 그 맛이 강하지 않으면 어떠한 느낌도 일어나지 않는데 이르게 된다.

제6관 촉각과 온각

인체가 외물에 닿거나 혹은 압박으로 인해 나타나는 감각을 촉각(觸覺)이라고 한다. 촉각은 전신 외피의 도처에 존재할 뿐 더러 심히 미세한 까닭에 다른 감각기처럼 그 형상과 위치를 식별하기 어렵다. 그러나 특수한 경우에는 그 존재를 관찰할 수 이는데, 즉 손바닥 피부에 있는 무수하게 서로 나란히 늘어선 융기선(〈그림 52〉, 〈그림 53〉)의 내부에는 무수한 유두가 있는데, 촉각신경의 말초기가 함께 존재한다.

촉각이 가장 발달한 곳은 혀끝, 손끝 및 입술이고, 가장 둔한 곳은 배이다. 지금 양각규(兩脚規)를 벌려가며 몸의 각부를 압박해 시험해보면, 그 양 첨두를 명백하게 느낄 수 있는 거리는 혀끝에서는 1.1밀리미터, 배에서는 30밀리미터 내지 40밀리미터 정도 거리가 떨어져야 한다. 이상과 같이 각부를 양각규의 첨단을 그 필요 거리보다 가깝게 하면 우리 사람을 그것을 두 개로 식별하지 못하고 항상 1개로 자극을 느낄 뿐이다.

촉각으로 인해 우리 사람은 물체의 형상과 크기, 그리고 그 표면의 성질을 식별할 수 있으며, 촉각은 경험을 통해 비상하게 발달할 수 있는데, 맹인이 그 하나의 사례이다.

온도의 감각 역시 피부조직 가운데 존재하고 체내에는 존재하지 않는다. 가령 뜨거운 물체를 먹으면 혀에서 뜨겁다고 느끼지만, 음식물이 식관(食管)으로 내려가 위에 들어가면 뜨거움을 느끼지 못한다. 이는 체(體)의 내부에는 뜨거움을 느끼는 감각이 없기 때문이다. 그러나 다량의 얼음물 혹은 뜨거운 물을 삼킬 때 왕왕 식관 및 위 가운데서 온도가 느껴지는 일이 있는데, 기실 식도관이 열을 바깥으로 전도하여 피부의 내면에서 그 온도를 느끼는 것이다.

즉 체(體)의 표면에서 일어나는 감각을 체내에서 일어나는 것과 같이 착각하여 판단한 것이다.

피부가 열을 느끼는 힘 또한 체(體)의 각부에 따라 같지 않은데, 가장 예민한 곳은 안면과 손끝으로 모두 각각 섭씨 1도의 1/5 정도 차이라도 식별할 수 있다. 섭씨 47도 이상과 영하 10도 이하의 온도는 일시 피부에 통증을 느끼게 하며 오래 지속되면 일절 감각이 없어지게 된다.

제7관 배고프고 목마른(饑渴)의 감각

오관 이외에 우리 사람에게는 또한 이종의 감각이 있는데, 배고픔과 목마름이다. 이 두 감각은 인체(人體)에 물질이 부족할 때, 그 결핍을 메우고 보충할 필요가 있음을 알게 하는 것으로 대개 생물생존 상, 근본적인 감각이다.

갈각(渴覺)은 구강, 특히 연구개(〈그림 37-5〉)의 점막에 수분이 말랐을 때에 생긴다. 그러한 때는 물로 적시면 갈증은 즉시 그치게 된다. 통상 갈증이 생김이 반드시 구강 점막이 마른 때로 한정되지는 않고, 평소와 다른 발한(發汗) 증세로 인해 혈액 및 림프액(淋巴掖)에게 수분을 빼앗겨 체내에 수분 결핍이 일어난 때가 많다. 갈각은 반드시 연구개에서 느끼는 것이므로 이 부분을 적시면 즉시 그 갈증이 사라진다. 또 갈증은 체(體) 중 수분 결핍에 의해 일어나므로 반드시 연구개를 적시지 않고도 다스릴 수 있는데, 가령 위에 구멍이 나아픈 사람은 즉 위에 수분을 주입하여 갈증을 다스린다. 그러나 이러한 방법은 연구개를 적시는 것과 마찬가지로 그 결과가 빠르지 않고 수분도 다량 필요하다.

기각(饑覺)은 위의 점막에서 느끼는 것으로 체(體) 중에 영양물이 결핍할 때 일어나지만, 위가 공허하다고 반드시 일어나는 것은 아니다. 이는 공복 시에 자양액을 창자에 주입해 주림을 다스릴 수 있음을 통해 알 수 있다. 요약하면 기각은 갈각과 마찬가지로 전신의 영양 상황에 따라 음식물의 섭취를 충족하고자 하는 것으로 그 감각이 위 점막에서 일어남은 갈각이 연구개에서 느껴짐과 흡사하다.

제3절 뇌와 척수

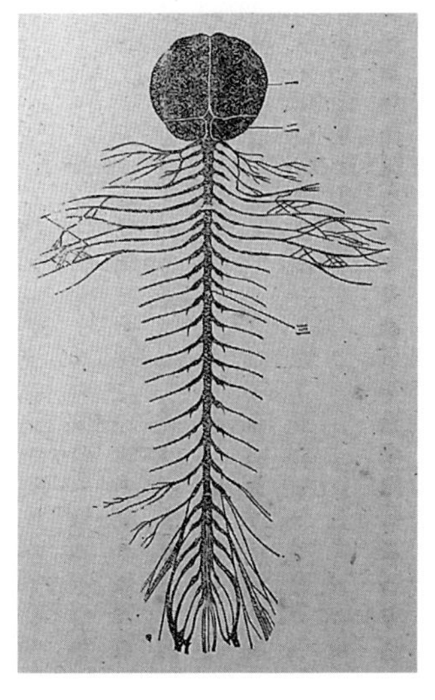

〈그림 66〉 퇴, 척추와 척추신경을 등쪽에서 본 모형.
1. 대뇌, 2. 소뇌, 3. 척추

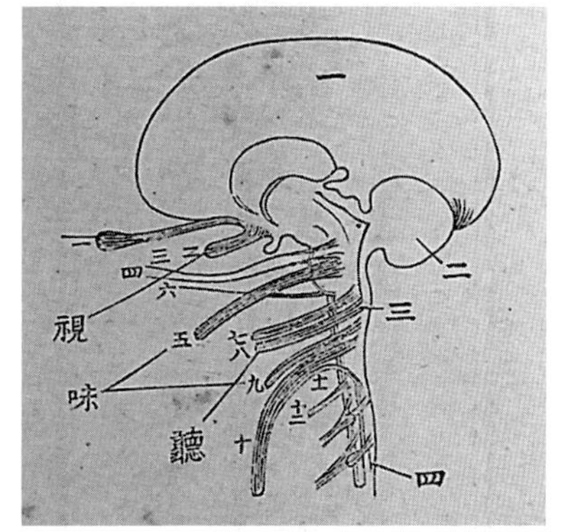

〈그림 67〉 뇌신경의 측면 모형
1. 대뇌, 2. 소뇌, 3. 연수, 4. 척추,
1에서 12까지 12쌍의 뇌신경 표시

신경중추기는 뇌와 척수로 구성된다. 〈그림 66〉은 그 중추기와 척수의 좌우로 나오는 31쌍의 척수신경(脊髓神經)을 표시한 것이다. 그 척수신경은 즉 척수를 말초기에 연결하는 전도기(傳導器)이다.

뇌 또한 12쌍의 뇌신경(腦神經)을 내보내 말초기와 연락을 주고받는데, 제1쌍은 코이고, 제2쌍은 눈, 제5쌍과 제9쌍은 혀, 제8쌍은 귀이며, 기타 안면 근육, 안근(眼筋) 혹은 흉복(胸腹)기관에 도달하는 것으로 그중 제10쌍은 미주신경(迷走神經)이라 하여 그 분포 지역이 자못 광대하다. 인두, 후두, 심장, 폐장, 식관, 위, 췌, 소장, 간장. 신장, 등에 미친다(〈그림 67〉).

뇌(腦)는 타원형으로 두개강(頭蓋腔)을 채운 것으로 나누면, 대뇌, 소뇌라 하며 다음 〈그림 68〉은 뇌를 측면에서 본 것이다.

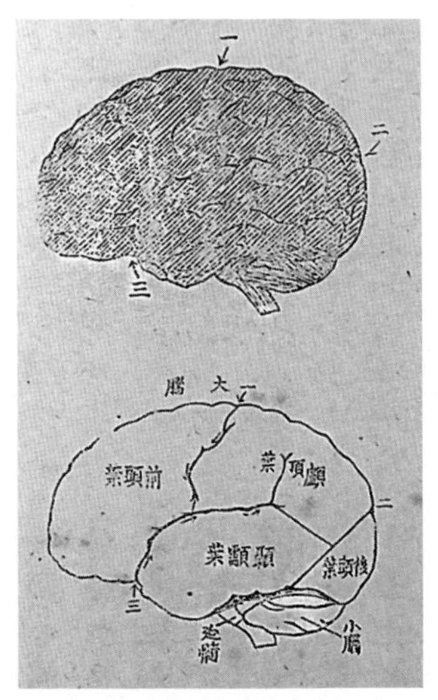

〈그림 68〉 측면에서 본 뇌
1. 정중엽, 2. 노정엽과 후두엽, 3.실비아스씨열

대뇌(大腦)는 좌우 양반구로 이루어졌고, 그 표면에는 대소의 구열(溝裂)이 종횡으로 이어져 수많은 굴곡이 생겨나있다. 그중 가장 저명한 두 개의 구열이 있는데, 하나는 실비아스씨열[21](〈그림 68-3〉)이라 하여 측면 아래 부분에서 일어나 중부를 통과여 비스하게 후면으로 나아갔으며, 둘은 정중구(正中溝(1))라 하여 반구 정중부에 존재한다. 정중구의 앞 편에 있는 부분을 전두엽(前頭葉)이라 하며 실비아스씨열 아랫 편에 있는 부분을 섭유엽(顳顬葉)[22]이라고 하며, 로정골(顱頂骨)을 덮은 부분을 노정엽(顱頂葉)[23]이라 하며 후두를 후두엽(後頭葉)이라 한다.

뇌의 표면은 회석색(灰石色)의 조직으로 덮여있는데, 이를 뇌수피질(腦髓皮質)이라 한다. 감각, 판단, 의지가 존재하는 곳으로 그 내부는 특히 백색 신경조직으로 이루어져 자극전달의 경로이다.

시각의 중추는 후두엽에 피질 중에 존재하는 까닭에 병상 혹은 수술 등으로 인해 그 부분에 손상될 시에는 시각이 완전히 잃게 되다. 청각의 중추는

21) 독일의 의사, 생리학자, 해부학자이자 화학자인 실비우스(Francis Sylvius, 1614-1672); lateral fissure, Sylians fissure; 뇌를 측두엽, 전두엽, 두정엽으로 나누는 외측대뇌구를 발견

22) 측두엽

23) 후두엽

섭유엽의 상부피질에 존재하며, 언어의 중추는 뇌의 좌측 실비아스씨열 하단에 접하여 존재하며, 팔(上肢)의 수의운동(隨意運動) 중추는 정중구를 따라 존재하는데, 어느 날 병상을 입어 이러한 국부에 장해가 일어날 시에는 청각언어 및 팔의 수의운동을 완전히 할 수 없게 된다. 이는 뇌수피질에 감각, 수의운동 등의 중추가 존재함을 증명하는 실례로 다음의 〈그림 69〉는 대뇌를 좌측에서 보고 각각의 중추의 소재를 표시한 것이다.

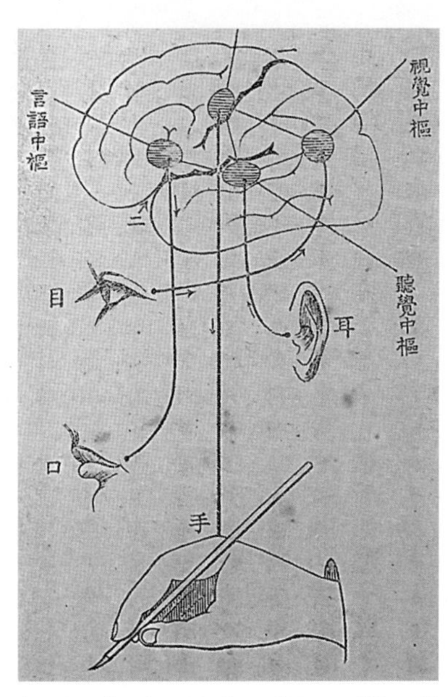

〈그림 69〉 각 중추의 소재를 표시한 모형

만일 현재 사람이 타인의 담화를 듣고 때때로 대답하면서 그 대화를 필기한다면, 이상 4개의 중추는 다만 그 각 기관의 작용을 주재할 뿐이 아니라 뇌 내의 중추 상호간에도 역시 연락을 통해 함께 조화를 계도한다. 만일 이러한 연락선이 불완전하거나 혹은 병상을 입어 고장이 생기면 각 중추신경의 연락이 부조화를 이뤄 동작이 혼란스럽고 어그러짐을 알게 될 것이다. 살면서 일어나는 제반의 동작은 모두 이와 같이 중추신경 내에서 종합하고 조화롭게 조율한 것이다. 이는 전화교환국에서 각처에서 폭주하는 전신을 적당히 접속하여 회사에서 일어나는 수많은 사람들의 업무 연결을 계도하는 것과 흡사하다.

대략 정리하면, 뇌의 전두 부분은 지능을 중추이고 정중구를 따라 접한 부분은 양쪽 팔다리, 체구(體軀) 등의 수의운동의 중추이며, 후두 부분은 시각 중추가 존재하는 구역이다. 그러나 뇌의 생리에는 불명한 점들이 많아 그 작용도 아직 설명되지 않은 점들이 적지 않다.

대뇌의 뒤에 소뇌(小腦)(〈그림 67-2〉)가 있는데, 그 표면은 평평하거나 매끄

럽지 못하고 그 작용은 전신 운동의 조절을 맡았다.

척수(脊髓)(〈그림 66-3〉, 〈그림 67-4〉)는 뇌에서 연장된 한 가지들의 줄기이다. 31쌍의 신경이 뻗어나와 체구(體軀)와 사지로 분산·포진하였으며, 뇌수와 같이 회백질(灰白質)과 백질(白質)로 이뤄졌는데, 회백질이 내부에 존재하고 백질은 외부에 있다. 척수는 반사작용의 가장 중요한 중추이며 또한 말초기와 뇌수 사이에 위치하여 자극충동의 전달을 꾀한다.

척수와 뇌의 직결 부분을 연수(延髓)(〈그림 67-3〉)라 하며 호흡(呼吸), 저작(咀嚼), 연하(嚥下) 등 극히 중요한 기능의 중추가 여기에 존재한다.

이상의 뇌와 척수는 인체를 구성하는 쌍으로 이뤄진 관들이 하나가 되어 등(背)쪽 관을 가득 채운 것이고, 반대로 배(腹)쪽 관 가운데에도 역시 일종의 신경이 있는데, 이를 교감신경(交感神經)이라고 한다. 척주(脊柱)의 전면 좌우 양측에 연결되어 두 개 가지가 연쇄를 이뤘는데, 많은 신경절(神經節)이 존재한다. 그 중요작용은 장, 혈관 및 홍채, 모낭근의 수축과 침샘(唾線), 땀샘(汗腺)의 분비작용을 주재하는 것이다.

뇌는 완전하게 휴식함이 없어 수면 중에도 생각은 쉬고 있지만, 뇌의 작용이 계속 되고 있다는 것을 꿈을 꿈으로 인해 알 수 있다. 사람이 숙면 중에 보행하거나 혹 말을 하거나 기타 복잡한 동작을 하는 때가 있음은 모두 뇌의 동작이 쉬지 않음을 증명하는 것이다. 그러나 이와 같은 경우에는 몸을 제재하고 종합하는 생각이 결여되어 그 동작이 지리멸렬하고 항상 통일된 조화를 이루지 못한다.

뇌가 정신작용이 존재하는 곳임은 이미 논한 바와 같다. 동물계를 통틀어 보면, 정신작용이 복잡, 고등으로 진화해옴에 따라 그 뇌의 양이 몸의 크기에 비해 증가한 것을 볼 수 있다. 척추동물만 취해 살펴보면, 각각 그 뇌의 양(量) 대비 체(體)의 양(量)의 비는 대략 아래와 같다.

종류	체 량	뇌 량
어류	5000	1
파충류	1500	1
조류	220	1
포유류 동물 일반	280	1
유인원 (猩猩)	120	1
인류	50	1

인류는 동물계 중 가장 두뇌가 발달했다. 인류 중에서도 뇌가 크기가 직업과 지적 능력 등에 따라 다소의 차이가 있을 수 있는가 여부는 현재 밝혀지지 않았다. 이는 백치라도 비상하게 커다란 뇌를 가진 이가 있는가 하면 대학자의 뇌도 평균 중량보다 부족한 경우도 있기 때문이다. 그러나 대략 대학자와 저명한 후 준걸(俊傑) 등의 두뇌는 과대하거나 혹은 과소하더라도 다만 보통 사람들과 크게 다르다는 점은 확신한 자들이다. 요약하면 인류에 대해서는 다만 뇌의 양에 의존해 지식(智識)의 기준을 정할 것이 아니라 뇌의 질도 참고하여야 할 것이다.

남녀의 두되를 비교하면 남자의 뇌는 여자의 뇌보다 약간 크고 무겁다. 그러나 남자의 체량(體量)가 여자의 체량(體量)보다 무겁다는 점을 고려해 뇌량과 체량을 비교하면, 남녀 공히 대략 동일한 비례를 보이므로 이로서 남녀 우열의 표준을 정하기는 어렵다.

뇌의 위생

뇌수는 정신작용의 중추로 인간의 삶을 완전하게 가장 중요한 부분이다. 따라서 사람은 특별히 이 기관을 보호하고 그 건강을 꾀하며 점차로 단련해야 하는데, 특히 소아는 뇌의 휴식과 운동의 비율에 주의하여 넘치거나 모자람(過不及)이 없도록 해야 한다.

뇌가 피곤하거나 또는 사용하기 어려울 시에는 사무의 성질을 바꿈으로써 회복을 꾀할 수 있다. 즉 독서에 진력이 나면 창가를 부르거나 또 뇌를 과도하게 사용한 후에는 잠을 충분히 잔다. 소년기 빈혈이 있는 사람은 오래 자는 것이 좋으며 통상 어른은 7시간 내지 8시간 자면 충분하다. 다만 육체노동자는 두뇌를 사용하는 사람보다 잠이 많이 필요치는 않다.

과도하게 사용하는 이외에 격렬한 감정이나 근심과 괴로움이 오관에서 일어나는 강한 감각, 주정성(酒精性) 음료의 남용과 온도의 급변 등은 뇌에 유해하다. 발달이 왕성한 소년시기에는 특히 더 그럴 수 있으니, 신경쇠약의 징후를 인식하고 곧 생활 조건을 변화시켜 병세의 진전을 억제해야 한다.

신경병 히스테리 증세 등 유전병이 있을 때에는 소아 발육 중에 격렬한 감정 변화를 주지 않도록 주의하며 뇌력의 발달을 느려지게 하고 신체의 발달을 꾀해 건전한 육신의 기초를 만드는 것이 필요하다.

원문

신편생리학교과서

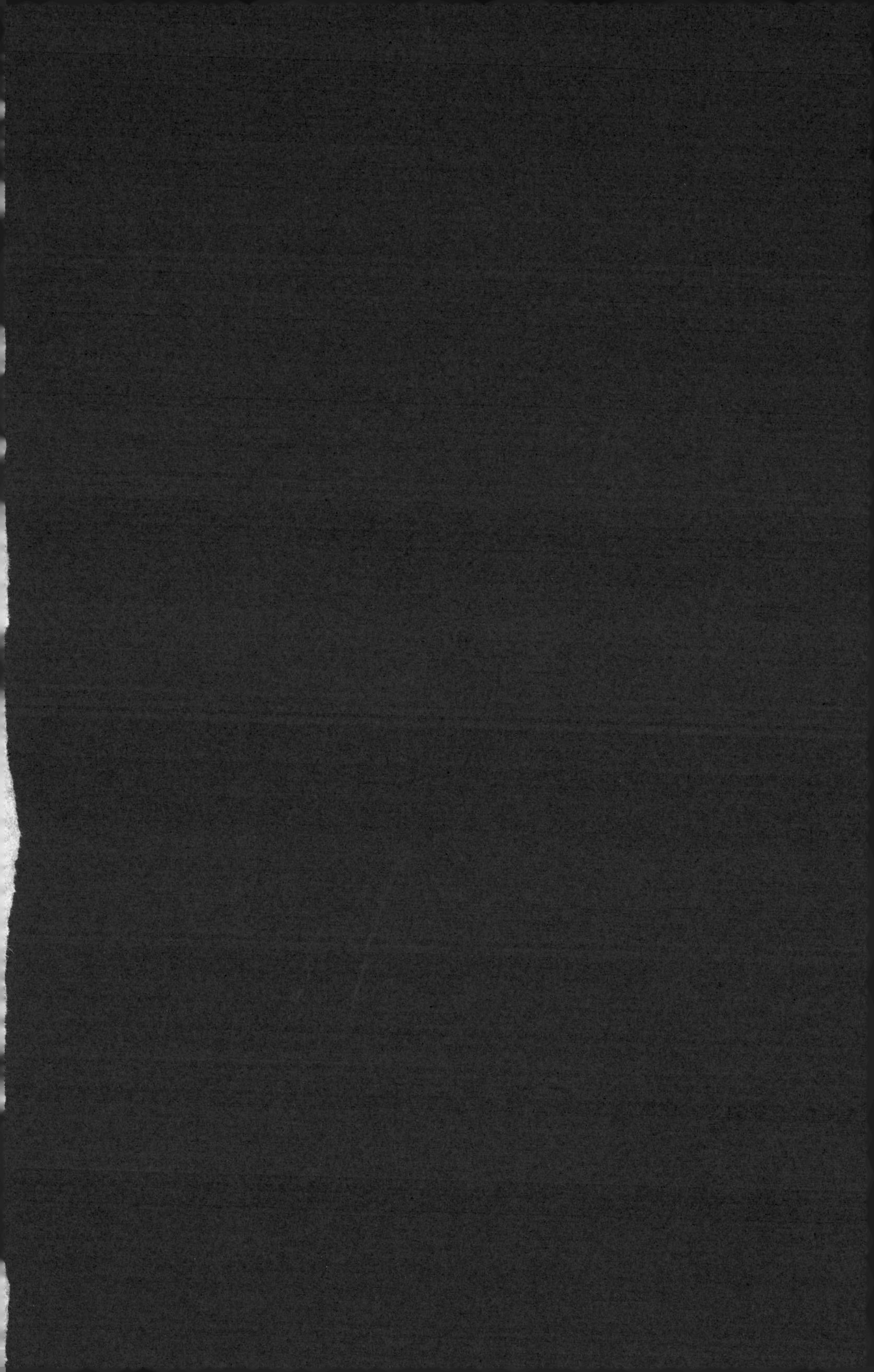

❚ 저자 | 와타세 쇼자부로(渡瀨庄三郎, 1862~1929)

도쿄 제국대학 동물학부를 졸업한 후 미국 존스홉킨스 대학에서 두족류 연구로 박사학위를 받았다. 시카고 대학 교수로 재직하다 일본으로 다시 돌아와 퇴임할 때까지 도쿄제국대학 동물학 제3강좌 교수로 재직하며 세포학, 조직학을 강의했다. 생물지리학 연구에도 정통해 생물종들의 분포 경계선을 발견했고, 해충 구제 연구에도 업적을 남겼다. 저서로는 『개통벌레 이야기』(개성관 1902)와 『생리학교과서: 보통교육』(개성관, 1903)이 있다.

❚ 역자 | 안상호(1872~1927)

관립일어학교를 졸업 한 후, 정부 유학생으로 선발되어 도쿄자혜의학전문학교에서 수학했고, 한국인 최초로 일본 의사면허를 취득했다. 이후 부속병원에서 수련을 마치고 귀국해 순종의 전의로 발탁되었고, 지석영이 설립한 의학교에서 강사로도 활약했다. 1907년부터는 개업의로서 환자 진료에 집중했지만, 동서의학강습소에서 서양의학 강의를 담당하는 등 교육 활동을 지속했고, 1908년부터는 의사연구회 부회장을 역임하고 1915년에는 한성의사회를 조직하는 등 의사집단의 중핵 역할을 했다. 이후 친일단체였던 대정친목회에 회원으로 참여하기도 했다. 번역서인 『신편생리학교과서』 외에 다른 저서를 남기지 않았다.

❚ 현대어 번역 | 엄국화

숭실대학교에서 철학과를 졸업하고, 같은 대학교 대학원에서 「정약용(丁若鏞)의 소사학(昭事學)에 대한 연구 : 추서(推恕)와 회(悔)를 중심으로」라는 주제로 2019년 박사학위를 받았고, 현재 정약용과 기독교 윤리에 관한 연구를 지속하고 있다. 숭실대학교 철학과를 비롯한 여러 대학에서 철학을 강의하고 있다.

❚ 현대어 번역 및 해제 | 오선실

고려대학교에서 화학을 전공한 후 서울대학교 과학사 및 과학철학 협동과정에 진학해 『한국 현대 전력망 체계의 형성과 확산』라는 연구로 2017년 박사학위를 받았다. 주로 근대 초기 한국에 도입된 전기기술이 한국의 역사적 변동과 함께 성장하고 토착화하는 과정에 대한 연구를 진행해왔고, 에너지 문제 전반에까지 연구를 확대하고 있다. 또한 근대시기 한국에 도입된 과학기술의 특징과 그 역할, 변형에 관심을 가지고 연구를 진행하고 있다.

신편생리학교과서

5 • 신편생리학교과서

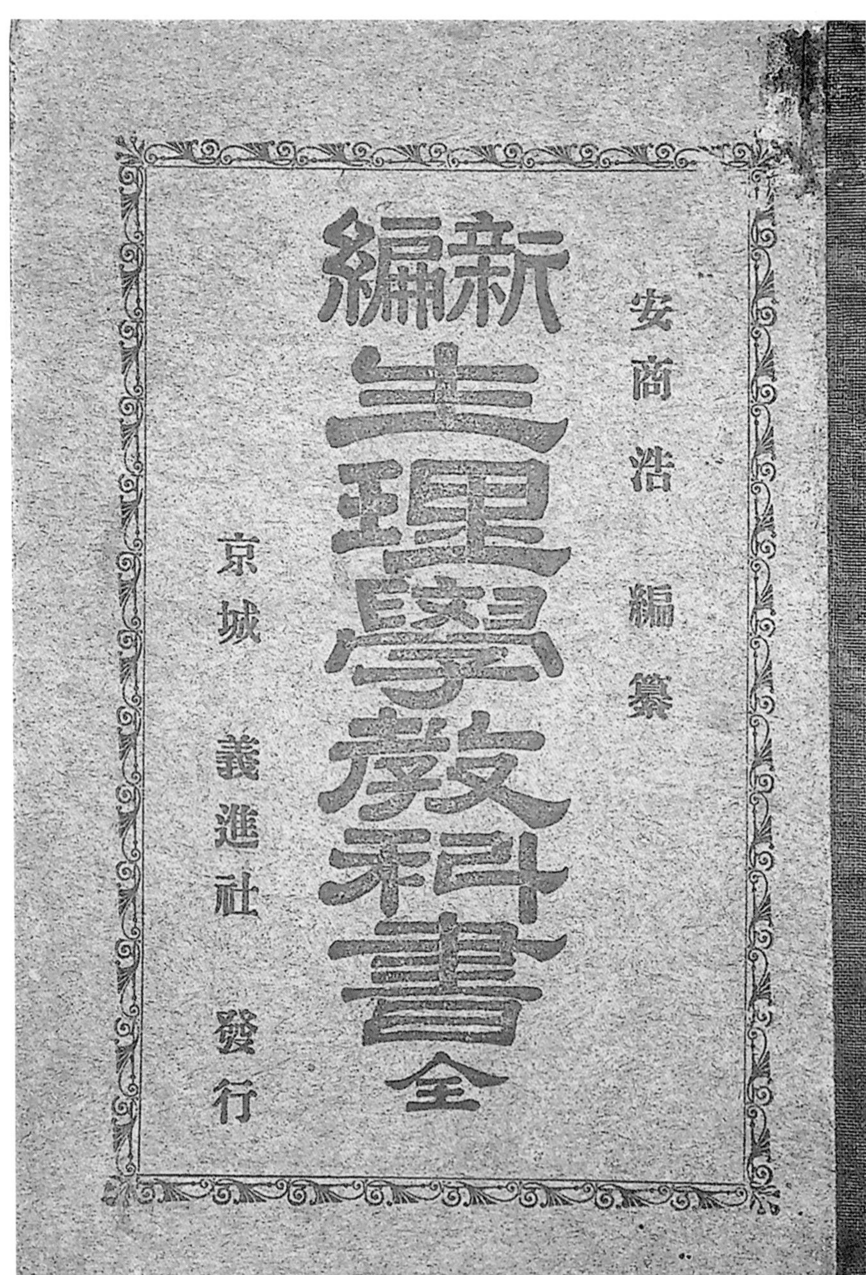

安商浩 編纂

新編 生理學教科書 全

京城 義進社 發行

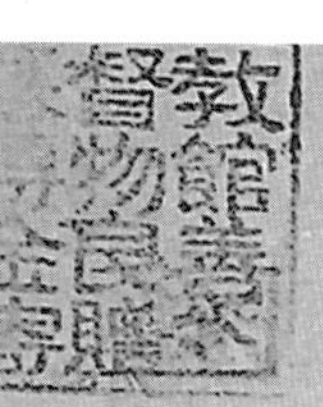

緒言

一 本書ᄂᆞᆫ人身生理에必要ᄒᆞᆫ事項을編纂ᄒᆞ야普通敎育의一科를備用케ᄒᆞᆷ

一 每章에身體의構造와動作의根由를說明ᄒᆞ야生活上原素를了解케ᄒᆞ며倂히健康을保存ᄒᆞᄂᆞᆫ衛生의法則도撮要記載ᄒᆞᆷ

一 解剖의組織은圖畵의模型이脫略ᄒᆞᆫ境遇에ᄂᆞᆫ敎習上困難은固然ᄒᆞᆫ事勢이기本書ᄂᆞᆫ骨骼、筋肉、神經、器官等에精緻ᄒᆞᆫ圖本을多數히挿入ᄒᆞ야敎授와學習에俱爲便利케ᄒᆞᆷ

一 編者의管見으로斯學을通曉타ᄒᆞᆷ은質言키未能ᄒᆞᄂᆞ海外에多年游學ᄒᆞ야實驗上一得도或有ᄒᆞ고又ᄂᆞᆫ近世大

家의至論을飽聞ᄒᆞ야玆敢纂述ᄒᆞ오니讀者諸君은諒恕

ᄒᆞᆷ

新編 生理學敎科書目次

新編
生理學教科書目次 終

新編 生理學教科書

安商浩 編纂

第一章 總論

第一節 生物의特徵

人體는、ᄀᆞ장複雜ᄒᆞ며尙且巧妙ᄒᆞᆫ作用을營ᄒᆞ는一個機關이니大概人이健全ᄒᆞᆯ時는體中의諸機關이互相調和ᄒᆞ야圓滑ᄒᆞᆫ働作을行ᄒᆞ는故로其構造의精緻ᄒᆞᆷ을自覺ᄒᆞᆷ이無ᄒᆞ는一次病에罹ᄒᆞ거나或은負傷ᄒᆞᆷ이有ᄒᆞ면其病或負傷을因ᄒᆞ야往往非常ᄒᆞᆫ不安을感ᄒᆞ며動作의自由를失ᄒᆞᆷ에至ᄒᆞ야、비로소精緻ᄒᆞᆷ을覺悟ᄒᆞ며如此ᄒᆞᆫ病傷은人體構造上實로微細ᄒᆞᆫ障害를因ᄒᆞ야起ᄒᆞᆷ이不尠ᄒᆞ니라

如此히精妙ᄒᆞᆫ生活體는實로細胞라ᄒᆞ는無數의幺微ᄒᆞᆫ小塊로成立ᄒᆞ니라細胞（第一圖）는原形質이라ᄒᆞ는半固形物이니化學上甚히複雜ᄒᆞᆫ것이니死後에는原이簡單ᄒᆞᆫ物質로分解ᄒᆞ야畢竟水中、空氣中或은土中에散ᄒᆞ야無生物界로歸ᄒᆞᄂᆞ니所謂「人은土에서出ᄒᆞ야土로歸ᄒᆞᆫ다」ᄒᆞᆷ은大概

○第一圖
甲、細胞
一、細胞體
二、核
乙、許多의細胞
一은層을成ᄒᆞ야表皮를作ᄒᆞᆷ을示ᄒᆞᆫ이니（唇皮斷面、廓大）
동　動脈
정　靜脈

（第一圖）

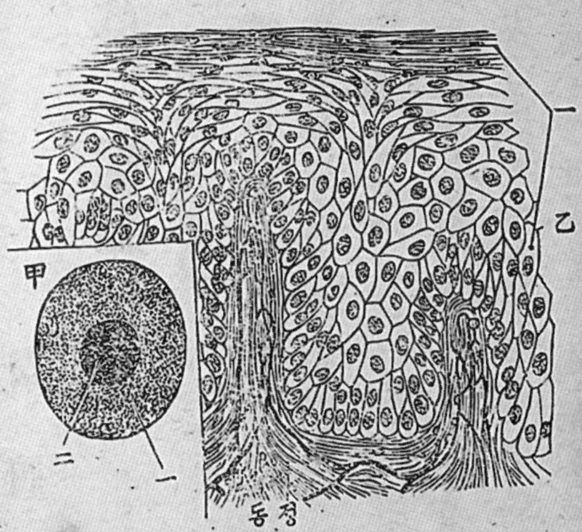

此理를示ᄒᆞᆷ이니라

然이ᄂᆞ人體의生命이有ᄒᆞᆯ時는死物과全異ᄒᆞ니人體를土偶木像과比較ᄒᆞ면人體에는左開의特異ᄒᆞᆫ點이有ᄒᆞ니라

一 人體는스ᄉᆞ로其一部又는全身을運動ᄒᆞᆷ을得ᄒᆞᆷ

二 人體는時時로飮食ᄒᆞᆷ

三 人體는恒常呼吸ᄒᆞᆷ을不絶ᄒᆞᆷ

四 人體는體外에不用物을排除ᄒᆞᆷ

五 人體는其內部에서恒常熱을生ᄒᆞ며尙且此를外界로放散ᄒᆞ며健康體는氣候의寒暖을不拘ᄒᆞ고恒常同溫度를保持ᄒᆞᆷ

六 人體는外界의刺戟을感ᄒᆞ며尙且此를伴ᄒᆞ는反應을行ᄒᆞᄂᆞ니卽耳目口鼻及皮膚를因ᄒᆞ야吾人에게接ᄒᆞ

며或은吾人을圍繞ᄒᆞᄂᆞᆫ外界의狀態ᄅᆞᆯ辨別ᄒᆞ야生命의保護或은快樂의資에適用ᄒᆞᆷ

土偶木像及他無生物은此等反應力과自動自活의機能이全無ᄒᆞ니라

生物이生活에要ᄒᆞᄂᆞᆫ必要物은其性狀及習性을因ᄒᆞ야各異ᄒᆞᄂᆞ左開七項은人類生活에不可缺ᄒᆞᆯ것이니라

一 淸潔ᄒᆞᆫ空氣

二 某適度의温及空氣의壓力

三 日光

四 淸潔ᄒᆞᆫ水

五 有害ᄒᆞᆫ影響을不與ᄒᆞᄂᆞᆫ土地

六 適當ᄒᆞᆫ食物

七 人體人家及製造所等의排除物을去ᄒᆞ며或은此等을無害케ᄒᆞᄂᆞᆫ方法

人體**生理學**은人類가如何ᄒᆞ야如此ᄒᆞᆫ機能이有ᄒᆞ며何故로如此ᄒᆞᆫ境遇ᄅᆞᆯ要ᄒᆞᄂᆞᆫ것을研究ᄒᆞᄂᆞᆫ者이며此生理學을利用ᄒᆞ야生活의境遇에應ᄒᆞ야人體諸器官의調和ᄅᆞᆯ助ᄒᆞ야小ᄒᆞ면一個人의健康을保持ᄒᆞ며大ᄒᆞ면一家、一鄕、一國等多數의人類에게普及ᄒᆞ야其健全ᄒᆞᆫ發達을計圖ᄒᆞᄂᆞᆫ것을**衛生學**이라稱ᄒᆞᄂᆞ니라

此生理ᄅᆞᆯ研究ᄒᆞᆷ에ᄂᆞᆫ人體의構成을、반다시詳知ᄒᆞᆷ이可ᄒᆞ니此ᄂᆞᆫ時計의巧緻ᄒᆞᆫ作用을知코ᄌᆞᄒᆞᆯ진ᄃᆡ其構造ᄅᆞᆯ不知ᄒᆞ면解得ᄒᆞ기未能ᄒᆞᆷ과恰似ᄒᆞ니라生物의構造ᄅᆞᆯ研究ᄒᆞᄂᆞᆫ學을**解剖學**或은**形態學**이라稱ᄒᆞᄂᆞ니라

第二節 人體의特徵

人體의構造卽生理를講홈을當ᄒᆞ야爲先人體가他動物과不同ᄒᆞᆫ要點을論述홈이必要ᄒᆞ다思惟ᄒᆞ노라

人類ᄂᆞᆫ體格上、魚類、鳥類、獸類等과同一ᄒᆞᆫ分系의屬ᄒᆞ야動物中、最高部에位ᄒᆞ얏스니其分系의特徵은脊柱가體를貫ᄒᆞ야中軸을成홈에在ᄒᆞ며其肩部와腰部에ᄂᆞᆫ四肢가有ᄒᆞ야連結(第二圖)ᄒᆞ니라此等諸類가其脊柱의傾斜ᄒᆞᆫ狀態에就ᄒᆞ야ᄂᆞᆫ相異ᄒᆞ니魚類、爬蟲類、獸類等은大概其脊柱ᄂᆞᆫ水平線으로竝行ᄒᆞ야支持되며鳥類ᄂᆞᆫ斜ᄒᆞ며猿猴類ᄂᆞᆫ垂線에漸近ᄒᆞ며人類에至ᄒᆞ야、비로소全혀直立ᄒᆞ야水平線과直角을成ᄒᆞ며又四肢ᄂᆞᆫ魚類、爬蟲類、獸類ᄂᆞᆫ下垂ᄒᆞ야前後、가同一ᄒᆞᆫ作用을行ᄒᆞ며鳥類ᄂᆞᆫ前肢ᄂᆞᆫ羽翼으로變ᄒᆞ야、비로소地를離ᄒᆞ며後肢

는尙且地에接ᄒᆞ야體ᄅᆞᆯ支ᄒᆞ며猿猴類는前肢와後肢가大略同一ᄒᆞ야共히手의作用을營ᄒᆞ되人類에至ᄒᆞ야는前肢와後肢間에는生理的의分業을行ᄒᆞ야後肢는全혀體量을支ᄒᆞ며又步行을司ᄒᆞ얏스며前肢는全혀步行의作用을離ᄒᆞ야銳敏ᄒᆞᆫ感覺器ᄅᆞᆯ成ᄒᆞ며又巧妙히腦의働作을實行ᄒᆞ며器具ᄅᆞᆯ製ᄒᆞ야體力의不足을補充ᄒᆞ며技藝美術等의發達도全혀人類가手足의機能이不同ᄒᆞᆷ을因ᄒᆞᆫ一結果ㅣ니라但人類도其完全ᄒᆞᆫ直立을行ᄒᆞᆷ은生長이一定ᄒᆞᆫ程度에達ᄒᆞᆫ後며幼時에는體의構造及局部의比例는共히其直立ᄒᆞᆷ을不許ᄒᆞᄂᆞ니라

其他人類ᄅᆞᆯ他脊柱가有ᄒᆞᆫ諸動物과區別ᄒᆞᆯ點이不無ᄒᆞᄂᆞ要之컨ᄃᆡ脊柱傾斜狀態의相違는其識別에ᄀᆞ장容易ᄒᆞᆫ것이며又其相違ᄅᆞᆯ隨ᄒᆞ야諸器官의位置에도多少의異同이有ᄒᆞᄂᆞ

○第二圖 脊椎動物의體格을示ᄒᆞᆫ模型
一、前肢
二、後肢

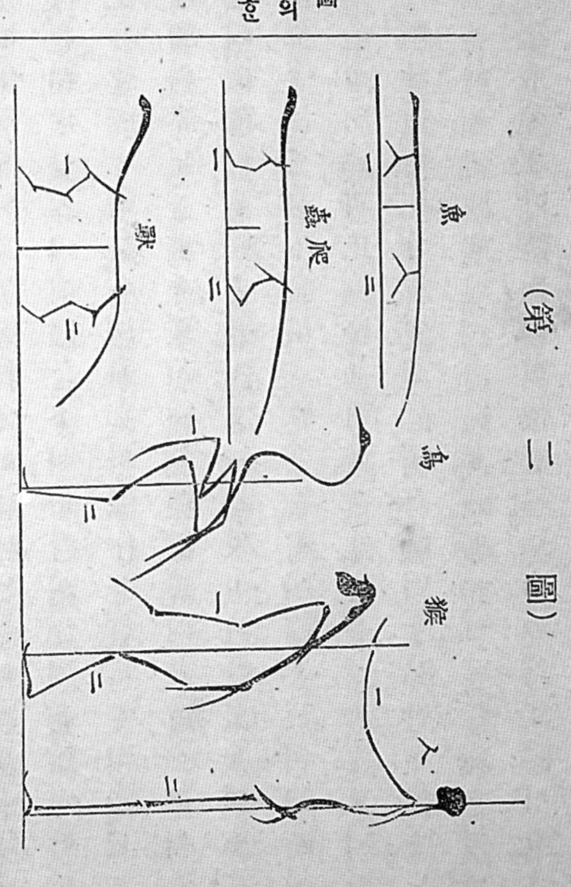

生理現象의大綱에至ᄒᆞ야는大差가無ᄒᆞ되獸類其他動物에게施ᄒᆞᆫ實驗의成績을因ᄒᆞ야人體生理의原則을發見ᄒᆞᆫ事ㅣ

不尠ᄒᆞ니라

第三節 人體構造의槪要

人體는許多ᄒᆞᆫ器官이有ᄒᆞ야極히錯雜ᄒᆞᆷ과如ᄒᆞᄂᆞ深檢ᄒᆞ면其中에規律과順序가自有ᄒᆞ야整然不亂ᄒᆞ니學ᄒᆞ는者는爲先此를記憶ᄒᆞᆷ이必要ᄒᆞ니라

體의各部를檢코ᄌᆞᄒᆞ야爲先手를頭部에觸ᄒᆞ면皮下에堅ᄒᆞᆫ骨質이有ᄒᆞᆷ을知ᄒᆞᆯ지니此를頭蓋라ᄒᆞ며次에頭의後部를經

○第三圖 頭蓋及脊柱의縱斷面

一、頭蓋
二、鎖骨
三、肋骨
四、大腦
五、小腦
六、脊髓

(第三圖)

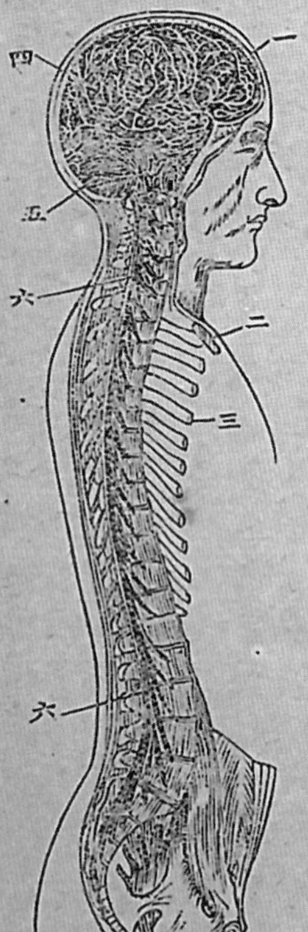

ᄒᆞ야背의中溝를通ᄒᆞ야皮下에堅硬ᄒᆞᆫ一條의骨이有ᄒᆞᆷ을覺ᄒᆞᆯ지니此를脊柱라ᄒᆞ며手를腹部에加ᄒᆞ면腹皮ᄂᆞᆫ柔軟ᄒᆞ야壓ᄒᆞ면指頭를埋ᄒᆞᆯ지며上ᄒᆞ야胸部에至ᄒᆞ면비로소抵抗ᄒᆞᆷ을感ᄒᆞᆯ지니此ᄂᆞᆫ肋骨、이胸壁에存在ᄒᆞᆫ所以니라如此히外面에서探ᄒᆞ야人體各部에硬軟의別이有ᄒᆞᆫ所以로內部의構造에就ᄒᆞ야檢ᄒᆞ면頭蓋及脊柱ᄂᆞᆫ人體의脊面을通ᄒᆞ

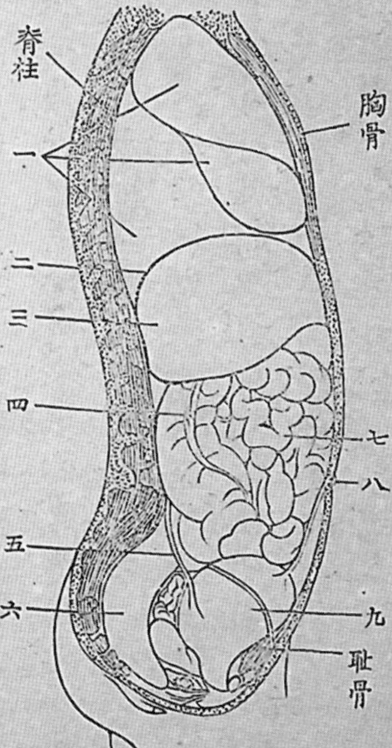

○第四圖 人體右側의體壁을去ᄒᆞ야內部의諸器官을示ᄒᆞᆷ

一、肺
二、横膈膜
三、肝臟
四、大腸
五、輸尿管
六、直腸
七、小腸
八、臍
九、膀胱

(第四圖)

脊柱 胸骨 恥骨

야連ᄒᆞᆫ許多ᄒᆞᆫ骨로成立ᄒᆞ얏ᄉᆞ며其內部를通ᄒᆞ야一大腔洞이有ᄒᆞ니其內에腦及脊髓를藏ᄒᆞ니라(第三圖)胸腹部에ᄂᆞᆫ各種形狀이不同ᄒᆞᆫ內臟이有ᄒᆞ니卽腹에ᄂᆞᆫ胃、腸、肝、脾、腎、臟、膀、胱

(第五圖)

○第五圖 背面管의內容

一、大腦

二、小腦

三、脊髓

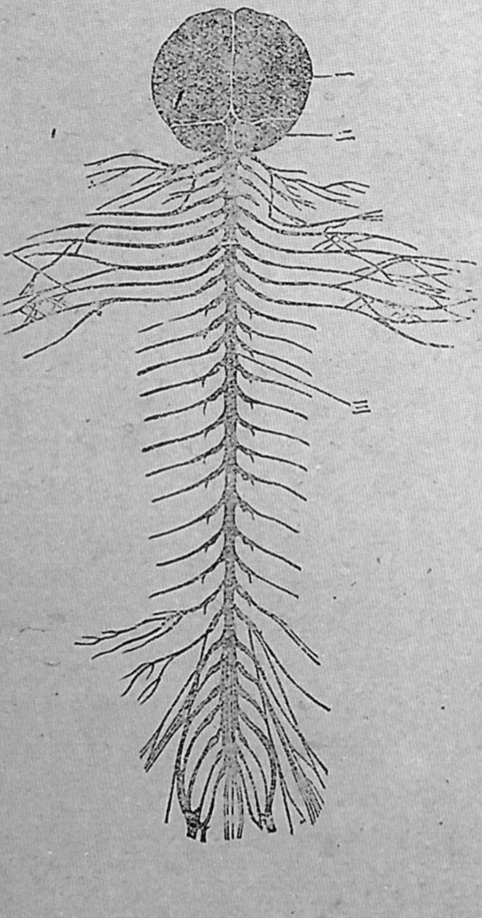

○第六圖 腹面管의 內容

一、口腔 二、唾腺 三、氣管 四、肺臟 五、食管 六、橫膈膜 七、胃 八、肝臟 九、膽囊 十、膵臟 十一、腸脂 十二、十三、小腸 十四、盲腸 十五、蟲樣突起 十六、十七、十八、大腸 十九、直腸

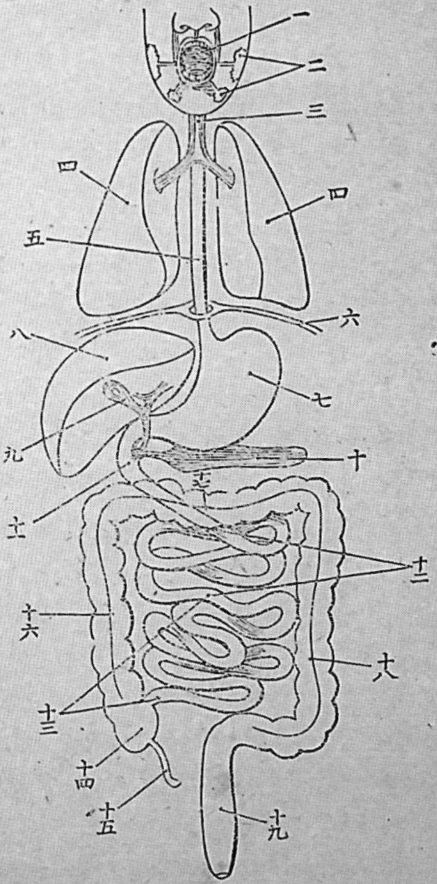

等이有ᄒᆞ며胸部에ᄂᆞᆫ肺臟、心臟、食管이有ᄒᆞ니라(第四圖)此等諸管器ᄅᆞᆯ除去ᄒᆞ다假定ᄒᆞ면其後에도一

(第六圖)

大腔洞이存在ᄒᆞᆷ이魚鳥ᄅᆞᆯ剖割ᄒᆞᆯ時에所謂內臟을除去ᄒᆞᆫ後에空處ᄅᆞᆯ見ᄒᆞᆷ과恰似ᄒᆞᆯ지니라

背面의腔洞內에存在ᄒᆞᆫ腦、脊髓及其主되ᄂᆞᆫ枝梢ᄅᆞᆯ背面에서見ᄒᆞ면第五圖에示ᄒᆞᆷ과如히成ᄒᆞᆯ지며又胷腹部에藏ᄒᆞᆫ諸臟器의重要ᄒᆞᆫ것을前面에서見ᄒᆞᆯ時ᄂᆞᆫ口에서始ᄒᆞ야食管、肺、胃、腸의連綿과相連ᄒᆞᆫ一條의管과此에附屬ᄒᆞᆫ諸器官은第六圖에示ᄒᆞᆷ과如히成ᄒᆞᆯ지며兩者ᄅᆞᆯ除ᄒᆞᆫ後에其洞壁만殘留ᄒᆞ면다만二個의管이互相竝行ᄒᆞ야上下로走ᄒᆞᆷ을見(第七圖)ᄒᆞᆯ지니其背面에存在ᄒᆞᆫ管을動物性管이라도稱ᄒᆞᄂᆞ니其周壁은堅硬ᄒᆞᆫ骨質로成ᄒᆞ얏스며腹面에存在ᄒᆞᆫ管을植物性管이라도稱ᄒᆞ야其周壁은柔軟ᄒᆞᆫ腹壁及張縮의自由되ᄂᆞᆫ胷壁이니라腹背兩管의周壁에硬軟의差가有ᄒᆞᆷ은一은腦、脊髓와如히恒常一定ᄒᆞᆫ容積이有ᄒᆞᆫ器官을包ᄒᆞᆫ것이며他ᄂᆞᆫ肺、胃、腸、膀胱과如ᄒᆞᆫ것은其作用을因ᄒᆞ야顯著히容積을變ᄒᆞᄂᆞᆫ器官을被

ᄒᆞᆫ 것이니라今에第七圖에示ᄒᆞᆫ雙管을矢票로示ᄒᆞᆫ部位를橫

(第七圖)

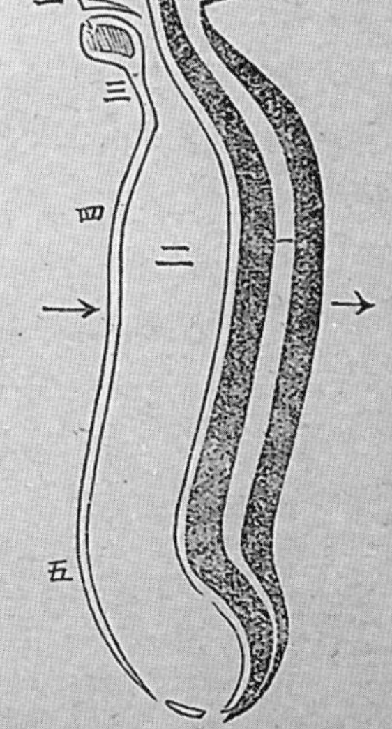

○第七圖 人體의模型圖 縱斷面
一、背面管(動物性管)
二、腹面管(植物性管)
一、頭蓋
二、顏面
三、頸
四、胸
五、腹

(第八圖)

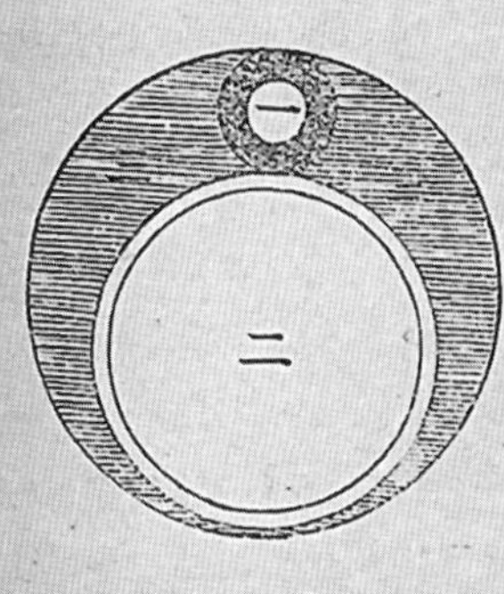

○第八圖 同上橫斷面
一、脊面管
二、腹面管
三、體壁

斷ᄒᆞ면第八圖에示ᄒᆞᆷ과如히(一)은背面의管이오(二)ᄂᆞᆫ腹面의管이며(三)은主ᄒᆞ야肋骨及筋肉을有ᄒᆞᆫ體壁으로皮膚ᄂᆞᆫ其兩者의圓圍를被ᄒᆞ니라」今에第五圖에示ᄒᆞᆫ腦、脊髓를背面의管에入ᄒᆞ며第六

○第九圖 骨格의中央縱斷面

一、頭蓋 二、鼻骨 三、上顎 四、下顎 五、胸骨 六、肋骨 七、無名骨 八、脊椎 九、背面管

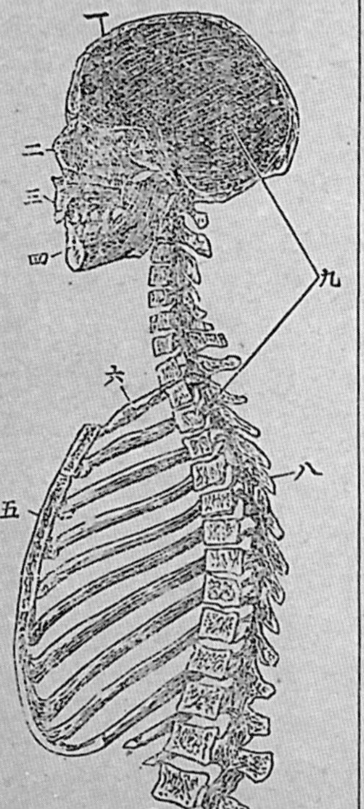

(第九圖)

一 二 三 四 五 六 七 八 九

圖에示ᄒᆞᆫ諸內臟을腹面의管에入ᄒᆞ면完全ᄒᆞᆫ人體로復ᄒᆞᆯ지며第九圖ᄂᆞᆫ骨骼의中央縱斷面이니卽其兩管을支持ᄒᆞ며尙且此ᄅᆞᆯ掩護ᄒᆞᄂᆞᆫ骨의分布ᄅᆞᆯ示ᄒᆞᆫ것이니라

然則人體ᄂᆞᆫ腹과背二個의管으로成ᄒᆞ며其中에各種의器官

을收容ᄒᆞ고上을皮膚로被ᄒᆞᆫ것이니라四肢ᄂᆞᆫ다만其表面에突出ᄒᆞᆫ附屬物에不過ᄒᆞᆷ을知ᄒᆞᆯ지니蛇의類ᄂᆞᆫ全身의背腹兩管이延長ᄒᆞᆫ故로四肢ᄂᆞᆫ共히無ᄒᆞ니라生存의必要ᄒᆞᆫ諸器官은擧皆此二大管中에收容ᄒᆞᆷ을因ᄒᆞ야四肢ᄂᆞᆫ失ᄒᆞ야도必也生命에不關ᄒᆞᄂᆞ兩管中에存在ᄒᆞᆫ諸器官中腦及心臟、肺臟의傷害ᄂᆞᆫ必也致命의原因을成ᄒᆞᄂᆞ니라故로胸部及腦、脊髓의周圍에骨質을配置ᄒᆞᆷ은管壁을堅固케ᄒᆞᄂᆞᆫ自然의保護法이니라

以上人體의構造에二大區域이存在ᄒᆞᆫ事ᄅᆞᆯ理會ᄒᆞ면人體諸器官의配置關係ᄅᆞᆯ知ᄒᆞᄂᆞᆫ利益이不尠ᄒᆞ니라此事實은다만人體에ᄲᅮᆫ아니라脊柱ᄅᆞᆯ有ᄒᆞᆫ動物卽魚、蛙、蛇、龜、鳥、獸等에도擧皆容易히見ᄒᆞᆷ을得ᄒᆞᆯ지니라

第二章 運動機能

第一節 筋肉과骨의關係

動物은自己의體를移動ᄒᆞ며或은其局部를恒常不息ᄒᆞ고運動ᄒᆞᆷ을得ᄒᆞᄂᆞᆫ것은已上第一章에論ᄒᆞᆷ과如ᄒᆞ며特히人類와如ᄒᆞᆫ高等動物은其運動에規律이有ᄒᆞ야正確ᄒᆞ며尙且迅速ᄒᆞᆫ것은吾人의能히知ᄒᆞᄂᆞᆫ바ㅣ니라

如此ᄒᆞᆫ것은筋肉과骨의關係가得宜ᄒᆞᆷ을因ᄒᆞᆷ이니筋肉은收縮ᄒᆞ야運動의主因을成ᄒᆞ며骨은其運動을自起ᄒᆞᄂᆞᆫ力이無ᄒᆞᆷ을不關ᄒᆞ고筋肉에附着点을與ᄒᆞ야正確과迅速을要ᄒᆞᄂᆞᆫ人體의運動에ᄂᆞᆫ不可缺ᄒᆞᆯ것이니라

第二節 筋肉

人體에起ᄒᆞᄂᆞᆫ萬般의運動은擧皆特殊ᄒᆞᆫ**筋肉**을依ᄒᆞ야起

ᄒᆞᄂᆞᆫ故로喜怒哀樂을表ᄒᆞᄂᆞᆫ顔面의運動과發聲、咀嚼、嚥下、胃、腸의運動과心臟의皷動과四肢와體軀의運動等이擧皆筋肉作用의與ᄒᆞᆫ것이니라

大抵此等은擧皆筋肉의運動이ᄂᆞ其性은擧皆不同ᄒᆞ니然則此ᄅᆞᆯ二種에別ᄒᆞ야隨意運動과不隨意運動이라ᄒᆞ니라假令四肢의運動은吾人의意志ᄅᆞᆯ隨ᄒᆞ야行ᄒᆞᆷ을得ᄒᆞᄂᆞᆫ者인故로**隨意運動**이라ᄒᆞ며食物을消化ᄒᆞᆯ際에起ᄒᆞᄂᆞᆫ胃、腸의運動은吾人의意志로制御ᄒᆞ기未能ᄒᆞᆫ故로**不隨意運動**이니라其隨意運動에與ᄒᆞᄂᆞᆫ筋을隨意筋이라ᄒᆞ며不隨意運動에與ᄒᆞᄂᆞᆫ筋을不隨意筋이라云ᄒᆞᄂᆞ니라

爲先隨意筋의構造及其作用의一斑을論述ᄒᆞ깃노라

隨意筋은或**橫紋筋**이라稱ᄒᆞᄂᆞ니其色이赤ᄒᆞ며其形은

○第十圖 隨意筋纖維의一束
一、筋束
二、斷面

○第十一圖 隨意筋纖維에橫文이有ᄒᆞᆫ것을示ᄒᆞᆷ
一、筋細胞의核
二、筋細胞의鞘膜

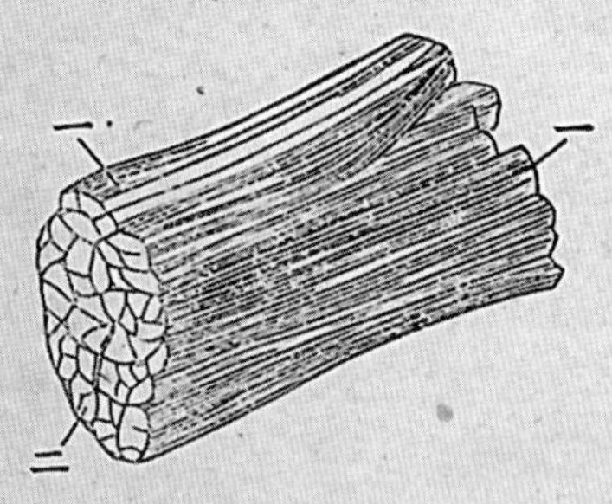

(第十圖)

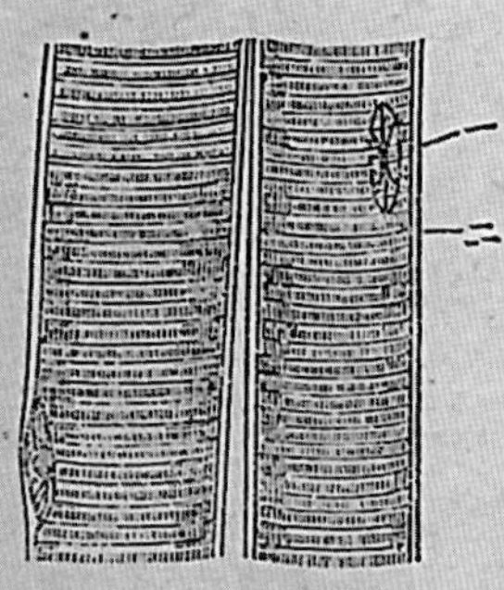

(第十一圖)

長ᄒᆞᆫ것과短ᄒᆞᆫ것과厚ᄒᆞᆫ것과平ᄒᆞᆫ것이有ᄒᆞ야其數가實로四百餘에及ᄒᆞᄂᆞ니第十圖에示ᄒᆞᆫ것은筋을構成ᄒᆞᆫ纖維의一束이며第十一圖ᄂᆞᆫ更히其纖維의原質二個ᄅᆞᆯ取ᄒᆞ야廓大ᄒᆞᆫ것으로橫紋이有ᄒᆞᆷ을見ᄒᆞᆯ지니橫紋筋의名이有ᄒᆞᆷ은此ᄅᆞᆯ基因ᄒᆞᆷ이니라第十二圖ᄂᆞᆫ橫紋筋의纖維가多數集合ᄒᆞ야內外의**鞘膜**(二)(三)을因

○第十二圖
筋肉이一骨에서起ᄒᆞ야他骨에終ᄒᆞᆫ狀을示ᄒᆞᆷ
(模型)
一、筋纖維
二、內筋鞘
三、外筋鞘
四、腱
五、起始點
六、骨膜
七、附着點
八、骨
九、粘液囊

○第十三圖
隨意筋의作用을示ᄒᆞᄂᆞᆫ模型
一、二頭筋
二、腱
三、上膊骨
四、橈骨
五、肩胛骨
(甲)橫紋筋纖維의伸張의狀을示ᄒᆞᆷ

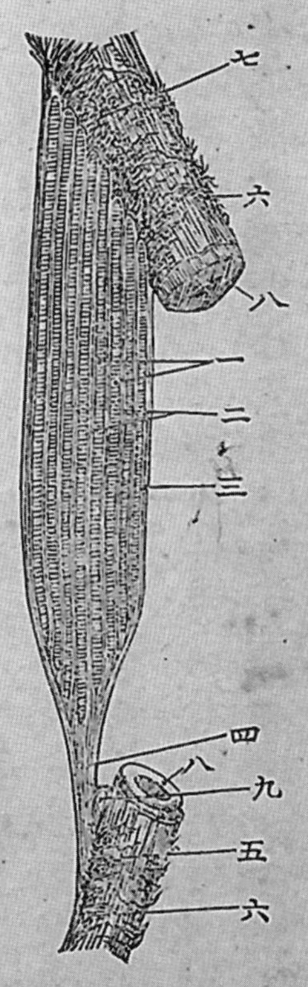

(第十二圖)

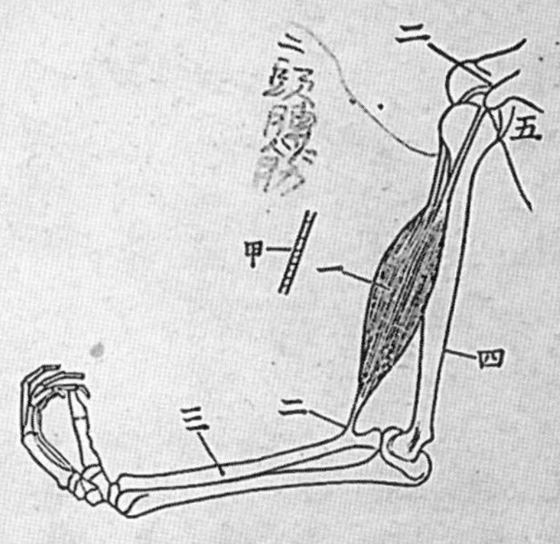

(第十三圖)

ᄒᆞ야結束되며其束의兩端이骨에結付된形狀을示ᄒᆞᆫ것으로其一骨에서起ᄒᆞᆫ部를筋의**起始點**(五)이라ᄒᆞ며他骨에終ᄒᆞᆫ部를**附著點**(七)이라云ᄒᆞᄂᆞ니라筋이收縮ᄒᆞᆯ時ᄂᆞᆫ

附着點을起始點에近케ᄒᆞᆷ이常例ㅣ며又筋으로ᄒᆞ야금骨에連結케ᄒᆞᄂᆞᆫ것을(腱)이라稱ᄒᆞᄂᆞ니라

第十三、十四의兩圖ᄂᆞᆫ筋과骨의關係를實例에基ᄒᆞ야說明ᄒᆞᆫ것이니(一)은二頭筋으로所謂力、瘤ㅣ니라其起始點은肩胛骨(五)에有ᄒᆞ며其附着点은橈骨(四)에有ᄒᆞ니라今에其筋에서收縮이起ᄒᆞ면附着点은起始点에近ᄒᆞᆫ故로前膊은引上되ᄂᆞ니(第十四圖)此ᄂᆞᆫ筋肉의收縮이其附着点에付ᄒᆞ야器官을起始點에向ᄒᆞ야動ᄒᆞᆷ을示ᄒᆞᄂᆞᆫ好例ㅣ니라

(第十四圖)

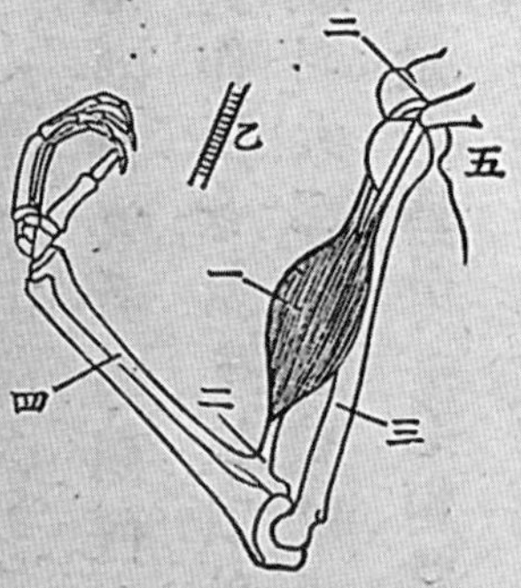

○第十四圖 圖解同上

同上

(乙) 橫紋筋纖維收容의狀을示ᄒᆞᆷ

筋이收縮ᄒᆞᄂᆞᆫ際에ᄂᆞᆫ其長이減ᄒᆞᆷ과共히其幅을增ᄒᆞ며又筋

의外形에變化가有ᄒᆞᆷ과如히其筋肉을構成ᄒᆞᆫ纖維原質에存在ᄒᆞᆫ橫紋에도顯著ᄒᆞᆫ變化ᄅᆞᆯ見ᄒᆞᆯ지니其收縮ᄒᆞᆯ際에ᄂᆞᆫ纖維도富大ᄒᆞ며尙且橫紋도甚厚ᄒᆞᆷ을成ᄒᆞᄂᆞ但其容積은變更ᄒᆞᆷ이無ᄒᆞ니라

以上은隨意筋에關ᄒᆞᆫ者로써僅少ᄒᆞᆫ例外ᄅᆞᆯ除ᄒᆞ면擧皆骨과連絡ᄒᆞ야其作用을營ᄒᆞᄂᆞᆫ것인故로**骨骼筋**의名이有ᄒᆞ니라人體組織의大部ᄅᆞᆯ占ᄒᆞ며其重量도殆히全體量의半에達ᄒᆞ며血液全量의四分一은恒常其筋肉內로流通ᄒᆞᄂᆞ니라」

不隨意筋은假令食管、胃、腸의運動과虹彩、血管、橫隔膜等에顯ᄒᆞᄂᆞᆫ收縮現象은揔히吾人의意志ᄅᆞᆯ因ᄒᆞ야其運動을制御ᄒᆞ기未能ᄒᆞ니라其構造도隨意筋과ᄂᆞᆫ不同ᄒᆞ야橫紋이無ᄒᆞᆫ故로平骨筋의名이有ᄒᆞ니라

隨意筋과不隨意筋을比較ᄒᆞ면其相違가如左ᄒᆞ니라

一 隨意筋은吾人의意識으로써自由로收縮케ᄒᆞᆷ을得ᄒᆞᄂᆞ不隨意筋은不然ᄒᆞ니라

二 隨意筋은專히體의外部에分布ᄒᆞ야全身의軟部ᄅᆞᆯ成ᄒᆞ며不隨意筋은體의內部에存在ᄒᆞ니라

三 隨意筋은其色이赤ᄒᆞ며不隨意筋은其色이蒼白ᄒᆞ니라

四 隨意筋의纖維는橫紋이며不隨意筋의纖維는平滑이니라

五 隨意筋은其收縮이敏活ᄒᆞ며不隨意筋은緩慢ᄒᆞ니라

六 隨意筋은大槪骨과連續ᄒᆞ얏스며不隨意筋은血管、胃腸、膀胱等과如ᄒᆞᆫ中空氣官의周壁에分布ᄒᆞ니라

但橫紋筋은摠히隨意筋이아니니呼吸運動은殆히意識의制裁를不受ᄒᆞᄂᆞ其筋은橫紋이며心臟의筋도一種의橫紋筋이ᄂᆞ亦是意識으로써其運動을制御ᄒᆞ기未能ᄒᆞ니라

鳥魚類에ᄂᆞᆫ隨意筋에二種이有ᄒᆞ니擧皆橫紋으로一은白色이며一은暗紅色이라白色되ᄂᆞᆫ것은其收縮力이敏活ᄒᆞᄂᆞ疲勞ᄒᆞ기易ᄒᆞ며暗紅色되ᄂᆞᆫ것은其收縮力이稍緩ᄒᆞᄂᆞ長久히其勞를堪ᄒᆞᄂᆞ니所謂血合이라ᄒᆞᄂᆞᆫ者로其暗紅色의隨意筋을云ᄒᆞᆷ이니라

尙且大ᄒᆞᆫ音響을聞ᄒᆞ고自然、目을閉ᄒᆞ며躓ᄒᆞᆯ時에不知中、手를出ᄒᆞ며或은物에驚ᄒᆞ야不意에退ᄒᆞᄂᆞᆫ等은意識의判斷을不俟ᄒᆞ고決行ᄒᆞᄂᆞᆫ者를**反射運動**이라ᄒᆞ며複雜ᄒᆞᆫ運動이라도屢屢續行ᄒᆞ면反射運動으로變ᄒᆞᄂᆞ니筆記、裁縫、奏樂、步

行等이其一例ㅣ니라

筋肉의衛生

多量의血液은恒常、筋肉內를循環ᄒᆞᄂᆞᆫ故로筋肉의運動은血液의循環을善케ᄒᆞᄂᆞ니卽筋肉은體質의新陳代謝를司ᄒᆞᆫ主要組織이라故로筋肉을發達케ᄒᆞᆷ은體의營養上、甚히必要ᄒᆞ니라體操、騎馬、水泳、漕艇、登山、自行車競走等의活潑ᄒᆞᆫ遊戱ᄂᆞᆫ運動器官을發達케ᄒᆞᆫ에有益ᄒᆞ며特히室內에籠居ᄒᆞ야局部에運動만行ᄒᆞᆷ에止ᄒᆞᄂᆞᆫ者에ᄂᆞᆫ、ᄀᆞ장必要ᄒᆞ니라運動器官의發達은、다만肉身의健全을保持ᄒᆞᆷ에必要ᄒᆞᆯ분아니라勇氣를增ᄒᆞ며自信力을助ᄒᆞ야不撓ᄒᆞᄂᆞᆫ精神을涵養ᄒᆞᆷ에不可缺ᄒᆞᆯ것이니然則人은摠히幼時로브터注意ᄒᆞ야運動器官의發達을謀ᄒᆞᆷ이必要ᄒᆞ니라然이나過度ᄒᆞᆫ

運動은甚히不可ᄒᆞ며幼年者ᄂᆞᆫ特히此ᄅᆞᆯ謹愼ᄒᆞᆷ이可ᄒᆞ니라

第三節 骨

○第十五圖 長骨의構造
一、骨膜
二、骨膜의隆起로筋肉의附着點
三、硬固質
四、骨髓

○第十六圖 上膊骨의縱斷面上部에海綿質이有ᄒᆞ며左右兩側에硬固質이有ᄒᆞ며中間에髓腔이有ᄒᆞᆷ을示ᄒᆞᆷ

(第十五圖)

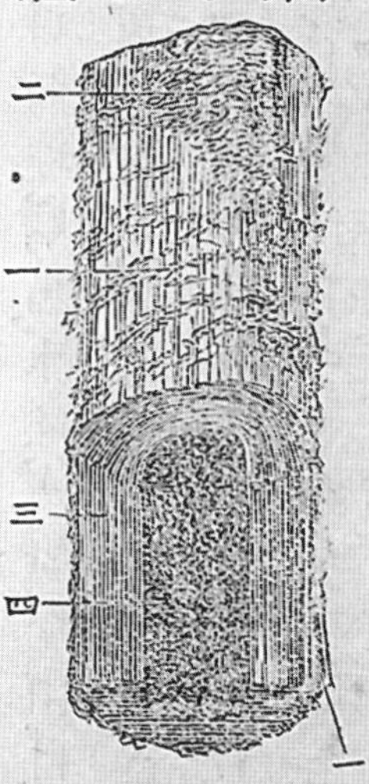

二 一 三 四 一

(第十六圖)

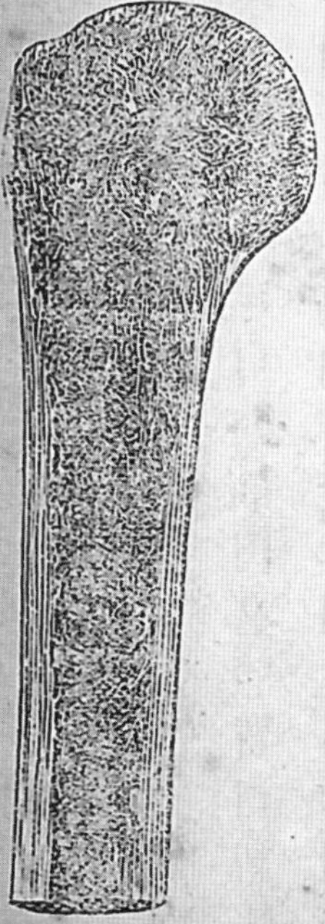

骨은人體中ᄀᆞ장堅硬ᄒᆞᆫ者인故로死後에肉은腐ᄒᆞ며內臟은消滅ᄒᆞ야도骨은長久히存在ᄒᆞᄂᆞ니라

第十五圖ᄂᆞᆫ大腿骨의中邊이

니其縱橫의兩斷面을示ᄒᆞᆫ者이라(一)은骨의表面을被ᄒᆞᆫ白色强靭ᄒᆞᆫ膜質이니**骨膜**이라ᄒᆞ야ᄌᆞ못血管에富ᄒᆞ야骨의營養을司ᄒᆞ며纖維의繁茂ᄒᆞᆫ處(二)ᄂᆞᆫ筋의附着點이며(三)은骨의**硬固質**이며(四)ᄂᆞᆫ骨의腔室이니**髓腔**이라云ᄒᆞ야骨髓를藏ᄒᆞ며脂肪과血管에富ᄒᆞ니라

又骨을縱斷ᄒᆞ면(第十六圖)骨端에ᄂᆞᆫ無數의粗鬆ᄒᆞᆫ小骨毛網狀에錯綜ᄒᆞ야不均ᄒᆞᆫ腔隙이有ᄒᆞ니此ᄂᆞᆫ**海綿質**이며稍下ᄒᆞ야髓腔이現ᄒᆞ며其腔壁을成ᄒᆞᆫ것은卽硬固質이니라

故로大腿骨上膊骨과如ᄒᆞᆫ長骨은中空ᄒᆞ야管狀을成ᄒᆞ얏ᄉᆞ며其兩端은海綿質로塞ᄒᆞ얏ᄉᆞ니此ᄂᆞᆫ僅少ᄒᆞᆫ物質을用ᄒᆞ야極히輕ᄒᆞ며尙且完實ᄒᆞᆫ것을造ᄒᆞ기爲ᄒᆞ야自然的經濟에基因ᄒᆞᆫ것이니라大槪一定量의骨質原料를用ᄒᆞ야ᄂᆞᆫ徑小로中

實혼骨을造ᄒᆞ는것보다徑大ᄒᆞ며中空혼것을造홈이能히重혼것을堪當ᄒᆞ며髓腔은又血球製造所로用ᄒᆞᄂᆞ니此는後章에詳述ᄒᆞ깃노라

第十七圖는骨의組織을示혼것이니硬固(一)中에「하바ㅣᄉᆞ氏管」(二)이라稱ᄒᆞ는無數혼小管이縱橫으로走ᄒᆞ얏스며硬固質은輪狀의層을成ᄒᆞ야圍繞혼것을見ᄒᆞᆯ지며(三)은海綿質이니其腔隙(四)에는脂肪에富혼髓質이有ᄒᆞ니라

骨은動、物、質、과鑛、物、質、의二成分으로成ᄒᆞᄂᆞ니動物質은骨에彈力과可燃의性을與ᄒᆞ며鑛物質은骨에硬固와不朽의性이有ᄒᆞ니라試驗次、一片의骨을取ᄒᆞ야火에投ᄒᆞ면動物質成分은燃燒ᄒᆞ고白色의灰燼만殘留ᄒᆞᄂᆞ니此는鑛物質成分이며又骨을酢에投ᄒᆞ면反此ᄒᆞ야鑛物質成分은溶解ᄒᆞ야去ᄒᆞ고

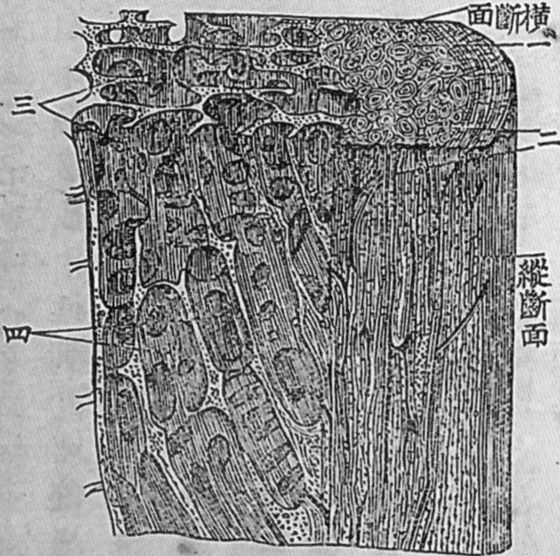

柔靭ᄒᆞ야屈撓ᄒᆞ기易ᄒᆞᆫ것이殘留ᄒᆞᄂᆞ니此를動物質成分으로水에煑ᄒᆞ면膠를成ᄒᆞᄂᆞ니라人骨이硬固ᄒᆞ며多少의彈力性이有ᄒᆞᆷ은此二成分이極히親密結合ᄒᆞᆫ所以ㅣ니小兒의骨이彎曲ᄒᆞ기易ᄒᆞᆷ은動物質成分의富ᄒᆞᆷ을因ᄒᆞᆷ이며老人의骨이挫折ᄒᆞ기易ᄒᆞᆷ은鑛物質成分이富ᄒᆞᆷ에基ᄒᆞᆷ이니라

(第十七圖)

○第十七圖 骨의組織

一、硬固質

二、하바-스氏管

三、海綿質

四、海綿質의腔隙

人體의骨은其數가甚多ᄒᆞᄂᆞᆫ摠히各種에互相連結ᄒᆞ야一骨格을成ᄒᆞ야或은貴重ᄒᆞᆫ器官을擁護ᄒᆞ며或은他器官을支ᄒᆞ며或은四肢의中軸을成ᄒᆞ야到處에筋에附着點을與ᄒᆞ야規律이有ᄒᆞᆫ運動을遂케ᄒᆞᄂᆞ니如此히作用의不同홈을從ᄒᆞ야其形狀도各樣이니라頭蓋의諸骨과如ᄒᆞᆫ것은扁平ᄒᆞ야其緣邊은鋸齒와如히突起홈을因ᄒᆞ야互相**縫合**ᄒᆞ얏스며肋骨과胷骨과如ᄒᆞᆫ것은**軟骨**이라稱ᄒᆞᄂᆞᆫ彈力이富ᄒᆞᆫ組織을依ᄒᆞ야互相接合ᄒᆞ얏스며四肢의諸骨과如히運動을與ᄒᆞᄂᆞᆫ者

○第十八圖
全身의骨骼

一、頭蓋　二、頸椎(脊椎의一部)　三、肩胛骨
四、鎖骨　五、上膊骨　六、橈骨　七、尺骨　八、腕骨　九、掌骨
十、肋骨　十一、胸骨　十二、腰椎　十三、薦骨　十四、腸骨　十五、恥骨　十六、坐骨 } 無名骨
十七、大腿骨　十八、膝蓋骨　十九、脛骨　二十、腓骨　二十一、跗骨　二十二、蹠骨
二十三、趾骨

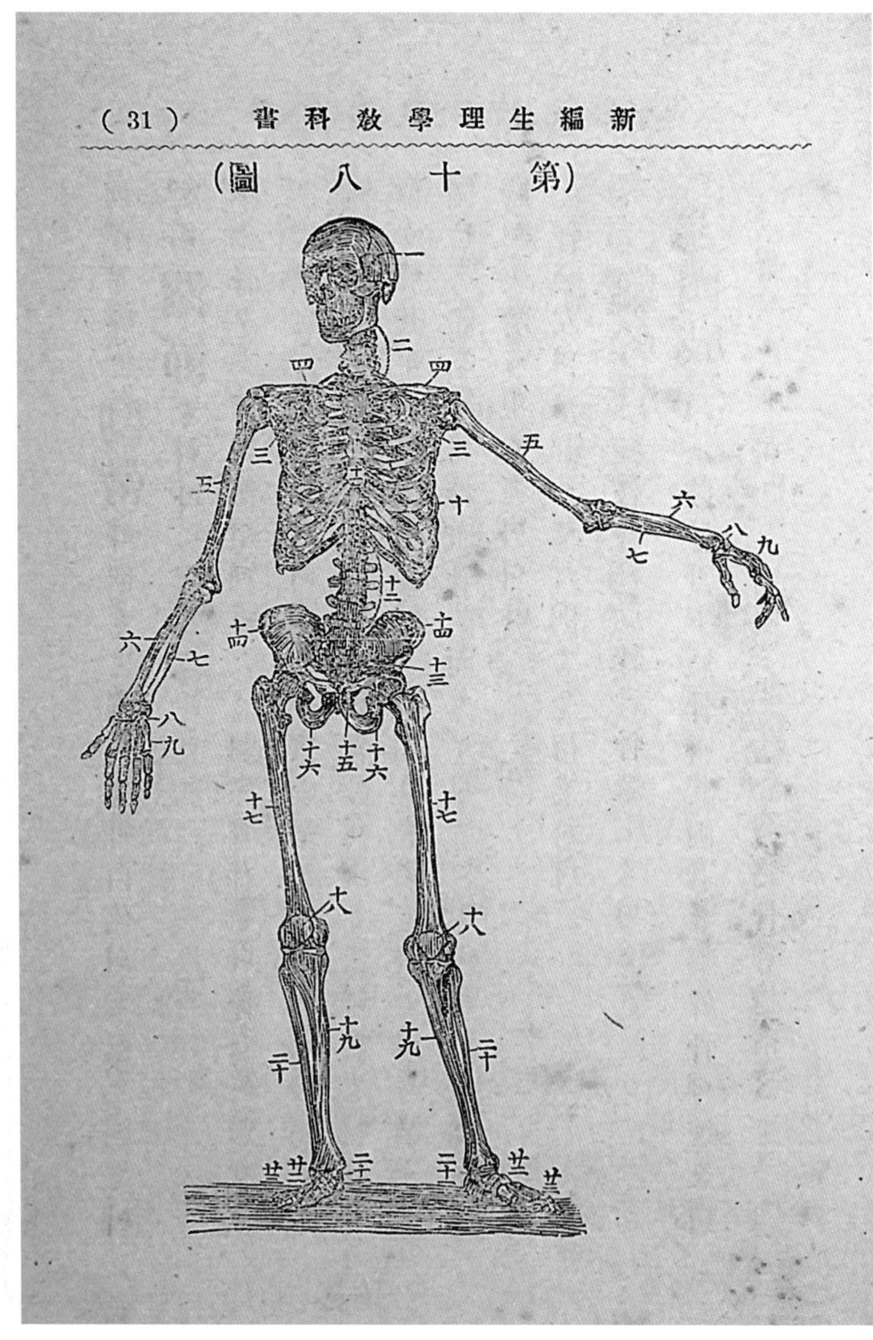
(31) 新編生理學敎科書
(第十八圖)
一
二
四
四
三
三
五
五
十
十一
十二
十四
十四
十三
六
七
六
七
八
九
八
九
十六
十五
十六
十七
十七
十八
十八
十九
十九
二十
二十
二十一
二十一
二十二
二十二

에在ᄒᆞ야ᄂᆞᆫ**靭帶**라稱ᄒᆞᄂᆞᆫ强靭ᄒᆞᆷ과白色의索素로因ᄒᆞ야互相**關節**ᄒᆞᄂᆞ니라

然則骨은人體의作用에重大ᄒᆞᆫ關係가有ᄒᆞ니骨骼의形狀、位置、姿勢ᄂᆞᆫ詳細히全身의形狀、位置、姿勢를模擬ᄒᆞ니라特히近時의精確ᄒᆞᆫ研究를據ᄒᆞᆫ즉死後骨骼에現ᄒᆞᄂᆞᆫ細微ᄒᆞᆫ特狀을依ᄒᆞ야其生前職業의種類를推知ᄒᆞᆷ을得ᄒᆞᆫ다ᄒᆞ니라第十八圖ᄂᆞᆫ人體全身의骨骼을前面으로見ᄒᆞᄂᆞᆫ것이니其姿勢ᄂᆞᆫ生時의姿勢를現ᄒᆞᆫ者이니라

骨은左의二群으로大別ᄒᆞᆷ을得ᄒᆞᆯ지니

(一) **軀幹骨** 頭骨、脊柱、肋骨、舌骨을云ᄒᆞᆷ이오

(二) **四肢骨** 上肢骨과下肢骨과其兩者를軀幹骨에連ᄒᆞᆫ肩、帶、(肩胛骨 鎖骨)와腰帶(腸骨 坐骨 恥骨)의諸骨을摠稱ᄒᆞᆷ

此兩個의骨群은擧皆均一히人體의左右에排列ᄒᆞ야兩兩히相對ᄒᆞᆫ것이니如何ᄒᆞᆫ骨片이라도右側에在ᄒᆞᆫ者ᄂᆞᆫ반다시左側에其偶가有ᄒᆞ며中에ᄂᆞᆫ或은體의中間에만存在ᄒᆞ야一片을成ᄒᆞᆷ과如ᄒᆞᆫ것이有ᄒᆞᄂᆞ此도人體發生의初期에在ᄒᆞ야ᄂᆞᆫ左右의二個로成ᄒᆞᆫ者이ᄂᆞ其生長ᄒᆞᆷ을隨ᄒᆞ야漸次로合ᄒᆞ야一片을成ᄒᆞ얏ᄂᆞ니라

(第十九圖)

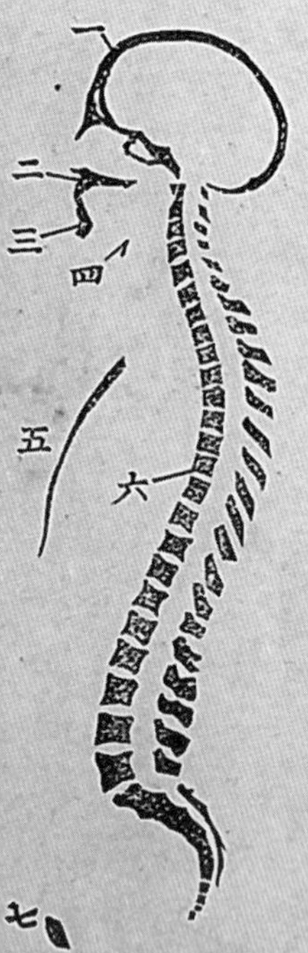

○第十九圖 軀幹骨中央縱斷面
一、頭蓋 二、上顎 三、下顎 四、舌骨 五、胸骨 六、脊柱 七、趾骨

試驗次全骨骼을其中心을通ᄒᆞ야縱斷ᄒᆞ면第十九圖와如히、다만軀幹의中心에存在ᄒᆞᆫ骨의斷面을見ᄒᆞᆯ뿐이오其左右에在ᄒᆞᆫ것은現出ᄒᆞᆷ이少無ᄒᆞ니라其斷面에現ᄒᆞᆫ骨片이背、腹兩

大管의腔壁을沿ᄒᆞ야布置된것을見ᄒᆞᆯ지나卽第一編에論述ᄒᆞᆫ軀幹의構成과密接ᄒᆞᆫ關係가有ᄒᆞᆷ을知ᄒᆞᆯ지니라(第七圖參照)

○第二十圖 上肢骨及下肢骨

(第二十圖)

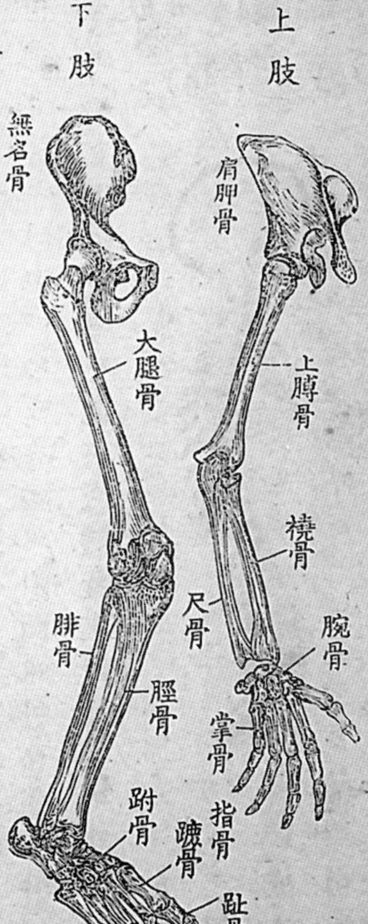

上肢 下肢

肩胛骨 上膊骨 橈骨 尺骨 腕骨 掌骨 指骨

無名骨 大腿骨 腓骨 脛骨 跗骨 蹠骨 趾骨

四肢骨中에**上肢骨**과**下肢骨**은四肢의中軸을成ᄒᆞ니라

第二十圖ᄂᆞᆫ上下兩肢骨의全部와肩帶와腰帶의一部를示ᄒᆞ야其諸骨을서로相當ᄒᆞᆫ位置에列ᄒᆞ야兩肢諸骨의相稱을示ᄒᆞᆫ것이니라

上肢와下肢를比較ᄒᆞ면下肢의諸骨은重且大ᄒᆞ며其組立은强健安定ᄒᆞᆷ을主ᄒᆞ며上肢의諸骨은輕且小ᄒᆞ며各節이敏捷ᄒᆞᆫ運動을營ᄒᆞᆷ에適當ᄒᆞ니라其相違ᄂᆞᆫ兩肢의外端에特히顯著ᄒᆞ니卽手의諸骨은ᄌᆞ못自由되ᄂᆞᆫ運動에便ᄒᆞ야拇指ᄂᆞᆫ他指와對ᄒᆞ야物을攫ᄒᆞᆷ에便宜ᄒᆞ며足의諸骨은互相結締ᄒᆞ야穹狀을成ᄒᆞ야其間에오작僅少ᄒᆞᆫ運動을許ᄒᆞᆯ뿐이ᄂᆞ體量을支ᄒᆞ며步行을營ᄒᆞᆷ에適當ᄒᆞ니라

骨骼의衛生

骨은頗히堅硬ᄒᆞᆷ과如ᄒᆞᄂᆞ其實은生時에ᄂᆞᆫ骨은人體諸器

官中、外物의影響을因ᄒᆞ야、ᄀᆞᄌᆞᆼ其形을變ᄒᆞ기容易ᄒᆞ니假令支那婦人은幼時로부터其足을緊束ᄒᆞ야小케ᄒᆞ며或은野蠻人이幼兒의頭部를板에挾ᄒᆞ야尖케ᄒᆞᄂᆞᆫ等은其甚ᄒᆞᆫ例ㅣᄂᆞ平常體軀의姿勢를亂ᄒᆞ야或은脊柱를曲ᄒᆞ고坐ᄒᆞ며或은不適當ᄒᆞᆫ壓力을骨에加ᄒᆞᄂᆞᆫ等도其當時에ᄂᆞᆫ何等異狀을顯出홈이無ᄒᆞᄂᆞ習癖이日加ᄒᆞ면必也其影響을骨에及ᄒᆞᄂᆞ니라動物學者가動物의骨骼을一見ᄒᆞ고其生時의習性如何를知ᄒᆞ며或은人骨에微細ᄒᆞᆫ特徵을認ᄒᆞ야生前職業의性質을識別홈은此事實을基因홈이니라

骨髓ᄂᆞᆫ血球의生ᄒᆞᄂᆞᆫ處所라故로骨을、ᄌᆞᆯ發達케ᄒᆞᄂᆞᆫ事ᄂᆞᆫ此點으로부터見ᄒᆞ야도必要홈을知ᄒᆞᆯ지며又、實로完全ᄒᆞᆫ發達을遂ᄒᆞᆫ骨은容易히挫折ᄒᆞ기未能ᄒᆞ니라

第三章 新陳代謝

第一節 總說

人이勞働ᄒᆞ면必也其身體物質의一部를壞損ᄒᆞ며或은消耗ᄒᆞᄂᆞᆫ것이니思考、發言、一擧手、一投足의小事라도皆然ᄒᆞ니라故로勞動을永續ᄒᆞᆯ時ᄂᆞᆫ畢竟身體의全部ᄂᆞᆫ壞滅로畢了ᄒᆞᆷ은免티못ᄒᆞᆯ理니라然이ᄂᆞ事實은反此ᄒᆞ야勞働ᄒᆞ야도身體가小ᄒᆞᆷ을成치아니ᄒᆞᆯ뿐不是라適宜ᄒᆞᆫ運動은反히其生長을扶助ᄒᆞᄂᆞ니此ᄂᆞᆫ吾人人類가恒常新材料、卽食物을取ᄒᆞ야體中에收ᄒᆞᄂᆞᆫ故로此를因ᄒᆞ야勞働을由ᄒᆞ야起ᄒᆞᄂᆞᆫ減損을補ᄒᆞ며生長을助ᄒᆞ야勞働에要ᄒᆞᄂᆞᆫ勢力을供給ᄒᆞᆷ이니其方法을稱ᄒᆞ야**營養**이라ᄒᆞᄂᆞ니라

營養은左의四段落으로分ᄒᆞᆷ을得ᄒᆞᄂᆞ니라

第一 食道에서食物을消化ᄒᆞᆷ

第二 消化ᄒᆞᆫ食物을血液의循環을因ᄒᆞ야體中各部에運輸ᄒᆞᆷ

第三 血液이運輸ᄒᆞᆫ滋養物은更히淋巴液을因ᄒᆞ야各組織의細胞에供給ᄒᆞᆷ

第四 細胞ᄂᆞᆫ此를吸收ᄒᆞ야組織의闕損을補ᄒᆞᆷ

人體形質의壞損은呼吸을因ᄒᆞ야起ᄒᆞᆷ 呼吸은肺에서起ᄒᆞᄂᆞᆫ者이ᄂᆞ畢竟에ᄂᆞᆫ細胞에ᄭᆞ지其働作을及캐ᄒᆞ야細胞物質의酸化를生ᄒᆞᄂᆞ니卽肺로吸入ᄒᆞᆫ酸素ᄂᆞᆫ原形質壞損의原因을成ᄒᆞᄂᆞ니라如此히壞損ᄒᆞᄂᆞᆫ物은體中에存在ᄒᆞᆷ이不可ᄒᆞᆫ故로或은呼氣와混ᄒᆞ야空氣中으로拋棄ᄒᆞ며或은汗과尿等에交ᄒᆞ야體外로排出ᄒᆞᄂᆞ니以上原形質은食物에서造ᄒᆞ

며次에分解되며其次에老廢物을成ᄒᆞ야排泄ᄒᆞ니此三變化를稱ᄒᆞ야**新陳代謝**라ᄒᆞᄂᆞ니라

假令人體ᄂᆞᆫ蒸氣機關과如ᄒᆞᆷ 蒸氣機關은其構造가精巧ᄒᆞᆫᄂᆞᆫ水와石炭의燃燒를適宜ᄒᆞ게不給ᄒᆞ면其作用을營ᄒᆞ기未能ᄒᆞ며又ᄂᆞᆫ往往損處를生ᄒᆞᆷ은免키難ᄒᆞᆫ故로此를相當ᄒᆞᆫ金屬으로修繕ᄒᆞᆷ을要ᄒᆞᄂᆞ니此金屬及水와石炭은蒸氣機關의食物이라稱ᄒᆞᆯ것이며人體도亦然ᄒᆞ니人이만일食을取ᄒᆞᆷ이無ᄒᆞ면運動其他各種作用은廢止ᄒᆞ야生長을遂ᄒᆞ기難ᄒᆞ야畢竟死ᄒᆞᆷ에至ᄒᆞᆯ지니此ᄂᆞᆫ石炭에存在ᄒᆞᆫ原勢力이變轉ᄒᆞ야機關의動作을成ᄒᆞᆷ과恰似ᄒᆞ며金屬에修繕이必要ᄒᆞᆷ과如히吾人의食物에含有ᄒᆞᆫ原勢力은畢竟體溫을成ᄒᆞ며運動力을成ᄒᆞ며或은新組織을成ᄒᆞᄂᆞ니라

蒸氣機關의動作中에ᄂᆞᆫ多少의不用物을必生ᄒᆞᄂᆞ니蒸氣、烟、灰燼等이며人體에도亦是此種不用物을生ᄒᆞᄂᆞ니此를不除ᄒᆞ면健康에害가必有ᄒᆞ니卽蛋白質에서生ᄒᆞᄂᆞᆫ老廢物은腎臟에서食物中의塩類ᄂᆞᆫ皮膚及腎臟에서炭素ᄂᆞᆫ炭酸瓦斯를成ᄒᆞ야大概肺에서水素ᄂᆞᆫ水를成ᄒᆞ야肺、腎、皮膚에서擧皆排泄되며別로不消化物은糞을成ᄒᆞ야亦是體外로抛棄ᄒᆞᄂᆞ니라

然則食物과飮料ᄂᆞᆫ人體의收入、이오排泄은人體의支出、이니라食物과排泄의量이相等ᄒᆞ야損得이無ᄒᆞ면同一ᄒᆞᆫ體量을保持ᄒᆞᆯ지며營養作用이盛繁ᄒᆞ야物質을體內에同化ᄒᆞᆷ이多ᄒᆞ면體量은益益增加ᄒᆞᆯ지며又ᄂᆞᆫ反此ᄒᆞ야體質의損失이其所得보다多ᄒᆞ면體의勞瘁를生ᄒᆞᆯ지니라

(第二十一圖)

少年時代에ᄂᆞᆫ體의所得은損失보다多ᄒᆞ며中年에ᄂᆞᆫ損得을相償ᄒᆞ며老年에至ᄒᆞ야ᄂᆞᆫ損失이所得에서過ᄒᆞᄂᆞ니라

第二節 消化

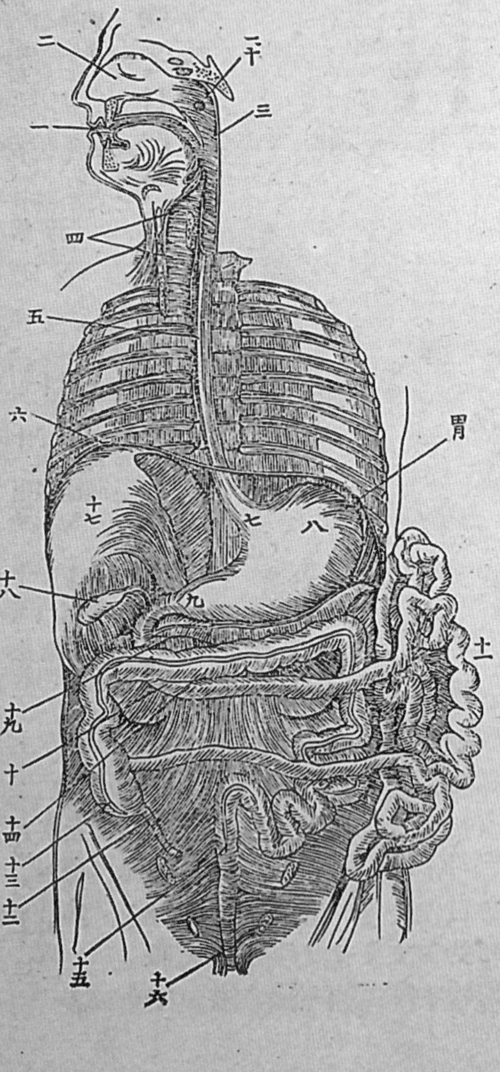

○第二十一圖
消化器系統

一、口　二、鼻腔　三、咽頭　四、喉頭腔及氣管　五、食管　六、橫隔膜　七、噴門　八、胃　九、幽門　十、十二指腸　十一、小腸　十二、蟲樣垂　十三、盲腸　十四、大腸　十五、直腸　十六、肛門　十七、肝臟　十八、膽囊　十九、膵　二十、中耳에서來ᄒᆞᄂᆞᆫ「유ー스타기氏」管의開口部

食物은口腔에서體內로入ᄒᆞ야其一部ᄂᆞᆫ消化、收入되야血中에和ᄒᆞ며身體의滋養에功이無ᄒᆞᆫ殘餘의渣滓ᄂᆞᆫ肛門을通ᄒᆞ야再次體外로排出되ᄂᆞ니라口로始ᄒᆞ야肛門으로終ᄒᆞᄂᆞᆫ一條의管을摠稱ᄒᆞ야**食道**라ᄒᆞᄂᆞᆫ

○第二十二圖
齒가上下顎骨에嵌入ᄒᆞᆫ狀을示ᄒᆞᆷ

(第二十二圖)

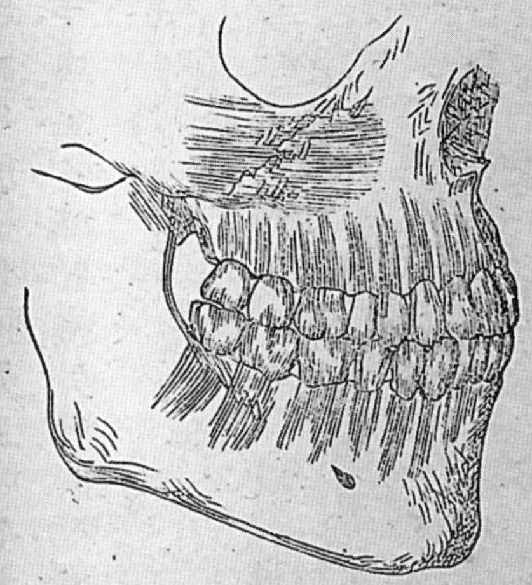

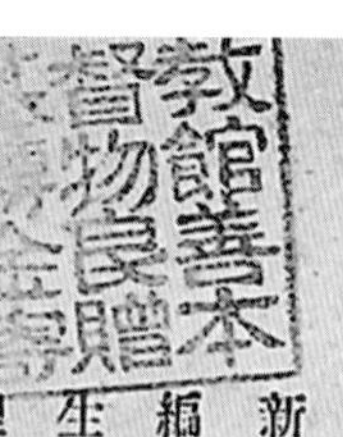

니爲先口로起ᄒᆞ야食、管、을成ᄒᆞ며胸部로直下ᄒᆞ야橫隔膜을通過ᄒᆞ야次第로擴ᄒᆞ야

(第二十三圖)

○第二十三圖 上下兩顎의各半部에在ᄒᆞ며四種의齒의全形 一、門齒 二、犬齒 三、小臼齒 四、大臼齒

畢竟大開ᄒᆞ야胃를成ᄒᆞ며再次縮小ᄒᆞ야小腸、大腸、直腸을作ᄒᆞ며肛門에至ᄒᆞ야外部로開ᄒᆞᄂᆞ니其長이二丈餘에及ᄒᆞ며頭、胸、腹의三大部에亘ᄒᆞᄂᆞ니卽口ᄂᆞᆫ頭部오食管은胸部오胃、

腸은腹部에存在ᄒᆞ니라(第二十一圖)

爲先口腔에서始ᄒᆞ야漸次로其各部를檢ᄒᆞ깃노라

齒ᄂᆞᆫ上下兩顎에竝立ᄒᆞ야其根은深ᄒᆞ게骨質에嵌ᄒᆞ니라(第二十二圖)成年者ᄂᆞᆫ上顎下顎에各四個의門齒와二個의犬齒(錐齒)와四個의小臼齒와六個의大臼齒合三十二個가有ᄒᆞ니此를永久齒라ᄒᆞᄂᆞ니라(第二十三圖)永久齒ᄂᆞᆫ六七歲頃브터生ᄒᆞᄂᆞᆫ者이니其前에生ᄒᆞᆫ齒ᄂᆞᆫ大臼齒를除ᄒᆞ고二十個가有ᄒᆞ니此를乳齒라ᄒᆞ며第三卽終末의大臼齒ᄂᆞᆫ其生長이ᄌᆞ못遲緩ᄒᆞ야十八歲로브터三十歲間ᄭᅡ지生ᄒᆞ며智齒의名이有ᄒᆞᆷ은智力이發達ᄒᆞᆫ年齡에生ᄒᆞᄂᆞᆫ所以ㅣ니라門齒와犬齒ᄂᆞᆫ食物을咬斷ᄒᆞ며小臼齒와大臼齒ᄂᆞᆫ食物을粉碎ᄒᆞᄂᆞ니라

		大臼齒	小臼齒	犬齒	門齒	門齒	犬齒	小臼齒	大臼齒	
永久齒	上	000	00	0	00	00	0	00	000	= 16/16
	下	000	00	0	00	00	0	00	000	
乳齒	上		00	0	00	00	0	00		= 10/10
	下		00	0	00	00	0	00		

○第二十四圖 齒의縱斷面

一、琺瑯質 二、象牙質 三、齒髓 四、靜脈 五、動脈 六、神經 七、神經及血管 八、白堊質 九、顎骨 十、齒齦

(第二十四圖)

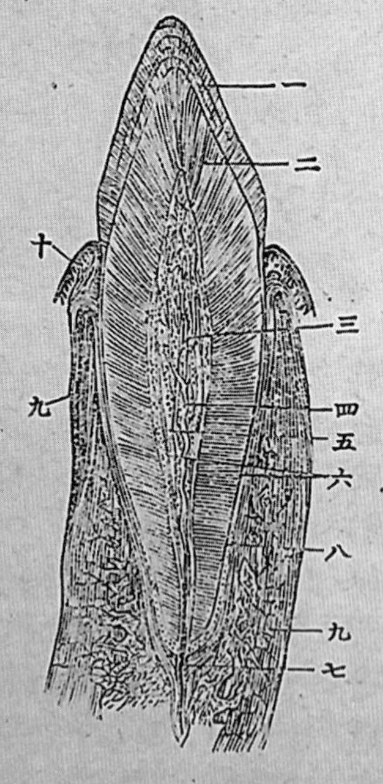

齒는其質이堅硬ᄒᆞ야骨과恰似ᄒᆞᄂᆞ其實은粘膜의變ᄒᆞᆫ者로此를上下二部에分ᄒᆞᆷ을得ᄒᆞᆯ지니卽齒冠及齒根이라其界를齒頸이라ᄒᆞᄂᆞ니라

齒冠은外部에現ᄒᆞ야硬質의琺瑯質로被ᄒᆞ얏스며人體中、ᄀ장堅硬ᄒᆞᆫ者인故로鋏槌로打ᄒᆞ면火를發ᄒᆞ며齒根은顎骨에埋ᄒᆞᆫ部分을云ᄒᆞᆷ이니白堊質로被ᄒᆞ얏스며兼ᄒᆞ야顎骨에密着ᄒᆞ니라(第二十四圖)

○第二十五圖 唾腺의位置를示ᄒᆞᆷ

一、舌下腺
二、顎下腺
三、耳下腺
四、舌下腺과顎下腺의合同의開口部
五、耳下腺의開口部

(第二十五圖)

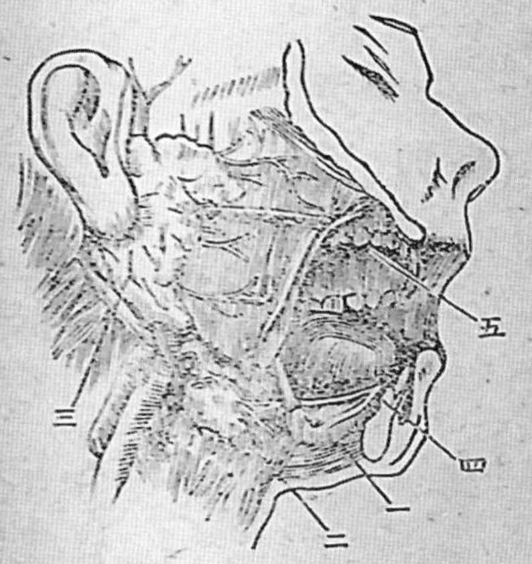

又齒는中實ᄒᆞᆫ者이아니오其中心에는齒腔이라ᄒᆞ는長腔洞이有ᄒᆞ며齒髓가此에充ᄒᆞ야血管、神經等을藏ᄒᆞ얏스며其外部에有ᄒᆞᆫ것을象牙質이라ᄒᆞ며齒冠、齒根을通ᄒᆞ야齒質의最大部를点ᄒᆞ니라

口腔을沿ᄒᆞ야舌、下、腺、頷、下、腺、耳、下、腺、摠히三雙의**唾腺**이有ᄒᆞ야擧皆輸出管은頰의內面上顎第二臼齒에對ᄒᆞ야開口ᄒᆞ며舌下腺과顎下腺의輸出管은相合ᄒᆞ야舌下에서開口ᄒᆞᄂᆞ니라

(第二十五圖)口를開ᄒᆞ고舌을上으로轉ᄒᆞ고正面으로望見ᄒᆞᆯ時ᄂᆞᆫ一雙의小孔第二十六圖(一)을認識ᄒᆞᆯ지니此

(第二十六圖)

○第二十六圖 舌下에서唾腺의開口部(一)을示홈

ᄂᆞᆫ卽舌下腺과顎下腺의合同開口部니라

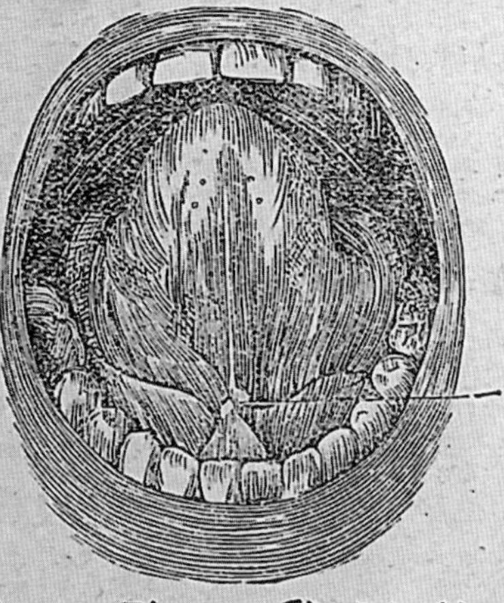

食管(第二十一圖(五))은眞直ᄒᆞᆫ筋肉의管이니左便에稍傾ᄒᆞ

야脊柱의前部로下ᄒᆞ야橫隔膜을通過ᄒᆞᄂᆞ니라常時ᄂᆞᆫ其管壁이相接ᄒᆞ얏ᄉᆞᄂᆞ食物이通過ᄒᆞᆯ時ᄂᆞᆫ擴ᄒᆞ야二層의平骨筋이其管壁으로入ᄒᆞ야蠕動ᄒᆞᆷ을因ᄒᆞ야食物을胃로輸送ᄒᆞᄂᆞ니然則食道의發端되ᄂᆞᆫ口腔諸器의運動은隨意筋이司ᄒᆞ얏ᄉᆞᄂᆞ食管에至ᄒᆞ야ᄂᆞᆫ不隨意筋이代ᄒᆞ야其運動을司ᄒᆞᄂᆞᆫ故로食塊가、이믜口腔을去ᄒᆞ야食管으로下ᄒᆞ면吾人은此를如何ᄒᆞ기未能ᄒᆞ니라

胃(第二十一圖(八)ᄂᆞᆫ食道의一局部에膨脹ᄒᆞᆫ者인故로其大ᄂᆞᆫ人人이顯著히相異ᄒᆞ며體의左側橫隔膜의下에橫在ᄒᆞ얏ᄉᆞ니食管에接續ᄒᆞᆫ處를噴、門、이라ᄒᆞ며胃壁의內面(第二十七圖)에ᄂᆞᆫ粘膜의隆起ᄒᆞᆷ이有ᄒᆞ야食物이入ᄒᆞ야充滿ᄒᆞᆯ時ᄂᆞᆫ其隆起ᄂᆞᆫ擴ᄒᆞ야其跡이無ᄒᆞᆷ에至ᄒᆞᄂᆞ니라各隆起의中間을檢

ᄒᆞ면許多ᄒᆞᆫ凹點이有ᄒᆞ니此ᄂᆞᆫ**胃腺**의開口部로**胃液**은此

○第二十七圖 胃ᄅᆞᆯ縱徑을沿ᄒᆞ야兩斷ᄒᆞ야胃의內部ᄅᆞᆯ示ᄒᆞᆷ

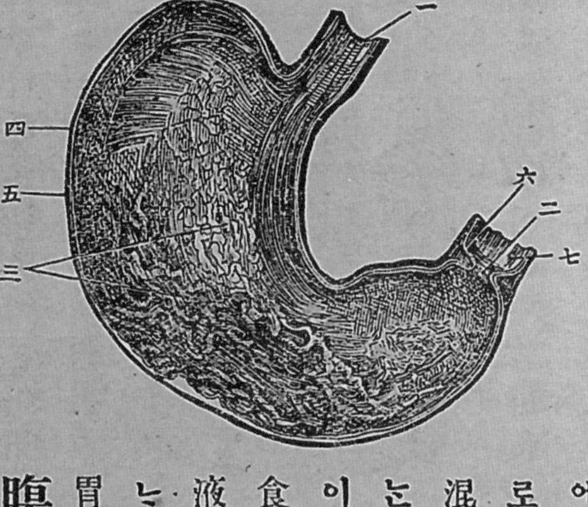

一、噴門
二、幽門
三、粘膜의隆起
四、筋層
五、粘膜의斷面
六、幽門括約筋
七、十二指腸의一部

(第二十七圖)

에서分泌되야胃內로流出ᄒᆞ야食物과混和ᄒᆞ며胃의壁에ᄂᆞᆫ三種의平滑筋層이有ᄒᆞ니收縮ᄒᆞ야食塊ᄅᆞᆯ振盪ᄒᆞ며胃液을十分浸潤케ᄒᆞᄂᆞ니라

胃의次되ᄂᆞᆫ것은**小腸**이니今에其一部ᄅᆞᆯ取ᄒᆞ야檢ᄒᆞ면(第二十八圖)其構造ᄂᆞᆫ、ᄌᆞ못胃와恰似ᄒᆞ며漿

液膜이其外面을被ᄒᆞ얏스며中層에ᄂᆞᆫ不隨意筋이有ᄒᆞ야粘膜이其內面을被ᄒᆞ니라其粘膜에ᄂᆞᆫ「파이멜氏斑點」이라稱ᄒᆞᄂᆞᆫ濾胞와絨毛라ᄒᆞᄂᆞᆫ無數ᄒᆞᆫ小突起가有ᄒᆞᆷ을見ᄒᆞᆯ지니라**絨毛**ᄂᆞᆫ粘膜의表面을增加ᄒᆞ기爲ᄒᆞ야存在ᄒᆞᆫ者인故로其間에無數ᄒᆞᆫ小孔이有ᄒᆞ니(第二十九圖)此ᄂᆞᆫ**管狀腺**의開口部로**腸液**이라ᄒᆞᄂᆞᆫ鮮黃透明ᄒᆞᆫ稀液이此에서分泌되ᄂᆞ니라

(第二十八圖)

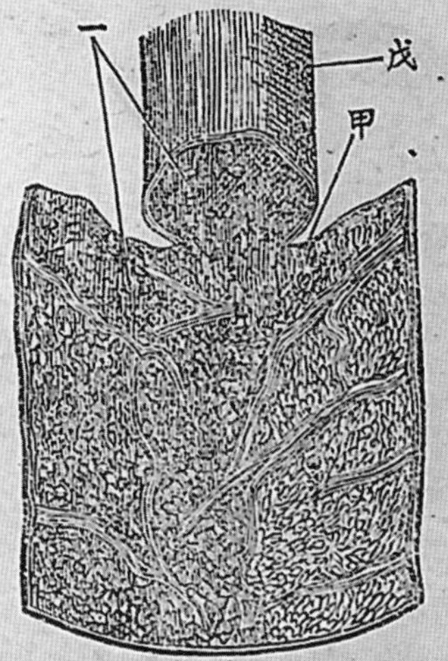

○第二十八圖 小腸의一部(下部를開ᄒᆞ야示ᄒᆞᆷ)
甲、粘膜
戊、漿液膜
一、「파이멜氏斑點」

以上諸膜은胃와腸의內面에在ᄒᆞᆫ것이ᄂᆞ又別로히其外部에

位ᄒᆞ야分泌液을腸의內部에注入ᄒᆞᄂᆞᆫ者가有二ᄒᆞ니肝臟과膵이是也ㅣ니라

肝臟 第六圖(八)第二十一圖「十七」은體中最大ᄒᆞᆫ腺으로胃의右便에位ᄒᆞ야綠色或은黃褐色의**膽汁**을分泌ᄒᆞ야此를**膽囊**(第六圖(九))에貯ᄒᆞᆫ後에此를小腸의始端되ᄂᆞᆫ十二指、腸內로注入ᄒᆞᄂᆞ니라

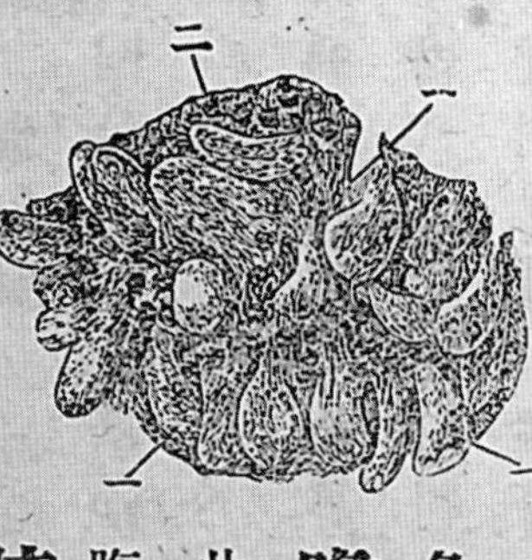

(第二十九圖)

○第二十九圖 小腸의內面
一、絨毛腺
二、管狀
(리ー벨균ー氏)

膵 第六圖(十)第二十一圖「十九」은扁平ᄒᆞ며長ᄒᆞᆫ腺으로唾腺과類似ᄒᆞᆫ것이니胃의下、小腸에近在ᄒᆞ며透明無色의濃液을分泌ᄒᆞ야膽汁과共히十二指腸內로注入ᄒᆞᄂᆞ니라

以上各消化器官의作用을論述코자ᄒᆞᆯ際에爲先食物의各種에就ᄒᆞ야論述ᄒᆞ깃노라.

人體의健康을保持ᄒᆞᆷ에ᄂᆞᆫ左開五種의飮食物이必要ᄒᆞ니라

一 水 二 蛋白質

三 脂肪 四 含水炭素砂糖澱粉의類ᄅᆞᆯ總稱ᄒᆞᆷ

五 塩類

然이나乳以外에ᄂᆞᆫ一物도此等諸物質을適當ᄒᆞᆫ比例로含有ᄒᆞᆫ것이無ᄒᆞᄂᆞᆫ吾人은終生ᄭᆞ지乳ᄅᆞᆯ食料로定ᄒᆞ기未能ᄒᆞ니各種의食物을混用ᄒᆞ야滋養分을收得ᄒᆞᆷ이可ᄒᆞ며人體의構造中、齒와胃와腸의構造ᄂᆞᆫ人類가動物及植物을倂ᄒᆞ야食ᄒᆞᆯ것을證ᄒᆞᆫ者이니其食料의重要ᄒᆞᆫ것은左와如ᄒᆞ니라

肉類、 水、蛋白質、脂肪及少量의塩類ᄅᆞᆯ含有ᄒᆞᆷ

乳、 水、含水炭素、脂肪、蛋白質、壚類를含有ᄒᆞᆷ

鷄、卵、 水、蛋白質、脂肪、壚類를含有ᄒᆞᆷ

穀、類、 含水炭素에富ᄒᆞ며水、蛋白質、壚類、脂肪을含有ᄒᆞᆷ

荳、類、 含水炭素와蛋白質에富ᄒᆞ며少量의水分、壚類、脂肪을含有ᄒᆞᆷ

芋、類、 水와含水炭素에富ᄒᆞ며少量의蛋白質、脂肪、壚類를含有ᄒᆞᆷ

野、菜、 水、含水炭素、壚類에富ᄒᆞ며少量의蛋白質을含有ᄒᆞᆷ

果、類、 含水炭素、壚類、有機性酸類와多量의水分을含有ᄒᆞᆷ

右等以外에吾人은茶、珈琲、酒類等을嗜、好、物、로飮用ᄒᆞᄂᆞᆫ此ᄂᆞᆫ滋養品이아니오但、其時의興奮劑로一時體의機能을刺戟ᄒᆞᄂᆞᆫ功이有ᄒᆞᆯ뿐이니라

大抵食物은如何히吾人의營養에供ᄒᆞᄂᆞᆫ지今에其次第를檢ᄒᆞ건ᄃᆡ

(一) **口內消化** 食物은口中으로入ᄒᆞ야爲先唾液을逢ᄒᆞᄂᆞ니唾液은澱粉質의食物에만働作ᄒᆞᄂᆞᆫ者인故로唾液中에存在ᄒᆞᆫ酵母ᄂᆞᆫ澱粉을分解ᄒᆞ야砂糖으로變ᄒᆞ야뻐吸收ᄒᆞ기易케ᄒᆞᄂᆞ니此를口、內、消、化、機、能、이라ᄒᆞ며又唾液은食物과混和ᄒᆞ야此를嚥下ᄒᆞᆷ에便케ᄒᆞᄂᆞ니라

(二) **胃中消化** 食物이胃로下ᄒᆞ면胃液中에存在ᄒᆞᆫ酵母「페프신」은蛋白質을溶解ᄒᆞ야「페프든ー」으로變化ᄒᆞ야盛히胃壁에서吸收케ᄒᆞᄂᆞ니此를胃、中、消、化、機、能、이라ᄒᆞᄂᆞ니라然이ᄂᆞ食塊中에存在ᄒᆞᆫ蛋白質은擧皆胃液을因ᄒᆞ야消化ᄒᆞᆷ이아니오兼ᄒᆞ야澱粉은口中의消化作用을受ᄒᆞᆷ이不長

ᄒᆞᆫ故로大槪ᄂᆞᆫ糖化치아니ᄒᆞ며尙且脂肪의全量은何等變化를未受ᄒᆞ며食後二時間乃至四時間後에ᄂᆞᆫ食塊ᄂᆞᆫ**糜粥**이라名ᄒᆞᄂᆞᆫ一種의濃厚ᄒᆞᆫ液汁으로化ᄒᆞ야小腸으로移ᄒᆞᄂᆞ니라

(三)腸中消化 如此ᄒᆞ야十二指腸에達ᄒᆞᆯ時ᄂᆞᆫ膽汁及膵液이此에加ᄒᆞᄂᆞ니今에此兩消化液과腸液이食物에及ᄒᆞᄂᆞᆫ作用을檢ᄒᆞ건ᄃᆡ

第一 膵液에ᄂᆞᆫ三種의作用이有ᄒᆞ니

甲 蛋白質을溶解ᄒᆞ야胃液의作用을繼續ᄒᆞᆷ

乙 澱粉을砂糖으로化ᄒᆞ야前에中絶ᄒᆞᆫ唾液의作用을復興ᄒᆞᆷ

丙 脂肪質을至微ᄒᆞᆫ小滴에粉碎ᄒᆞ야吸收되기易케ᄒᆞ

ᄂᆞ니此를**乳化作用**이라ᄒᆞᄂᆞ니라

要之컨ᄃᆡ諸腺中에膵은、ᄌᆞ못强大ᄒᆞᆫ作用이有ᄒᆞ야蛋白質이ᄂᆞ澱粉이ᄂᆞ脂肪을働作ᄒᆞᄂᆞᆫ것이니라

第二 膽汁에도各種의作用이有ᄒᆞ니라

甲 酸의反應이有ᄒᆞᆫ糜粥이「알카리」性에變ᄒᆞ야膵液의働作에便케ᄒᆞᆷ

乙 膵液과同히脂肪을乳化ᄒᆞᆷ

丙 腸의內面을潤ᄒᆞ야其蠕動機를進ᄒᆞ야吸收作用을盛大케ᄒᆞᆷ

丁 腸內에有ᄒᆞᆫ食物의腐敗를防禦ᄒᆞᄂᆞᆫ功이有ᄒᆞᆷ

第三 腸液은含水炭素의一部에서働作ᄒᆞ야此를變化케ᄒᆞᆷ

以上膵腸의分泌ᄒᆞᄂᆞᆫ諸液의作用을因ᄒᆞ야起ᄒᆞᄂᆞᆫ食物의變化를稱ᄒᆞ야腸中消化機能이라ᄒᆞᄂᆞ니라

要之컨ᄃᆡ唾液、胃液、膵液、膽汁、腸液의五種分泌液은食物中의含水炭素、蛋白質、脂肪과如ᄒᆞᆫ物質을粉碎ᄒᆞ야或은其質을變ᄒᆞ야容易히腸、胃의粘膜에서吸收케ᄒᆞ야此를組織의營養에供ᄒᆞᄂᆞᆫ者이니摠히此等을**消化液**이라ᄒᆞᄂᆞ니라

消化作用을行ᄒᆞᆷ과同時에吸收作用도口腔、胃、小腸、大腸의各部를通ᄒᆞ야行ᄒᆞ되特히小腸의上部에서盛大ᄒᆞ니卽水分、塩類、砂糖、「페푸톤」은血管中으로吸收되며水、塩類、脂肪球ᄂᆞᆫ淋巴管으로傳ᄒᆞ야淋巴系로入ᄒᆞ야胸管을達ᄒᆞ야畢竟心臟의附近에서上大靜脈의血液中에投ᄒᆞᄂᆞ니라(第三十圖)大腸에ᄂᆞᆫ專히水分의吸收作用을行ᄒᆞ야內에存在ᄒᆞᆫ食物의

不消化分은次第로水分을失ᄒᆞ고畢竟半固形體의物을成ᄒᆞ며又、恒常此에棲ᄒᆞᄂᆞᆫ各種의細菌을因ᄒᆞ야一種의腐敗를生ᄒᆞᄂᆞ니糞은卽其結果ㅣ니라

○第三十圖 消化物吸收의徑路를示ᄒᆞᆷ(模型圖)

一、腸의一部
二、血管
三、門脈
四、肝臟
五、肝靜脈
六、大靜脈
七、淋巴管
八、胸管

(第三十圖)

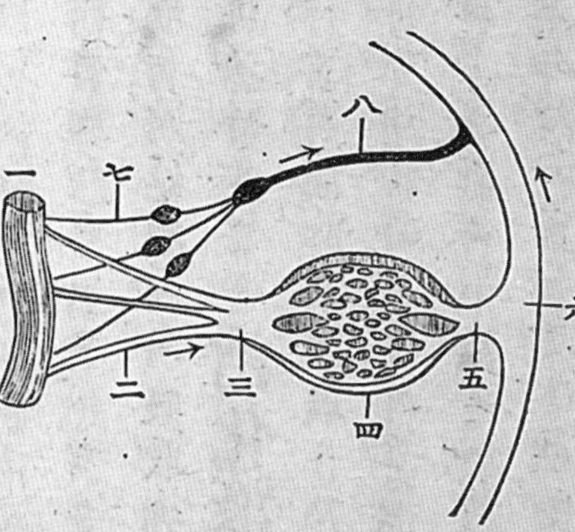

膽汁을分泌ᄒᆞᄂᆞᆫ外에肝臟에ᄂᆞᆫ含水炭素를貯藏ᄒᆞᄂᆞᆫ作用이有ᄒᆞ니卽血管을通ᄒᆞ야吸收된砂糖은門脈(第三十圖(三))으로傳ᄒᆞ야肝臟에入ᄒᆞ면肝臟은此를肝糖이라ᄒᆞᄂᆞᆫ澱粉과如ᄒᆞᆫ物質로化ᄒᆞ야一時組織中에貯藏ᄒᆞ얏다가必要ᄒᆞᆯ時마다再次此

를砂糖으로化ᄒᆞ야其適量을血液中에投ᄒᆞᄂᆞ니라大概砂糖은血液成分의一要素로特히筋肉의收縮作用에ᄂᆞᆫ不可缺ᄒᆞᆯ것이니然則肝臟은含水炭素의一大貯藏處로動物에其作用이有ᄒᆞᆷ은植物이根或葉에澱粉을貯藏ᄒᆞ얏다가必要를應ᄒᆞ야再次此를用ᄒᆞᆷ과恰如ᄒᆞ니라

消化器의衛生

淸潔ᄒᆞᆫ水ᄂᆞᆫ人生에서不可缺ᄒᆞᆯ者인故로人體의七分은水로成ᄒᆞ얏스니日日吾人이排泄ᄒᆞᄂᆞᆫ水量은實로莫大ᄒᆞᆫ故로此를補ᄒᆞᆷ에ᄂᆞᆫ飮食物을用ᄒᆞ야其水分을取ᄒᆞᆯ以外에ᄂᆞᆫ無ᄒᆞ니라食物에ᄂᆞᆫ七分以上의水를含有ᄒᆞᆫ것이有ᄒᆞᆫ故로過量으로用ᄒᆞ면害가無ᄒᆞᆫ飮料ㅣ라도害를釀生ᄒᆞᆷ에至ᄒᆞᄂᆞ니라

水의、ᄀᆞ쟝純粹ᄒᆞᆫ것은天然泉에서湧出ᄒᆞᆫ者이며井水는多少不純物을含有ᄒᆞ야或은病源을成ᄒᆞᆯ黴菌도混有ᄒᆞᆫ故로井의位置와性質等을視察ᄒᆞᆫ後에用ᄒᆞᆷ이可ᄒᆞ니라

河水도兩岸에人家等이有ᄒᆞᆯ時는注意ᄒᆞ야用ᄒᆞᆷ이可ᄒᆞ며長距離의土地로流ᄒᆞ는水도其中에各種의溶解物質、假令炭酸石灰、「마쿠네샤」「암모니아」有機物等이含有ᄒᆞᆫ故로飮料로濫用ᄒᆞᆷ이不可ᄒᆞ며其混合物中에衛生上、特히注意ᄒᆞᆯ것은細微ᄒᆞᆫ生物이니라

石灰、塩類、「마쿠네샤」等의溶解ᄒᆞᆫ水는害가無ᄒᆞ는硬水라故로水管、鐵瓶等中에湯垢를生ᄒᆞ며又、料理에用ᄒᆞ야도肉과野菜의質을柔케ᄒᆞ기未能ᄒᆞ며洗濯及沐浴에用ᄒᆞ야도石鹼中의物質이水中塩類와化合ᄒᆞ야不溶解物을生ᄒᆞ는故

로物을淸洗ᄒᆞ기難ᄒᆞ니水中에溶解ᄒᆞᆫ炭酸石灰를除코ᄌᆞᄒᆞ면全혀此를煑沸ᄒᆞ면足ᄒᆞ니라

水中에住ᄒᆞᄂᆞᆫ各種下等生物은大槪無害ᄒᆞᄂᆞ有機物이水中에在ᄒᆞᆷ은病菌發生의媒助를成ᄒᆞ며又可恐ᄒᆞᆯ運氣(一名腸窒扶斯)怪疾(一名虎列刺)等의病菌은水를因ᄒᆞ야人體에傳ᄒᆞ며寄生蟲도水를因ᄒᆞ야體中에侵入ᄒᆞᆷ이有ᄒᆞᆫ故로極히注意ᄒᆞᆷ이可ᄒᆞ니라

都會或數百年間人類의住家를成ᄒᆞᆫ處所에ᄂᆞᆫ各種腐敗物이地中에滲透ᄒᆞ야土地를腐蝕ᄒᆞᄂᆞᆫ故로井에純粹ᄒᆞᆫ水를得ᄒᆞ기甚難ᄒᆞ니摠히水ᄂᆞᆫ濾過沸騰ᄒᆞ야用ᄒᆞᆷ이ᄀᆞ장安全ᄒᆞ니라

滋養分이有ᄒᆞᆫ食物도亦是人生에게必要ᄒᆞᆫ것으로吾人은

生活의狀態를應ᄒᆞ야時間을定ᄒᆞ고飮食홈이可ᄒᆞ며疑訝가有ᄒᆞᆫ것과腐敗ᄒᆞᆫ것等은全避홈이可ᄒᆞ니라

澱粉質의食物은特히咀嚼ᄒᆞ야唾液에善混홈을要ᄒᆞᄂᆞ니너무熱ᄒᆞᆫ것或은、너무冷ᄒᆞᆫ것은十分咀嚼을加ᄒᆞ기未能ᄒᆞᆫ故로此를避홈이可ᄒᆞ며蛋白質及脂肪性의食物도咀嚼을因ᄒᆞ야胃液、膓液의消化作用을受ᄒᆞ기易케되ᄂᆞ니摠히咀嚼이不完全ᄒᆞᆫ食物은消化가不完全ᄒᆞ야或、胃膓의病을釀生홈이有ᄒᆞ니라

齒ᄂᆞᆫ消化器를健康케홈에關係가大有ᄒᆞᆫ것이라故로恒常淸潔을保持홈이可ᄒᆞ니食後에ᄂᆞᆫ齒를洗ᄒᆞ기에務ᄒᆞ며朝夕二次ᄂᆞᆫ無害ᄒᆞᆫ齒磨粉과治牙(이쓔시기)를用ᄒᆞ야淸潔케홈이可ᄒᆞ며食物의細片等을齒間에서除去홈에ᄂᆞᆫ木片鳥

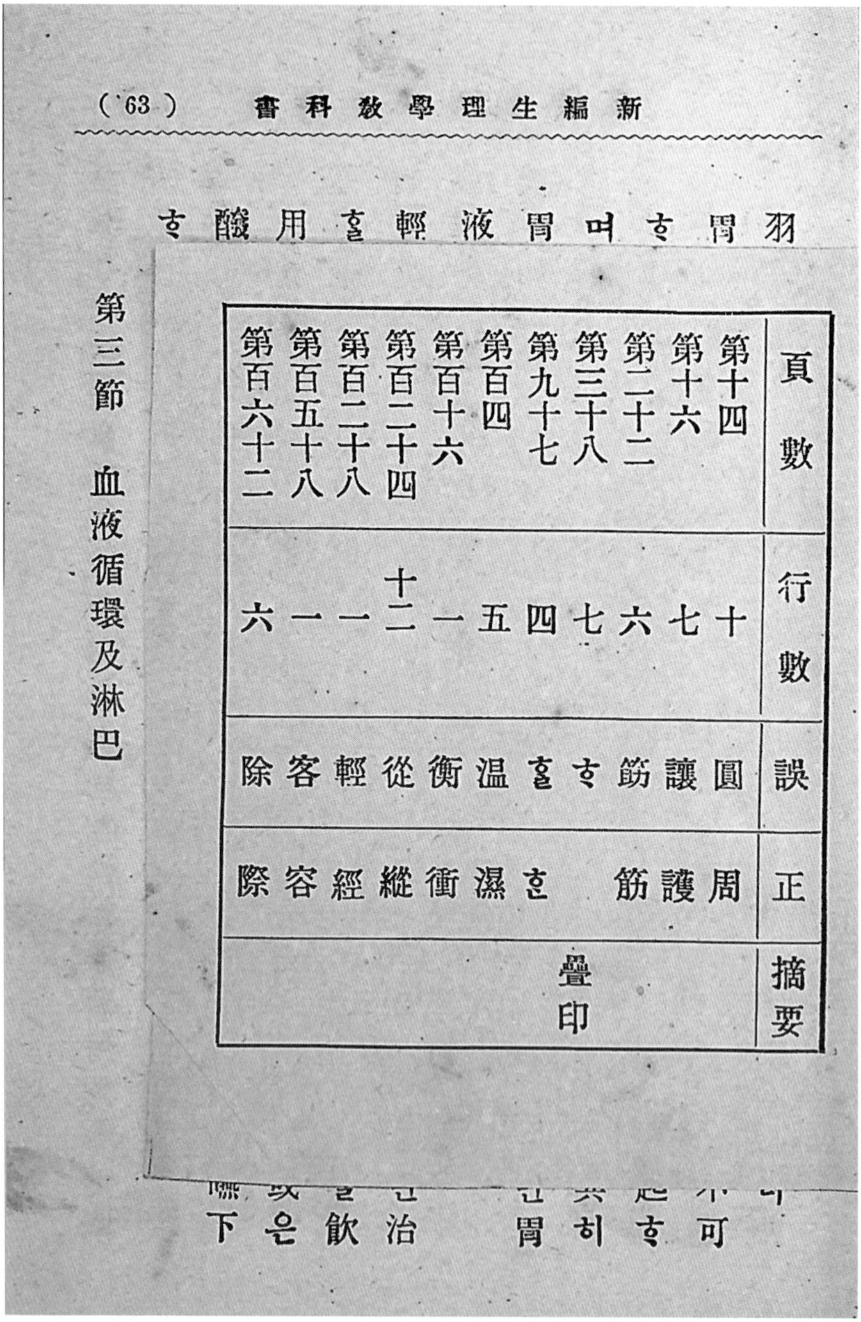

羽 胃 ᄒᆞ 며 胃 液 輕 ᄒᆞᆯ 用 酸 ᄒᆞ

頁數	行數	誤	正	摘要
第十四	十	圓	周	
第十六	七	讓	護	
第二十二	六	筋	筋	
第三十八	七	ᄒᆞ		疊印
第九十七	四	ᄒᆞᆯ	ᄒᆞᆫ	
第百四	五	温	濕	
第百十六	一	衡	衝	
第百二十四	十二	從	縱	
第百二十八	一	輕	經	
第百五十八	一	客	容	
第百六十二	六	除	際	

第三節 血液循環及淋巴

可 ᄒᆞ 히 胃 治 飮 은 下

血液은體의組織을養ᄒᆞ는것인故로人體는血液이無ᄒᆞ면瞬

(第三十一圖)

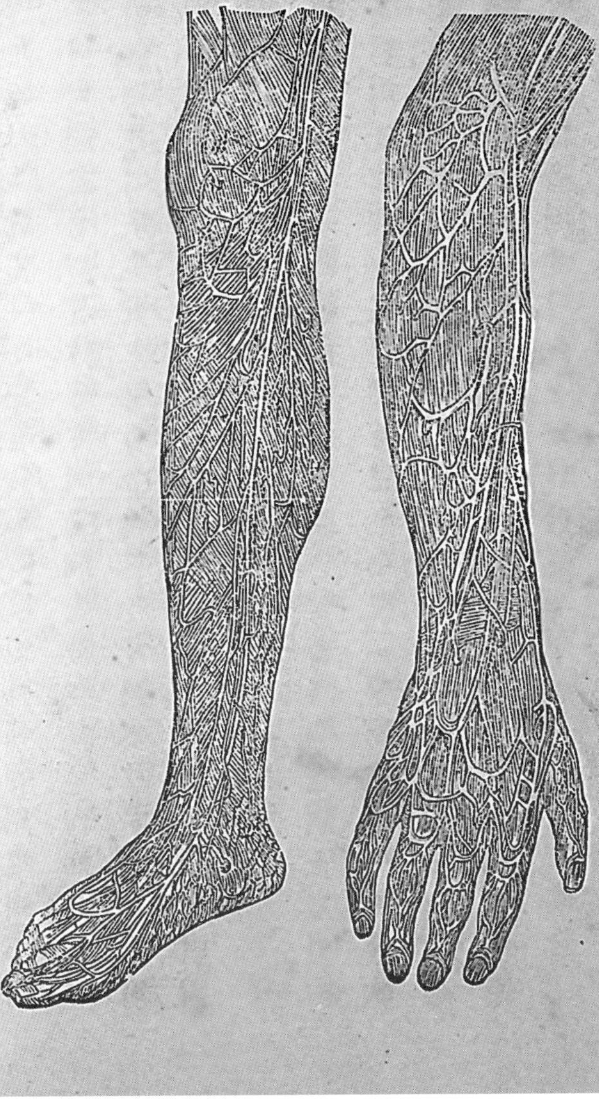

○第三十一圖　手足의皮膚를除去ᄒᆞ고皮下의靜脈을示ᄒᆞᆷ

時라도生活ᄒᆞ기未能ᄒᆞ니甚히出血ᄒᆞ면生命을失ᄒᆞᆷ은全혀此故ㅣ니라身體의局部에長時間을血行이妨禦되면其部ᄂᆞᆫ死ᄒᆞᆷ과同一ᄒᆞ니此ᄂᆞᆫ血이其中에人體의構成及修繕에必要ᄒᆞᆫ材料를含有ᄒᆞᆫ所以며此等은擧皆食物을因ᄒᆞ야得ᄒᆞᆫ物質이며又組織은血에서營養物을得ᄒᆞᆷ과共히恒常老廢物을其中에拋棄ᄒᆞᄂᆞᆫ故로血中에ᄂᆞᆫ人體의不用物도亦是發見ᄒᆞᆯ지니라

要之컨된生活의特徵되ᄂᆞᆫ新陳代謝ᄂᆞᆫ血液을得ᄒᆞ야비로소行ᄒᆞᄂᆞᆫ것이니라

吾人은些少ᄒᆞᆫ負傷에도出血ᄒᆞᆷ을必見ᄒᆞᄂᆞ니人體에ᄂᆞᆫ血液이不到ᄒᆞᄂᆞᆫ處가無ᄒᆞᆷ을知ᄒᆞᆯ지며手足에靑ᄒᆞᆫ血管이有ᄒᆞᆫ것도外部에서認識ᄒᆞᆯ지니라(第三十一圖)唇은恒常赤色을呈ᄒᆞᆷ

은皮下의赤血이透明ᄒᆞᆫ薄膜을透ᄒᆞ야見ᄒᆞᄂᆞᆫ者인故로赤面이라ᄒᆞᆷ은顔面의皮下에存在ᄒᆞᆫ細赤管이一時에膨脹ᄒᆞ야多量의血液을誘集ᄒᆞᆷ을因ᄒᆞ야起ᄒᆞᄂᆞᆫ것이니라

體中血液의全重量은全體重十三分의一에相當ᄒᆞ니卽一千三百兩의體重이有ᄒᆞᆫ人은其血液의重量이百兩에至ᄒᆞᆯ지며其四分一은恒常心臟及血管을充ᄒᆞ며他四分一은肝臟內에存在ᄒᆞ며他四分一은筋肉內에存在ᄒᆞ며殘餘四分一은他諸器官에分布ᄒᆞ니라

血液은水보다稍重ᄒᆞᆫ液體니此를顯微鏡으로檢査ᄒᆞ면其中에**血球**가浮ᄒᆞ얏스며別로히**小血盤**이라ᄒᆞᄂᆞᆫ것이含有ᄒᆞ니라(第三十二圖)其血液分을**血漿**이라ᄒᆞ며血球의二種이有ᄒᆞ니一은**赤血球**(第三十二圖(甲))라ᄒᆞ며一은**白血球**

(同圖(乙))라ᄒᆞ야共히其形이微少ᄒᆞ야顯微鏡이아니면認識ᄒᆞ기未能ᄒᆞ니라

赤血球ᄂᆞᆫ兩面에凹ᄒᆞᆫ正圓의扁平體ㅣ니一立方粍(미리메돌)中에平均大凡五百萬을容ᄒᆞᆯ微小ᄒᆞᆫ것이니라其質은柔軟ᄒᆞ며彈力性을帶ᄒᆞᆫ故로其直徑보다小ᄒᆞᆫ間隙에도入ᄒᆞ며其處ᄅᆞᆯ出ᄒᆞ면原形으로恢復ᄒᆞ며赤血球ᄂᆞᆫ黃色을帶ᄒᆞ얏스니其色素ᄅᆞᆯ**血色素**라ᄒᆞ며其特性은呼吸ᄒᆞᆯ際에容易히空氣中의酸素와合ᄒᆞ며循環ᄒᆞᆯ際에容易히其酸素ᄅᆞᆯ分離ᄒᆞ야各組織에與ᄒᆞ며血液이赤色을帶

(第三十二圖)

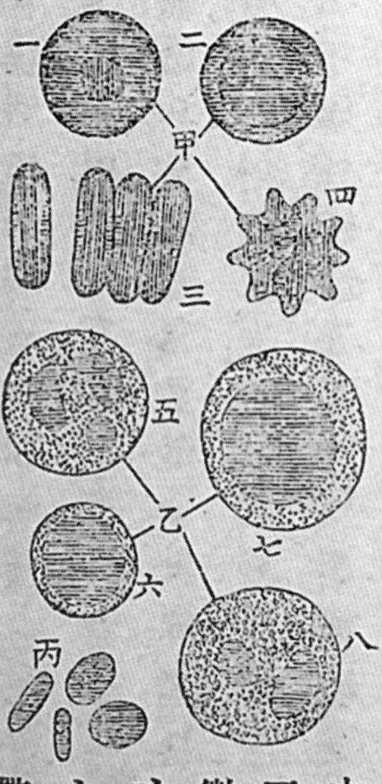

○第三十二圖 血液의內容
甲、赤血球
乙、白血球의種類
丙、小血盤

ᄒᆞᆷ은淡黃色되는赤血球를無數히含有ᄒᆞᆫ所以로血色素가酸素와化合ᄒᆞᆫ時는其血液은鮮紅色을呈ᄒᆞᄂᆞ酸素가少量이던지或은缺欠ᄒᆞᆯ時는其色이暗紅色으로變ᄒᆞᄂᆞ니라

白血球는其數가少ᄒᆞ야通常赤血球五百에對ᄒᆞ는一의比例니라然이ᄂᆞ食後에는次第로增加ᄒᆞ야二百乃至三百에對ᄒᆞ는一의比例로上ᄒᆞ며絕食ᄒᆞᆯ時는千과一의比例로下ᄒᆞᄂᆞ니라白血球는無色으로核가有ᄒᆞᆫ單一의細胞니ᄌᆞ못下等動物의「아미ㅣ바」와如ᄒᆞ며靜止ᄒᆞᆯ時는其形이圓ᄒᆞᄂᆞ動ᄒᆞᆯ時는各種의狀을呈ᄒᆞ며尙且極微ᄒᆞᆫ間隙에도通過ᄒᆞᆷ을得ᄒᆞ며其種類는不一ᄒᆞ야出血際에血의凝固를與ᄒᆞ는作用을行ᄒᆞᆷ도有ᄒᆞ며或은體中에侵入ᄒᆞ는病菌을撲滅ᄒᆞᆷ이有ᄒᆞ니라赤白兩血球는共히死滅을不免ᄒᆞ는者인故로赤血球個體의生命은

大畧二三週間이라血球에도新陳代謝가常行ᄒᆞ야生長ᄒᆞᆫ人體에ᄂᆞᆫ新赤血球가主持ᄒᆞ야長骨의髓腔內에서發生ᄒᆞ며新白血球ᄂᆞᆫ淋巴腺內에서發生ᄒᆞᄂᆞ니라

小血盤은其質이白血球核와如ᄒᆞᆫ것이니血液凝固ᄒᆞᆯ際에甚히必要ᄒᆞ니라

血液의化學上成立을見ᄒᆞ면其重量의八은水分으로二ᄂᆞᆫ固形體ㅣ니此ᄂᆞᆫ一定量의血液을取ᄒᆞ야其水分을蒸發케ᄒᆞ면直時知ᄒᆞᆯ지며其固形體의成分은左表에示ᄒᆞᆷ과如ᄒᆞ니라

(第三十三圖)

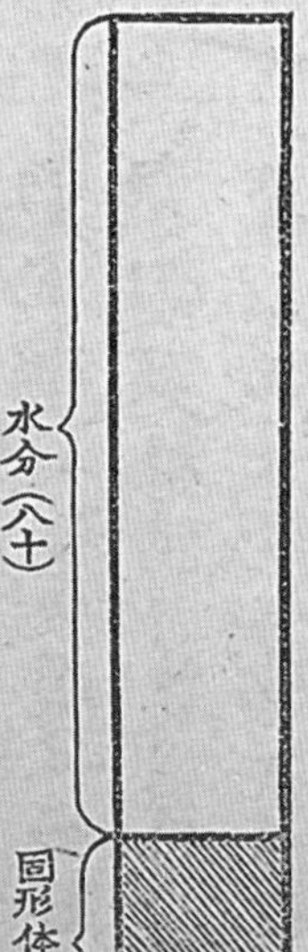

○第三十三圖 血液의水分과固形體의比例를示ᄒᆞᆷ

此外에血液은炭酸瓦斯及酸素를含有ᄒᆞ니라然則人體가其

組織의構成及修繕에要ᄒᆞᄂᆞᆫ材料ᄂᆞᆫ擧皆血液中에含有ᄒᆞᆷ과共히人體의排泄物도、또ᄒᆞᆫ其中에收納ᄒᆞᄂᆞ니라

血液
- 水分……八〇、
- 固形體
  - (一)血色素……一〇、
  - (二)蛋白質……九、
  - (三)脂肪
  - (四)含水炭素
  - (五)塩類
  - (六)尿素
  - ……一、

以上의成分이有ᄒᆞᆫ血液은恒常體內를循環ᄒᆞᄂᆞ니此ᄂᆞᆫ體內에强力ᄒᆞᆫ筋肉의喞筒이存在ᄒᆞᆫ것을因ᄒᆞᆷ이니心臟이卽是也

ㅣ니라 **心臟**은胸腔內에在ᄒᆞᆫ圓錐形의筋肉囊(第三十四圖)으로其大ᄂᆞᆫ大畧自己의拳과同ᄒᆞ니라吾人이胷의左側에手를付ᄒᆞ면第五와第六의肋骨間에서皷動ᄒᆞᆷ을感覺ᄒᆞᆷ은心臟의筋肉이收縮ᄒᆞ야起ᄒᆞᄂᆞᆫ喞筒作用을因ᄒᆞ야尖端이胷壁內面에觸ᄒᆞᆷ을基因ᄒᆞᆷ이니라

脈搏도、또ᄒᆞᆫ心臟皷動의際에流出ᄒᆞᄂᆞᆫ血流의餘波가彈力性에富ᄒᆞᆫ動脈血管에傳ᄒᆞᄂᆞᆫ者인故로其數ᄂᆞᆫ男女의年齡을因ᄒᆞ야不同ᄒᆞ며出産後의嬰兒ᄂᆞᆫ一分時에百三十度에達ᄒᆞ며長成ᄒᆞ야三十歲에達ᄒᆞ면一分時間에七十二度ᄭᆞ지에降ᄒᆞ며老年에至ᄒᆞ면更減ᄒᆞᄂᆞ니運動、暑熱及强ᄒᆞᆫ情緖ᄂᆞᆫ脈搏의數에顯著ᄒᆞᆫ影響이有ᄒᆞᄂᆞ니라

實驗　左開의時刻에各各脈搏을自檢ᄒᆞ야其一分時間의

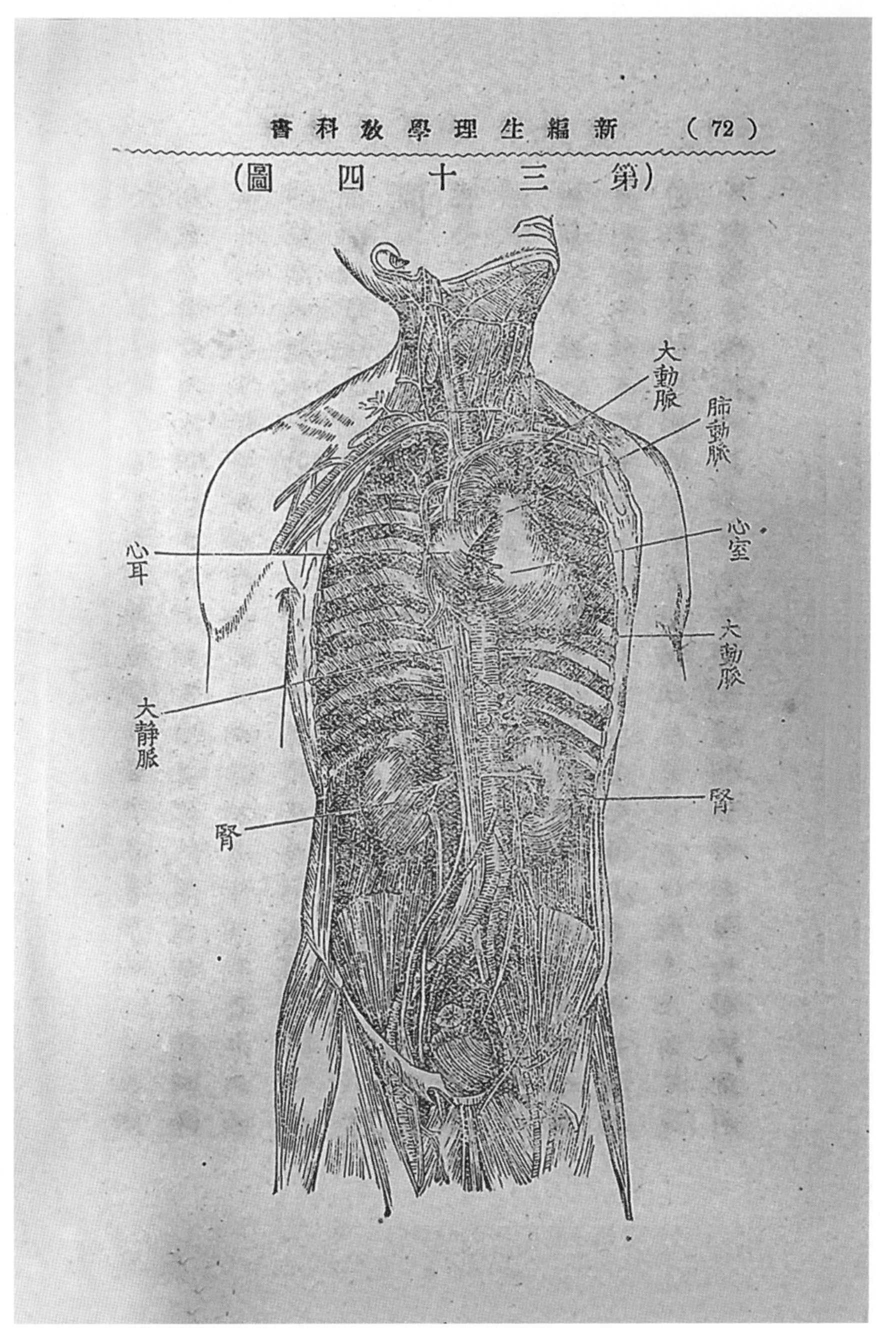
新編生理學敎科書 (72)
(第三十四圖)
大動脈
肺動脈
心室
大動脈
腎
心耳
大靜脈
腎

○第三十四圖 胸壁의全部를除ᄒᆞ고心臟及大血管의位置를示홈

度數를記ᄒᆞ노라

(一) 朝에床에서未起ᄒᆞᆫ時

(二) 朝飯을喫ᄒᆞ기前

(三) 朝飯을畢ᄒᆞᆫ後

(四) 學校에入ᄒᆞᆫ時、或은活潑ᄒᆞᆫ運動을行ᄒᆞᆫ後

○第三十五圖

心臟

一、左室

二、右室

三、右耳

四、左耳

五、大動脈

六、七、肺動脈

八、大靜脈

(第三十五圖)

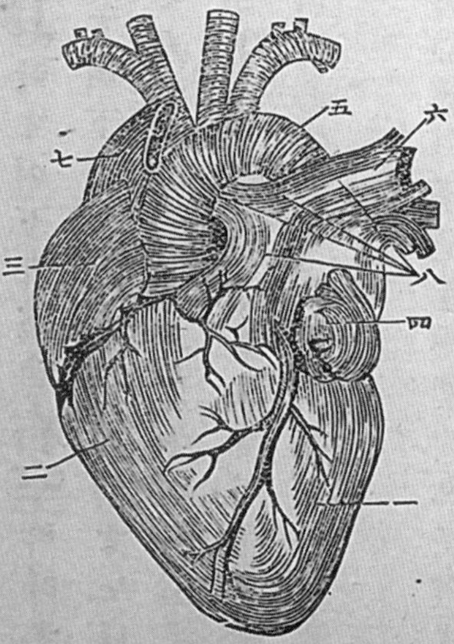

心臟(第三十五圖)은左右二部로分ᄒᆞ며其兩部는共히上下兩室로分別ᄒᆞᄂᆞ니其右便의

上部室을**右耳**라ᄒᆞ며下部室을**右室**이라ᄒᆞ며左側에ᄂᆞᆫ上室을**左耳**라ᄒᆞ며下室을**左室**이라稱ᄒᆞᄂᆞ니라左右兩耳의壁은稍薄ᄒᆞᄂᆞ左右兩室의壁은厚ᄒᆞ며右室은其內에有ᄒᆞᆫ血液을肺로左室은全體에送ᄒᆞᆷ을當ᄒᆞ야强ᄒᆞᆫ壓力을要ᄒᆞᆷ을因ᄒᆞᆷ이며又心耳와心室間에ᄂᆞᆫ瓣이有ᄒᆞ야血液의逆行을防禦ᄒᆞᄂᆞ니라

第三十六圖ᄂᆞᆫ心臟의構造를模型的으로畫ᄒᆞ며또全身의血行을示ᄒᆞᆫ것이니圖中에黑으로顯ᄒᆞᆫ것은**靜脈血管**이라ᄒᆞ야酸素가缺乏ᄒᆞᆫ血이有ᄒᆞ며白으로表ᄒᆞᆫ管은**動脈血管**이라ᄒᆞ야酸素에富ᄒᆞᆫ血液이有ᄒᆞ니라體中에如何ᄒᆞᆫ器官이던지此二種의血管이必具ᄒᆞ니卽一은酸素를齎來ᄒᆞ기爲ᄒᆞᆷ이며一은炭酸瓦斯와如ᄒᆞᆫ排泄物을持歸ᄒᆞ기爲ᄒᆞᆷ이며動脈管

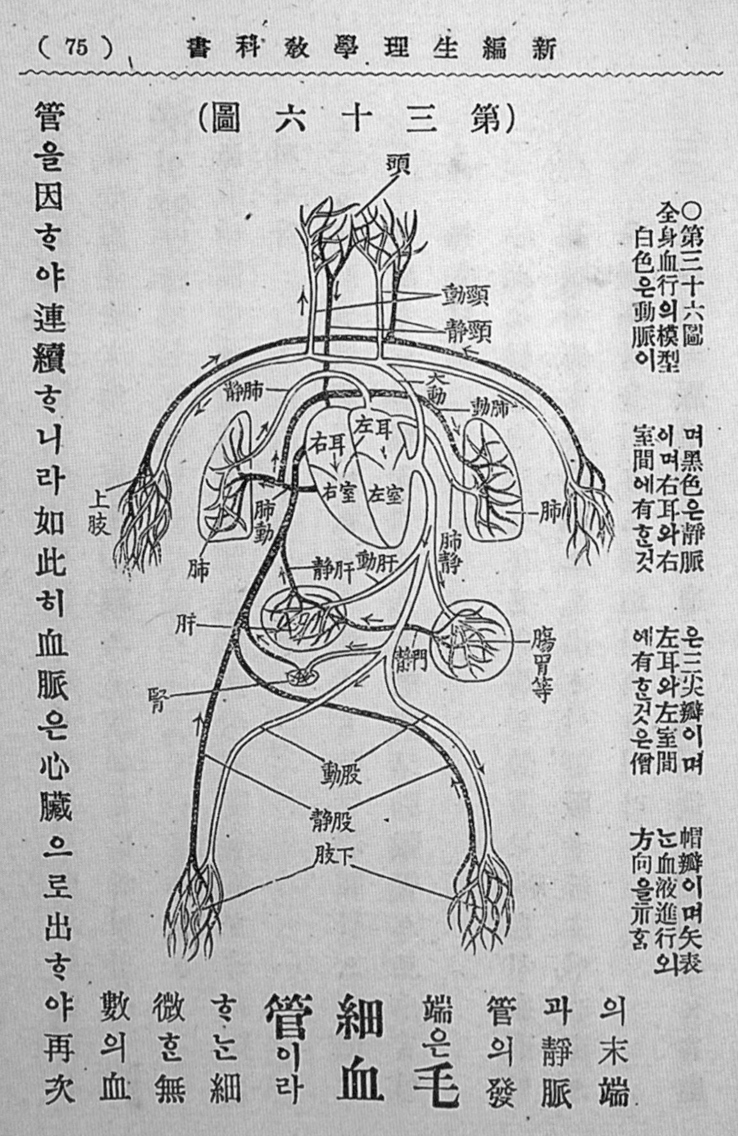

(第三十六圖)

○第三十六圖 全身血行의模型 白色은動脈이며黑色은靜脈이며右耳와右室間에有ᄒᆞᆫ것은三尖瓣이며左耳와左室間에有ᄒᆞᆫ것은僧帽瓣이며矢表는血液進行의方向을示ᄒᆞᆷ

의末端과靜脈管의發端은**毛細血管**이라ᄒᆞ는細微ᄒᆞᆫ無數의血管을因ᄒᆞ야連續ᄒᆞ니라如此히血脈은心臟으로出ᄒᆞ야再次

元來의心臟으로歸ᄒᆞ야端이無ᄒᆞᆫ管系라故로兼ᄒᆞ야血液은一朝心臟을去ᄒᆞ야도再次心臟으로歸來ᄒᆞᄂᆞᆫ者이니此를**血液의循環**이라ᄒᆞᄂᆞ니라

血液이體中을循環ᄒᆞᄂᆞᆫ狀態ᄂᆞᆫ次의事實을依ᄒᆞ야詳知ᄒᆞᆯ지니라

(一) 血液을屍體의動脈管에注入ᄒᆞᆯ時ᄂᆞᆫ靜脈管으로傳ᄒᆞ야出ᄒᆞᄂᆞ靜脈管에注入ᄒᆞ면決코動脈管으로出ᄒᆞᆷ이無ᄒᆞ니라

(二) 心臟及靜脈內에存在ᄒᆞᆫ各瓣의裝置ᄂᆞᆫ明白히血液이動脈에傳ᄒᆞ야心臟으로出ᄒᆞ야靜脈을經ᄒᆞ야心臟으로歸來ᄒᆞᆷ을得ᄒᆞᄂᆞᆫ構造가有ᄒᆞ니라

(三) 生時에動脈을傷ᄒᆞ면血은心臟에近ᄒᆞᆫ便에存在ᄒᆞᆫ處

에서出ᄒᆞ며靜脈을傷ᄒᆞᆫ時ᄂᆞᆫ血은心臟에서遠ᄒᆞᆫ便에서流出ᄒᆞᄂᆞ니라

(四) 靜脈血管의一部의血液을除去ᄒᆞ거ᄂᆞ或은其血行을防禦ᄒᆞᆯ時에血이其部로再次充滿ᄒᆞᆷ은爲先心臟에서最遠ᄒᆞᆫ便에서始ᄒᆞᄂᆞ니라

(五) 紐으로腕을縛ᄒᆞᆯ時ᄂᆞᆫ淺在ᄒᆞᆫ靜脈은壓迫을當ᄒᆞ며紐의外端에位ᄒᆞᆫ部分은血液이充滿ᄒᆞ야脈管이膨脹되ᄂᆞ內端은空虛ᄒᆞᆷ을成ᄒᆞᄂᆞ니라

(六) 指頭로皮膚ᄅᆞᆯ壓ᄒᆞ면其跡에蒼白ᄒᆞᆫ點을生ᄒᆞᆯ지니此ᄂᆞᆫ指頭의壓迫이其局部의血流ᄅᆞᆯ防禦ᄒᆞᆷ을因ᄒᆞᆷ이니壓力이消滅ᄒᆞ면血行이再始ᄒᆞ야舊狀으로恢復ᄒᆞᄂᆞ니라

(七) 下等動物은顯微鏡으로動脈과靜脈及其中間에存在ᄒᆞᆫ毛細血管中으로血液이流ᄒᆞᆷ을見ᄒᆞᆯ지니라

血液은非常ᄒᆞᆫ速度로身體를循環ᄒᆞᄂᆞ니心臟의左室에出ᄒᆞ얏다가再次左室로歸來ᄒᆞᆷ은人은僅히二十秒乃至二十五秒를費ᄒᆞ며犬은十五秒며馬ᄂᆞᆫ三十秒를要ᄒᆞᄂᆞ니一分間에大抵馬의血은二回ㅣ며犬의血은四回ㅣ며人의血은三回의循環을行ᄒᆞᄂᆞ니라故로一分間에七十二回의脈搏이有ᄒᆞᆫ人은大略二十七度脈搏을數ᄒᆞᄂᆞᆫᄃᆡ로血은一循環을行ᄒᆞᄂᆞᆫ者으로知ᄒᆞ면可ᄒᆞ니라

淋巴ᄂᆞᆫ血管과體內各組織의細胞間에存在ᄒᆞᆫ體液이니血液에서赤血球를除去ᄒᆞᆫ것과恰如히血漿이血管內의壓力을因ᄒᆞ야毛細管의壁을滲透ᄒᆞ야生ᄒᆞᄂᆞᆫ者이니라極薄ᄒᆞᆫ黃色

을滯ᄒᆞ며廣히細胞와細胞의中間에出入ᄒᆞ야其表面을潤ᄒᆞ며血液은酸素、蛋白質、含水炭素와如ᄒᆞᆫ營養物을齎ᄒᆞ야體內各組織에供給ᄒᆞᄂᆞᆫ者이ᄂᆞ血管內로流來ᄒᆞᆷ을因ᄒᆞ야直接으로組織의細胞에傳ᄒᆞ기未能ᄒᆞᆫ故로血液은其營養物을爲先淋巴液에傳ᄒᆞ며淋巴液으로更히此를細胞에傳케ᄒᆞ며又各細胞에서生ᄒᆞᆫ炭酸瓦斯와其他의排泄物도一次ᄂᆞᆫ爲先淋巴로傳ᄒᆞᆫ後에血管으로達ᄒᆞᄂᆞ니라然則淋巴液은血液과組織의中間에立ᄒᆞ야其物質交換의媒介를行ᄒᆞᄂᆞᆫ者으로要之컨ᄃᆡ體內各組織의細胞가血液과淋巴液에서生活의材料를求ᄒᆞ며又老廢物을抛棄ᄒᆞᆷ이吾人이自己의身邊에圍繞ᄒᆞᆫ水와空氣와土地等의外界에食物을得ᄒᆞ며又ᄂᆞᆫ老廢物을排泄ᄒᆞᆷ과恰如ᄒᆞ니라

細胞間의淋巴ᄂᆞᆫ漸漸集合ᄒᆞ야淋巴毛細管을作ᄒᆞ며次第로大ᄒᆞᆫ**淋巴管**을成ᄒᆞ야畢竟心臟의附近에서血管中으로注入ᄒᆞᄂᆞ니라淋巴系中에ᄂᆞᆫ處處에**淋巴腺**이라ᄒᆞᄂᆞᆫ者이有ᄒᆞ야白血球와類似ᄒᆞᆫ**淋巴球**가充滿ᄒᆞ니大概淋巴球의發生ᄒᆞᄂᆞᆫ處ㅣ니라淋巴腺은健康體로ᄂᆞᆫ此ᄅᆞᆯ體의外部에서觸覺ᄒᆞ기難ᄒᆞᄂᆞ假令手에惡瘡을被ᄒᆞᄂᆞᆫ等一部의焮衝이生ᄒᆞᆯ時ᄂᆞᆫ液下의淋巴腺은腫大ᄒᆞ며尙且苦痛을感ᄒᆞ야此ᄅᆞᆯ認識ᄒᆞᆷ을得ᄒᆞᆯ지니라

小腸絨毛에서起ᄒᆞ야專히脂肪球의吸收ᄅᆞᆯ與ᄒᆞᄂᆞᆫ淋巴管이有ᄒᆞ니相集ᄒᆞ야大ᄅᆞᆯ成ᄒᆞ야畢竟**胸管**을作ᄒᆞ며食後運動에就ᄒᆞ야檢ᄒᆞᆫ즉淋巴管은許多ᄒᆞᆫ脂肪球ᄅᆞᆯ吸收ᄒᆞ야白色을呈ᄒᆞᄂᆞ니此液을**乳糜**라ᄒᆞ야畢竟血管中으로注ᄒᆞᄂᆞ니此

는淋巴系中에서特히消化器와關係를結혼者이니라(第三十圖叅照)

血行器의衛生

過度혼運動은心臟의働作을增加ᄒᆞ야畢竟、病을生케홈이며此와同一히暴飮暴食도、또혼心臟病의大原因을成홈을知홀지니라摠히飮料를過用ᄒᆞᄂᆞᆫ人은其血液中에서過剩혼水分을除去케ᄒᆞ기爲ᄒᆞ야勢不得已、腎臟을過勞ᄒᆞ야畢竟腎臟病이生홈에至ᄒᆞᄂᆞ니라

너무長久히同一器官을繼續働作케ᄒᆞ면恒常其部에血液을要ᄒᆞ기爲ᄒᆞ야其血管壁은長時緊張혼結果로次第로薄弱홈을成ᄒᆞ야往往破裂홈에至ᄒᆞᄂᆞ니라

第四節 呼吸

呼吸이生物의特徵됨은第一編에論陳ᄒᆞ니라元來生物에行ᄒᆞ는呼吸方法은各種이有ᄒᆞ며兼ᄒᆞ야呼吸器의構造와裝置도各各動物의種類를因ᄒᆞ야相異ᄒᆞᄂᆞ生理上目的은擧皆相同ᄒᆞ니라

第一 空氣中의酸素를體中에輸入ᄒᆞ야酸化作用을起ᄒᆞ며運動의原力及體溫의源을作ᄒᆞᄂᆞ니라

第二 不淨ᄒᆞᆫ血液을淸케ᄒᆞᆷ은前에論述ᄒᆞᆷ과如히血液은體中을循環ᄒᆞ야到處에서老廢物을收ᄒᆞᄂᆞᆫ故로血液全量의半은恒常不淨不潔ᄒᆞᆷ을難免이며其老廢物中의炭酸瓦斯ᄂᆞᆫ專히呼吸器에서逃去ᄒᆞᆫ者이라故로呼吸은酸素를得ᄒᆞᆷ과同時에炭酸瓦斯를除去ᄒᆞᄂᆞᆫ것이니라

人體의呼吸器는口와鼻의兩腔으로始ᄒᆞ야喉頭、氣管을經ᄒᆞ야肺臟에서終ᄒᆞᄂᆞ니라口鼻兩腔中에는**鼻腔**을生理的呼吸道라ᄒᆞ며鼻腔內에存在ᄒᆞᆫ廣濶ᄒᆞᆫ粘液膜의表面은適當ᄒᆞᆫ水分과温度를外氣에與ᄒᆞ야此로ᄒᆞ야금呼入에適宜케ᄒᆞᆷ이니라

第三十七圖는空氣가鼻腔으로入ᄒᆞ야**喉頭**를經ᄒᆞ야氣管으로進ᄒᆞᄂᆞᆫ狀과飮食物이口腔으로브터食管에入ᄒᆞᄂᆞᆫ狀을對照ᄒᆞᆫ것으로(甲)矢는空氣의徑路며(乙)矢는飮食物의徑路를示ᄒᆞᆫ것이니卽食物을嚥下ᄒᆞᆯ時에木의葉과如히直立ᄒᆞᆫ**會厭軟骨**은背部로俯ᄒᆞ야喉頭로入ᄒᆞᄂᆞᆫ孔을掩ᄒᆞ며**軟口蓋**는上便으로擧ᄒᆞ야鼻腔에至ᄒᆞᄂᆞᆫ道를塞ᄒᆞᄂᆞᆫ故로食物은氣管에陷ᄒᆞᆯ憂慮가無ᄒᆞᄂᆞ往往誤ᄒᆞ야氣管에陷ᄒᆞᄂᆞᆫ事가

有ᄒᆞᆯ時ᄂᆞᆫ咳嗽를發ᄒᆞ며其咳嗽로因ᄒᆞ야飯粒이鼻腔으로突入ᄒᆞᄂᆞᆫ事ㅣ有ᄒᆞᆷ은世人이共知ᄒᆞᄂᆞᆫ바ㅣ니此ᄂᆞᆫ嚥下作用을誤ᄒᆞᆷ에基因ᄒᆞᆷ이니라然이나常時의呼吸作用에ᄂᆞᆫ軟口蓋ᄂᆞᆫ垂下ᄒᆞ며會厭軟骨은直立ᄒᆞᄂᆞᆫ故로鼻腔과喉頭腔과相通ᄒᆞ

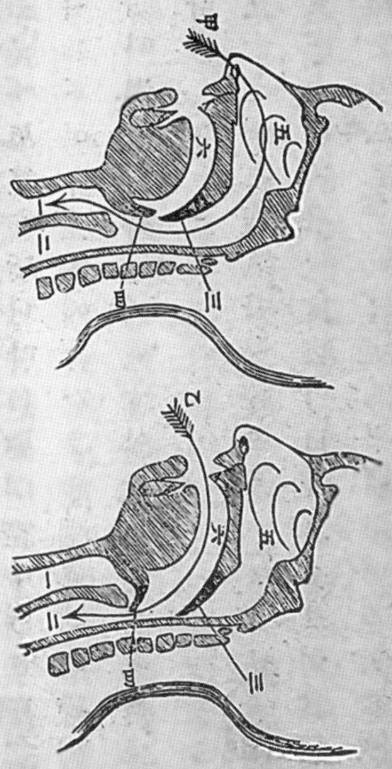

○第三十七圖 右嚥下의際에食物의經路

一、喉頭腔 二、食管 三、軟口蓋 四、會厭軟骨 五、鼻腔 六、口腔 乙、食物의經路

左 呼吸의際에空氣의經路 圖解ᄂᆞᆫ同上

甲 空氣의經路

(第三十七圖)

야空氣의疏通에妨害가少無ᄒᆞ니라

空氣ᄂᆞᆫ喉頭腔을過ᄒᆞ야**氣管**으로進ᄒᆞ야左右로分ᄒᆞ야肺

○第三十八圖 呼吸器의全般을示ᄒᆞᆷ

甲 喉頭
乙 聲門
丙 氣管
丁 肺臟
一、氣管
二、氣管支
三、四、 小氣管支
五、肺胞

(第三十八圖)

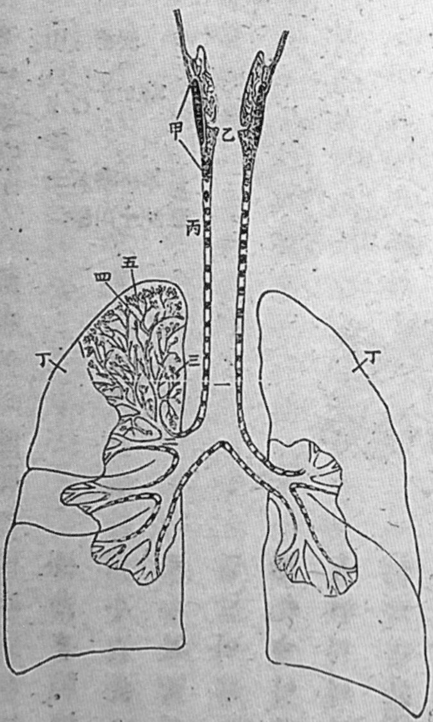

臟으로入ᄒᆞ야**氣管支**를經ᄒᆞ야幾次分枝ᄒᆞᆫ**小氣管支**에

達ᄒᆞ야畢竟**肺胞**라ᄒᆞᄂᆞᆫ無數히細微菲薄ᄒᆞᆫ囊狀을成ᄒᆞᆫ末梢部ᄅᆞᆯ充ᄒᆞᆷ에至ᄒᆞ며(第三十八圖)各個의肺胞ᄂᆞᆫ橢圓形되ᄂᆞᆫ極薄ᄒᆞᆫ膜樣의小盲囊으로小氣管의管壁이膨脹變化ᄒᆞ야成ᄒᆞᆫ者이니라

(第三十九圖)

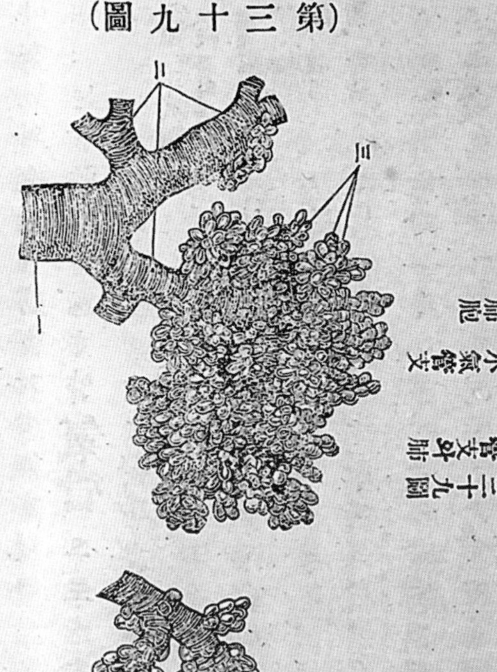

○第三十九圖 小氣管支와肺胞
一、二、小氣管支
三、肺胞

(第三十九圖)肺胞의外面을檢ᄒᆞ면網과如ᄒᆞᆫ毛細

血管으로被ᄒᆞᆫ것을見ᄒᆞᆯ지니라(第四十圖)
小氣管支(四)로入ᄒᆞ야胞內를充ᄒᆞᄂᆞᆫ空氣ᄂᆞᆫ肺胞(三)의薄膜을
隔ᄒᆞ야其表面에分布ᄒᆞᆫ不潔ᄒᆞᆫ血液과互相觸接ᄒᆞ야血液中
에서炭酸瓦斯를奪ᄒᆞ고酸素를與ᄒᆞᄂᆞ니如是ᄒᆞ야肺動脈(一)
에서傳ᄒᆞ야暗紅色血液이次第로鮮紅色으로變ᄒᆞ야淸淨을
成ᄒᆞ며毛細血管을去ᄒᆞ야肺靜脈(二)으로出ᄒᆞᄂᆞ니라血液의
色에鮮紅과暗紅의差가有ᄒᆞᆷ은酸素의多少를因ᄒᆞᆫ所以ᄂᆞᆫ前
章에已爲論陳ᄒᆞᆷ과如히即赤血球內에存在ᄒᆞᆫ血色素가酸素
와和化ᄒᆞᆯ時ᄂᆞᆫ鮮紅色으로呈ᄒᆞ며此를失ᄒᆞᆯ時ᄂᆞᆫ暗紅色으로
變ᄒᆞᄂᆞ니라

是故로體에서呼出ᄒᆞᄂᆞᆫ空氣와通常空氣를比較ᄒᆞ면顯著ᄒᆞᆫ
差異가有ᄒᆞᆷ을見ᄒᆞᆯ지니라

第一 呼出ᄒᆞᆫ空氣ᄂᆞᆫ、ᄌᆞ못水分이富ᄒᆞ며

○第四十圖 肺胞와動靜毛細管의關係
一、不淨ᄒᆞᆫ血液의入口
二、淸潔ᄒᆞᆫ血液의出口
三、肺胞
四、小氣管支로數個의氣胞와連絡ᄒᆞ야空氣의出入ᄒᆞᄂᆞᆫ것
甲 肺動脈
乙 肺靜脈
丙 小氣管支

(第四十圖)

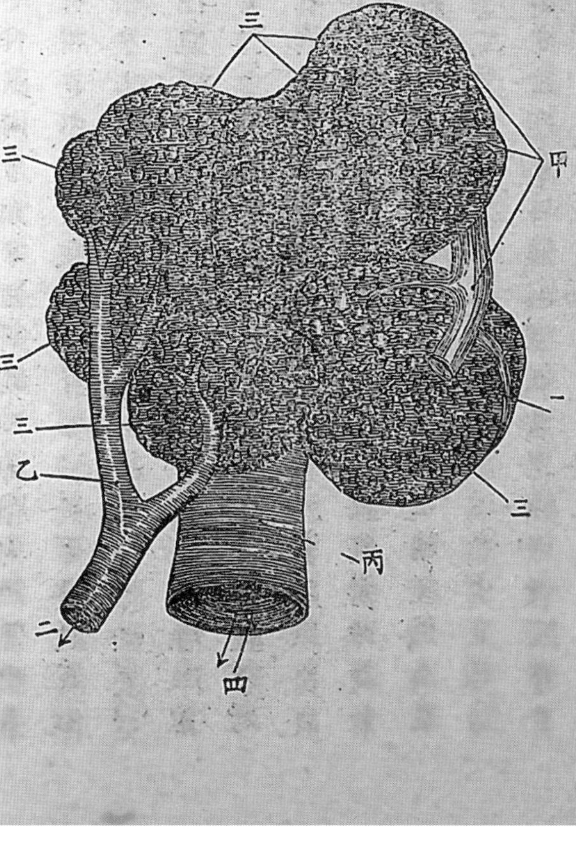

第二 呼出ᄒᆞᆫ空氣ᄂᆞᆫ温度가高ᄒᆞ며

第三 呼出ᄒᆞᆫ空氣에ᄂᆞᆫ炭酸瓦斯의量이甚多ᄒᆞ야通常外氣中에存在ᄒᆞᆫ者에比ᄒᆞ면大約百倍餘에達ᄒᆞ며其他有機性毒物의少量도含有ᄒᆞᆫ지라實驗ᄒᆞ면如左ᄒᆞ니

一 冷ᄒᆞᆫ玻璃에吹息ᄒᆞ면水ᄂᆞᆫ凝固ᄒᆞ야小滴을成ᄒᆞ야其面을曇케ᄒᆞᆯ지니此ᄂᆞᆫ呼出ᄒᆞᆫ空氣에水分이存在ᄒᆞᆫ證據ㅣ니라

二 寒暖計로外氣의温度를確定ᄒᆞᆫ後에其寒暖計를數秒間吹息ᄒᆞ면其温度가昇ᄒᆞᆷ을見ᄒᆞᆯ지니此ᄂᆞᆫ呼出ᄒᆞᄂᆞᆫ空氣가外氣보다其温度가高ᄒᆞᆫ證據ㅣ니라

三 二個의玻璃壜에서各各分半의石灰水를入ᄒᆞ고

第四十一圖와如히護謨管으로裝置ᄒᆞ고口를(一)에接ᄒᆞ고管을通ᄒᆞ야呼吸ᄒᆯ時ᄂᆞᆫ空氣ᄂᆞᆫ矢表로示ᄒᆞᆷ과如히甲乙兩壜中의石灰水를通ᄒᆞ야流通ᄒᆯ지며暫時에乙壜의石灰水ᄂᆞᆫ白濁을成ᄒᆞᆷ을見ᄒᆯ지니此ᄂᆞᆫ吾人의肺에서排出ᄒᆞᆫ空氣中에存在ᄒᆞᆫ炭酸瓦斯가石灰와化合ᄒᆞ야炭酸石灰를生ᄒᆞᆷ을因ᄒᆞᆷ이니라然이ᄂᆞ甲壜中에ᄂᆞᆫ專히外氣의通過ᄒᆞᆷ을因ᄒᆞ야石灰水ᄂᆞᆫ依然히透明ᄒᆞ고炭酸石灰의沈澱을生ᄒᆞᆷ이無ᄒᆞ니此ᄂᆞᆫ通常의空氣와肺에서呼出ᄒᆞᆫ空氣와ᄂᆞᆫ炭酸瓦斯의量에差等이有ᄒᆞᆷ을證

○第四十一圖 外氣와呼氣의成分을比較ᄒᆞᄂᆞᆫ實驗

(第四十一圖)

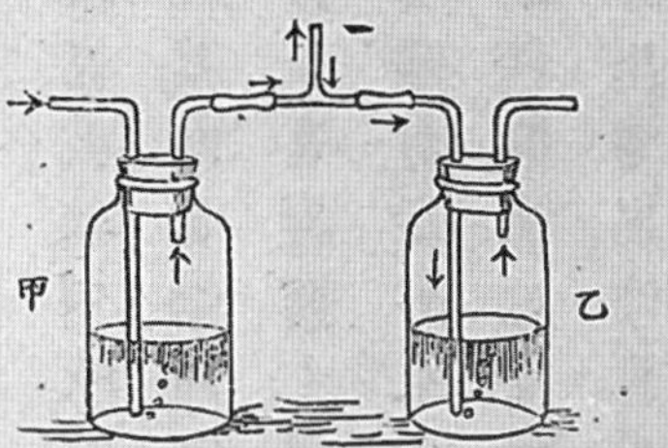

據흠이니라

肺는胸腔內에存在ᄒᆞ니,다만一便으로口鼻를通ᄒᆞ야外界로開ᄒᆞᆫ者이니라

胸壁은其質이緻密ᄒᆞ야外界에서空氣가侵入ᄒᆞ기未能ᄒᆞ며肺의表面은胸膜을隔ᄒᆞ야胸壁의內面에密接ᄒᆞᆫ故로今에胸壁의容積에膨脹收縮의變化가有ᄒᆞᆯ時는彈力이富ᄒᆞᆫ肺도亦是其容積을隨ᄒᆞ야不同ᄒᆞᆯ理ㅣ니此는實際로起ᄒᆞ는現象으로肋骨間에存在ᄒᆞᆫ一種의筋肉이收縮ᄒᆞ면肋骨의前端은上便으로擧ᄒᆞ며此와共히胸骨의下端도前으로進ᄒᆞ는故로(第四十二圖(甲(二))胸腔前後及左右의直徑이增加ᄒᆞ며同時에橫隔膜도,ᄯᅩᄒᆞᆫ收縮ᄒᆞ야下便을壓흠을因ᄒᆞ야(甲(五))胸腔上下의直徑도增加ᄒᆞᄂᆞ니此를因ᄒᆞ야胸腔의容積이大增ᄒᆞᆯ지며此

를隨ᄒᆞ야肺도共히擴張ᄒᆞᄂᆞᆫ故로肺內空氣의氣壓은減홈을難免이며氣壓이減ᄒᆞ면外氣ᄂᆞᆫ口와鼻를通ᄒᆞ야進入ᄒᆞ야空氣의吸入을行ᄒᆞᄂᆞ니(甲(八))此를**吸息**이라ᄒᆞᄂᆞ니라次에肋骨이再下ᄒᆞ야橫隔膜의收縮이止ᄒᆞ야舊狀으로恢復홀時에(甲(五))胸腔의容積도、또ᄒᆞᆫ復舊ᄒᆞ야縮小ᄒᆞᄂᆞᆫ故로肺內의空氣ᄂᆞᆫ胸壁의壓力을受ᄒᆞ야高壓을呈ᄒᆞᄂᆞ니此를因ᄒᆞ야氣

○第四十二圖 吸息의起ᄒᆞᄂᆞᆫ理
呼息吸息의起ᄒᆞᄂᆞᆫ所以를示ᄒᆞᆫ模型圖
甲、吸息
乙、呼息
一、氣管
二、胸骨
三、肺
四、胸腔
五、橫隔膜
六、腹壁
七、呼息
八、吸息

(第四十二圖)

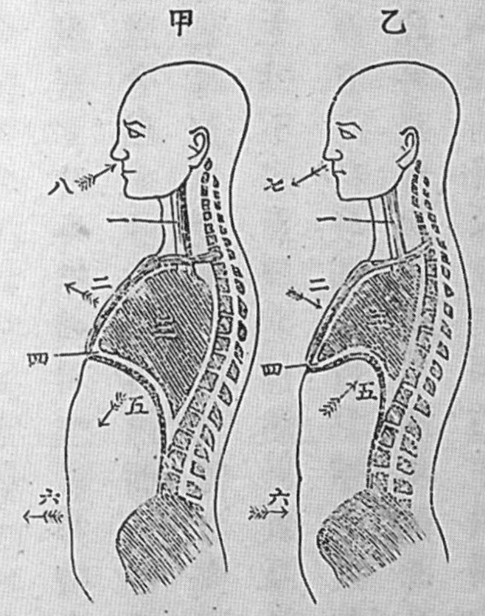

壓이低ᄒᆞᆫ外界로自然流出ᄒᆞᄂᆞ니此를**呼息**이라ᄒᆞ며呼吸

○第四十三圖 呼吸上橫隔膜의作用을示ᄒᆞᆷ (模型)

(第四十三圖)

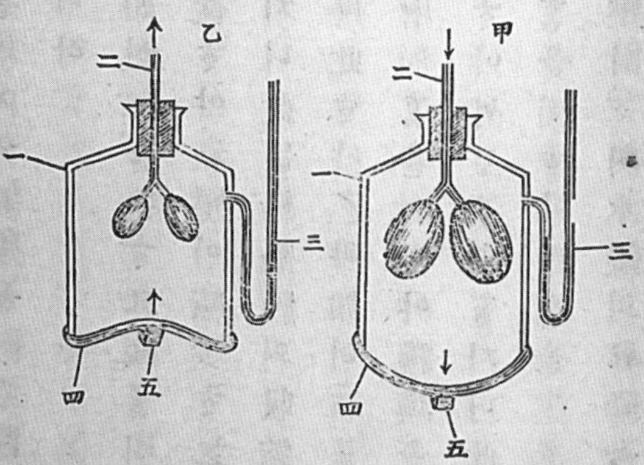

甲 乙 一 二 三 四 五

ᄒᆞᆯ際에胸部를檢ᄒᆞ면胸壁及橫隔膜의伸縮을因ᄒᆞ야生ᄒᆞᄂᆞᆫ腹壁의浮沈等을容易히見ᄒᆞᆯ지니라然이ᄂᆞ如此히呼吸ᄒᆞᄂᆞᆫᄃᆡ로新陳代謝ᄒᆞᆷ은肺內空氣의全量이아니니肺의容積의大凡四分一에不過ᄒᆞᆷ을知ᄒᆞᆯ지니라

上圖ᄂᆞᆫ橫隔膜의作用을說明ᄒᆞᄂᆞᆫ模型을示ᄒᆞᆷ이니(一)은胸壁의像이며(二)ᄂᆞᆫ氣管

을表ᄒᆞᆷ이며其下端에附着ᄒᆞᆫ二個의護謨囊은肺臟을表ᄒᆞᆫ것이며(三)은壜內의氣壓을計ᄒᆞᄂᆞᆫ氣壓計며(四)ᄂᆞᆫ撮이오(五)ᄂᆞᆫ護謨底니라

今에甲과如히(五)를執ᄒᆞ고底를引下ᄒᆞᆯ時ᄂᆞᆫ壜內의容積이增加ᄒᆞᆷ을從ᄒᆞ야氣壓이減少ᄒᆞᄂᆞᆫ故로空氣ᄂᆞᆫ護謨囊中으로侵入ᄒᆞᆯ지니此ᄂᆞᆫ橫隔膜의收縮을因ᄒᆞ야吸息을起ᄒᆞᆷ과同一ᄒᆞ며反此ᄒᆞ야乙과如히(五)를壜內에押入ᄒᆞᆯ時ᄂᆞᆫ壜內의氣壓이增加ᄒᆞᆷ을因ᄒᆞ야護謨囊은壓力을受ᄒᆞ야其空氣ᄂᆞᆫ(二)로傳ᄒᆞ야外로流出ᄒᆞᆯ지니此ᄂᆞᆫ橫隔膜이伸張ᄒᆞ야舊位로恢復ᄒᆞᆷ을因ᄒᆞ야呼息을生ᄒᆞᆷ과同一ᄒᆞ며壜內氣壓의高低ᄂᆞᆫ氣壓計(三)의水銀의昇降을因ᄒᆞ야知ᄒᆞᄂᆞ니라

呼吸의度數에ᄂᆞᆫ顯著ᄒᆞᆫ變化가有ᄒᆞ야一日中에도相異ᄒᆞ니

天候의模樣과四季의變移로因ᄒᆞ야도多少相違가有ᄒᆞ며其他喜怒哀樂의情緖와職業及運動의如何等은擧皆呼吸의度數及出入ᄒᆞᄂᆞᆫ空氣의量이變化가生ᄒᆞ며特히激動ᄒᆞᆫ結果로炭酸瓦斯의排出量이增加ᄒᆞᆯ時ᄂᆞᆫ其度數가平常보다二倍乃至三倍에達ᄒᆞᆷ이有ᄒᆞᄂᆞ니라然則吾人이排出ᄒᆞᄂᆞᆫ炭酸瓦斯의量을據ᄒᆞ야體의勢力의消耗를計ᄒᆞ며推ᄒᆞ야勤惰의狀況도知ᄒᆞᆯ지니라

呼吸器의衛生

空氣ᄂᆞᆫ水、食物等과同ᄒᆞ야人生에不可缺ᄒᆞᆯ것으로吾人이空氣에서酸素를吸收、ᄒᆞ며又、炭酸瓦斯를放散ᄒᆞᄂᆞ니라多量의炭酸瓦斯ᄂᆞᆫ有害ᄒᆞᆫ것이ᄂᆞ靑ᄒᆞᆫ植物이此를取ᄒᆞ야空氣를淸케ᄒᆞᄂᆞᆫ性이有ᄒᆞ며又空中에ᄂᆞᆫ「오쏜ㅡ」이라ᄒᆞᄂᆞᆫ者

이有ᄒᆞ야能히消毒의作用을行ᄒᆞᄂᆞ니라

空氣의流通이不好ᄒᆞᆫ家屋內에ᄂᆞᆫ通常外界의空氣中에存在ᄒᆞᆫ것보다二倍或三倍의炭酸瓦斯를含有ᄒᆞ며特히古井及空洞等에ᄂᆞᆫ黴菌其他微細ᄒᆞᆫ生物의作用을因ᄒᆞ야醱酵가起ᄒᆞ야瓦斯를多量으로發生ᄒᆞᄂᆞ니其含有量이百分의五에서百分의十ᄭᆞ지達ᄒᆞ면人體에危險ᄒᆞᄂᆞ니라

戶外空氣中水分이最高量에達ᄒᆞᆷ은雨、雪、霧、露의降ᄒᆞᆯ時ᄂᆞ如此ᄒᆞᆫ時에도室內ᄂᆞᆫ人工의燃料를因ᄒᆞ야乾燥ᄒᆞᆫ故로往往水分에缺欠ᄒᆞᆫ事ㅣ有ᄒᆞ며乾燥ᄒᆞᆫ空氣ᄂᆞᆫ無害ᄒᆞᄂᆞ其乾燥ᄒᆞᆷ을因ᄒᆞ야室內에塵埃를生ᄒᆞᆯ憂慮가有ᄒᆞ며又甚히濕氣가有ᄒᆞᆫ空氣ᄂᆞᆫ熱을善引ᄒᆞᄂᆞᆫ故로體溫을速奪ᄒᆞᆯ憂慮가有ᄒᆞᆯᄲᅮᆫ아니라黴菌의繁殖도敏速ᄒᆞ며空氣中水蒸氣의量

은温度의高低에關ᄒᆞᄂᆞ니라

空氣中에浮動ᄒᆞᄂᆞᆫ塵埃中에食塩이無害有益ᄒᆞ니海邊温泉場의附近에多ᄒᆞ며他ᄂᆞᆫ大槪呼吸器를害ᄒᆞ며肺를刺戟ᄒᆞᄂᆞᆫ者이又黴菌이라ᄒᆞᄂᆞᆫ微細ᄒᆞᆯ生物이塵埃에交ᄒᆞ얏스니其中에ᄂᆞᆫ有益ᄒᆞᆫ것도有ᄒᆞᄂᆞ大槪ᄂᆞᆫ有害ᄒᆞᆫ것으로黃肉牛乳其他飮食物을腐敗케ᄒᆞ며或은人體에入ᄒᆞ야繁殖ᄒᆞ야不足症(一名結核)傷寒(一名流行性感冒)咽喉病(一名實扶丁里亞)等의病을生케ᄒᆞᄂᆞ니極히用力ᄒᆞ야如是不潔ᄒᆞᆫ空氣를避ᄒᆞᆷ이必要ᄒᆞ니라

右와如히生物의繁殖을因ᄒᆞ야起ᄒᆞᄂᆞᆫ病氣中에ᄂᆞᆫ空氣를因ᄒᆞ야蔓延ᄒᆞᄂᆞᆫ것이有ᄒᆞᆫ故로恒常空氣를清潔케ᄒᆞᆯ必要가有ᄒᆞ니라然則人家가稠密ᄒᆞᆫ都會에서ᄂᆞᆫ公園等을設ᄒᆞ

며市街를淸淨케ᄒᆞ야空氣의循環을良好케홈을務圖홈이可ᄒᆞ며又雨와雪과風은空中의有害物을大地、海洋、河湖에流케ᄒᆞ며太陽의光線은此等을射殺ᄒᆞᄂᆞᆫ功이有ᄒᆞ니라

空氣ᄂᆞᆫ恒常一定ᄒᆞᆫ**壓力**을體에加ᄒᆞᄂᆞᆫ者인故로平生、吾人은此를不覺ᄒᆞᄂᆞ假令平地에住ᄒᆞ든者가高山에登ᄒᆞ며或은輕氣球로高ᄒᆞᆫ空中에上ᄒᆞ며或은潛水器에入ᄒᆞ야深海에潛ᄒᆞ면忽然氣壓의變更이伴生ᄒᆞᄂᆞᆫ結果를見ᄒᆞᆯ지니라登山ᄒᆞᆯ時에漸高ᄒᆞ면空氣ᄂᆞᆫ益益히稀薄홈을從ᄒᆞ야呼吸이迫ᄒᆞ며脈搏이急ᄒᆞ야嘔吐를督催홈은世人의共知ᄒᆞᄂᆞᆫ바이며又高氣壓을受ᄒᆞᆯ時ᄂᆞᆫ其氣壓을因ᄒᆞ야動物은痙攣을起ᄒᆞ야死ᄒᆞ며植物은發芽ᄒᆞ기未能ᄒᆞ니라氣壓의劇變은避홈이可ᄒᆞ니曾往에潛水器를急히海底에서引出홈

을因ᄒᆞ야潛水者의生命을危케ᄒᆞᆫ事이有ᄒᆞ니要之컨ᄃᆡ人類가能堪ᄒᆞᆯ氣壓의範圍ᄂᆞᆫ最低ᄂᆞᆫ海面上五千五百米突의高處니通常氣壓의半에相當ᄒᆞ며最高ᄂᆞᆫ海面下四十米突의深處니通常氣壓의五倍에相當ᄒᆞ니라

肺量을增ᄒᆞ야呼吸運動을十分營養코ᄌᆞᄒᆞ면胸壁의筋肉을發達케ᄒᆞᆷ이必要ᄒᆞ니라故로呼吸을妨害ᄒᆞᄂᆞᆫ姿勢ᄅᆞᆯ取ᄒᆞ거ᄂᆞ或은過度히身보다小ᄒᆞᆫ衣服을纒ᄒᆞᆷ이不可ᄒᆞ며規則에相當ᄒᆞᆫ運動及唱歌와演說等은肺의發達을扶助ᄒᆞᄂᆞ니라呼吸은鼻로行ᄒᆞᆷ을務圖ᄒᆞᆷ이最好ᄒᆞ니鼻腔의粘膜은空氣가過度히乾燥ᄒᆞᆫ時에ᄂᆞᆫ水分을與ᄒᆞ며塵埃ᄅᆞᆯ含有ᄒᆞᆯ時에ᄂᆞᆫ其表面에附着케ᄒᆞ야肺로深入케ᄒᆞᆷ이無ᄒᆞ며鼻孔에生ᄒᆞᆫ毛도亦是塵埃等을防禦ᄒᆞᄂᆞᆫ効果가大有ᄒᆞ니라

第五節 發聲器

聲音은喉笛이라稱ᄒᆞ는處에서發ᄒᆞᆷ이라喉笛은呼吸器의一部가變化ᄒᆞᆫ者이니卽喉頭를上部로檢ᄒᆞ면粘膜이摺裂ᄒᆞ야成ᄒᆞᆫ一雙의隔帶가有ᄒᆞ니此를**聲帶**라ᄒᆞ며其兩帶間에前에서後로向ᄒᆞᆫ一長隙을見ᄒᆞᆯ지니此는**聲門**이라平時呼吸ᄒᆞᆯ際에는排開ᄒᆞ야前狹後廣ᄒᆞ니라(第四十四圖)

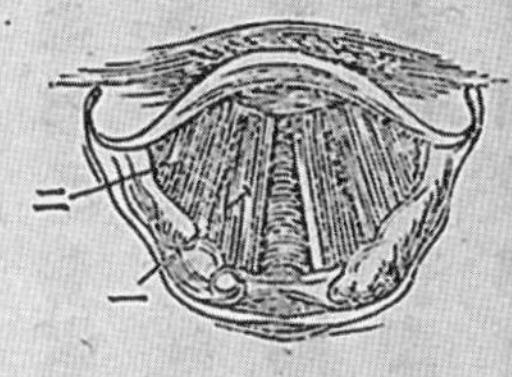

(第四十四圖)

○第四十四圖 喉頭鏡으로檢ᄒᆞᆫ喉頭의上部
一、眞聲帶
二、假聲帶
(假聲帶는發聲作用에不與ᄒᆞᆷ)

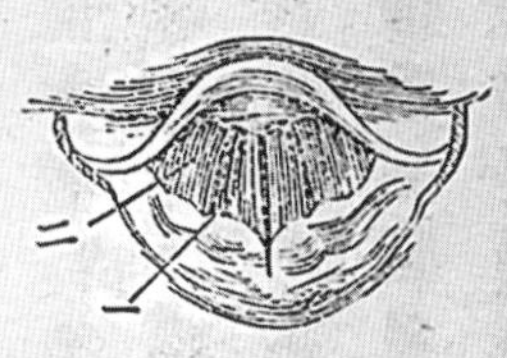

(第四十五圖)

○第四十五圖 喉頭鏡으로檢ᄒᆞᆫ喉頭의上部(聲門의閉鎖)
一、眞聲帶
二、假聲帶

此兩聲帶가緊張ᄒᆞ야其對緣이互相並行ᄒᆞᆯ時(第四十五圖)에肺에서來ᄒᆞ는呼息의氣流가其間을通過ᄒᆞ면聲帶는其通過ᄒᆞᆷ을因ᄒᆞ야顫動ᄒᆞ야聲

音을生ᄒᆞᄂᆞ니라聲音은聲帶의對緣이一二미리미돌以內로接近ᄒᆞᆫ時에發ᄒᆞᄂᆞ니라

聲音의性質은人人이相異ᄒᆞ며人種을因ᄒᆞ야도亦是不同ᄒᆞ니此ᄂᆞᆫ各人의發音器의構成上으로生來特異ᄒᆞᆫ性質이有ᄒᆞᆷ을因ᄒᆞᆷ이同一ᄒᆞᆫ構造를有ᄒᆞᆫ樂器로其音에多少差異가有ᄒᆞᆷ과恰如ᄒᆞ니概言ᄒᆞ면小兒及婦人의聲은高ᄒᆞ며成年男子의聲은低ᄒᆞ니라如此히聲音에高低의別이有ᄒᆞᆷ은聲帶緊張의度를基因ᄒᆞᆷ인故로弛ᄒᆞᆫ時ᄂᆞᆫ低ᄒᆞ며張ᄒᆞᆫ時ᄂᆞᆫ高ᄒᆞ니今에一의模型을

○第四十六圖

聲音에高低의別이生ᄒᆞᄂᆞᆫ所以를示ᄒᆞᄂᆞᆫ模型

一、一、聲帶에相當ᄒᆞᆷ

二、二、甲狀軟骨에相當ᄒᆞᆷ

三、環狀軟骨에相當ᄒᆞᆷ

四、破裂軟骨에相當ᄒᆞᆷ

(第四十六圖)

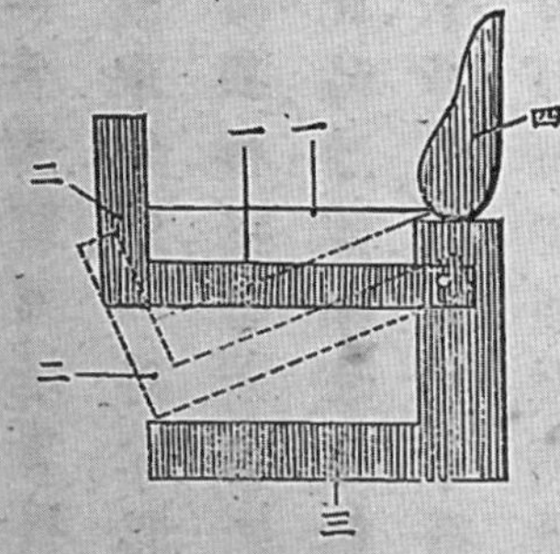

依ᄒᆞ야說明ᄒᆞ면第四十六圖에示홈과如히彈力性이有ᄒᆞᆫ扁平ᄒᆞᆫ護謨線一條(一)을取ᄒᆞ야(四)와(二)間에張ᄒᆞ고(三)을小下에서廻轉ᄒᆞ야(二)의位置로移ᄒᆞ면(二)은(一)의位置를占ᄒᆞ고多少의緊張을行홀지니此時에此線을顫動케ᄒᆞ야發ᄒᆞ는音은前에(一)에서發ᄒᆞ는것보다高調를成홀지니라

吾人의喉頭에存在ᄒᆞᆫ發聲器에서高低의音調를生홈을得홈은此와同一ᄒᆞᆫ理로基因홈이니라第四十七圖(三)은聲帶를示ᄒᆞᆫ것이며(二)은聲帶의前部에附着ᄒᆞᆫ甲狀軟骨이라稱ᄒᆞ는V字形의軟骨로其尖端은喉의前部로向ᄒᆞ야指로容易히探得홀지니라大抵此軟骨이筋肉의收縮을因ᄒᆞ야下便으로引下홀時는矢表로示홈과如히(一)은(二)로降ᄒᆞ며此를伴ᄒᆞ야(三)은(三)의新位置로達ᄒᆞ야聲帶의緊張이行ᄒᆞ며其度를應ᄒᆞ야高

低의各種되ᄂᆞᆫ聲音이生ᄒᆞᄂᆞ니라美妙ᄒᆞᆫ唱歌ᄂᆞᆫ吾人의意識을因ᄒᆞ야發聲器諸筋을巧妙히統御ᄒᆞ야其收縮을調整ᄒᆞ며

(第四十七圖)

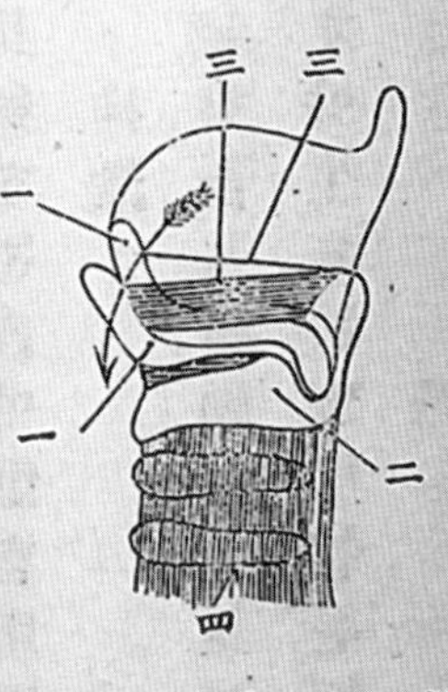

○第四十七圖 發音器의模型
一、一、甲狀軟骨
二、環狀軟骨
三、三、聲帶
四、氣管

또肺로、브터適當ᄒᆞᆫ氣流를起ᄒᆞ야顫動케ᄒᆞᄂᆞᆫ者이니라

如此히聲音은肺로、브터來ᄒᆞᄂᆞᆫ氣流의强弱을因ᄒᆞ야聲帶로顫動을起케ᄒᆞᆷ에生ᄒᆞᄂᆞᆫ者이ᄂᆞ其空氣의顫動이咽喉와口腔及鼻腔等을徑過ᄒᆞᆯ際에腔形의變化와軟部緊張의度가不同ᄒᆞᆫ等을因ᄒᆞ야各種으로其性質을變ᄒᆞ야**言語**를構成ᄒᆞᄂᆞ니라

發聲은人類ᄂᆞᆫ呼出의氣流를因ᄒᆞ야起ᄒᆞᄂᆞᆫ것이ᄂᆞ牛와豕

와如ᄒᆞᆫ것은吸入의氣流가聲帶를顫動ᄒᆞᆷ에基因ᄒᆞᄂᆞ니라

發聲器의衛生

聲音의嗄ᄒᆞᆷ은發聲器의粘膜에掀衝을因ᄒᆞᆷ이라故로發音에異常이有ᄒᆞᆷ을認ᄒᆞᆯ時ᄂᆞᆫ期於히使用ᄒᆞᆷ을止ᄒᆞ며또寒冷ᄒᆞᆫ空氣、塵埃、温濕氣等에不觸ᄒᆞ도록注意ᄒᆞᆷ이可ᄒᆞ니라男子ᄂᆞᆫ十五六歲에達ᄒᆞ면聲音에變化가生ᄒᆞᆷ은發聲器의膨大ᄒᆞᆷ을伴ᄒᆞ야聲帶가延長ᄒᆞᆷ을因ᄒᆞᆷ이니、곳長ᄒᆞᆫ聲帶ᄂᆞᆫ短ᄒᆞᆫ것을因ᄒᆞ야其發ᄒᆞᄂᆞᆫ音이低ᄒᆞᆫ所以니라

第六節　排泄

前에論陳ᄒᆞᆷ과如히吾人의動作은其體質의壞損을必生ᄒᆞᄂᆞᆫ것으로此를因ᄒᆞ야生ᄒᆞᄂᆞᆫ老廢物은恒常體의各部에서排泄되ᄂᆞ니卽

一 肺臟에서ᄂᆞᆫ炭酸瓦斯와水를排泄ᄒᆞ며

二 腎臟에서ᄂᆞᆫ尿를除去ᄒᆞ며

三 皮膚에서ᄂᆞᆫ塩과水分을排泄ᄒᆞᆷ이니라

右의第一項은已爲呼吸의條에서論陳ᄒᆞᆷ과如ᄒᆞ니라

○第四十八圖 泌尿器를背面으로見ᄒᆞᄂᆞᆫ圖

一、腹部動脈幹

二、三、腎動脈

四、腎臟

五、六、腎靜脈

七、大靜脈

八、輸尿管

九、膀胱

十、尿道

(第四十八圖)

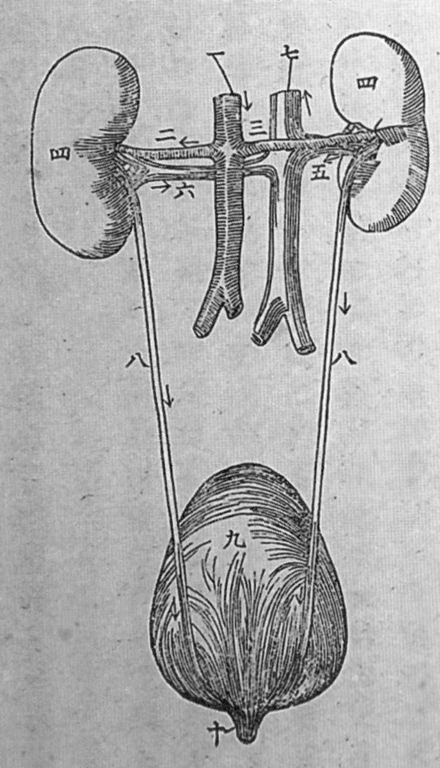

腎臟(第三十四圖)은腰椎骨左右에位ᄒᆞᆫ一雙의蠶豆形의器官이니各一條의**輸尿管**(第四十八圖(八))을因ᄒᆞ야膀胱으로連絡ᄒᆞ얏스며**膀胱**(九)은彈力性이有ᄒᆞᆫ囊으로一時、尿ᄅᆞᆯ貯ᄒᆞ얏다가**尿道**(十)ᄅᆞᆯ經ᄒᆞ야體外로輸送ᄒᆞᄂᆞ니라

(第四十九圖)

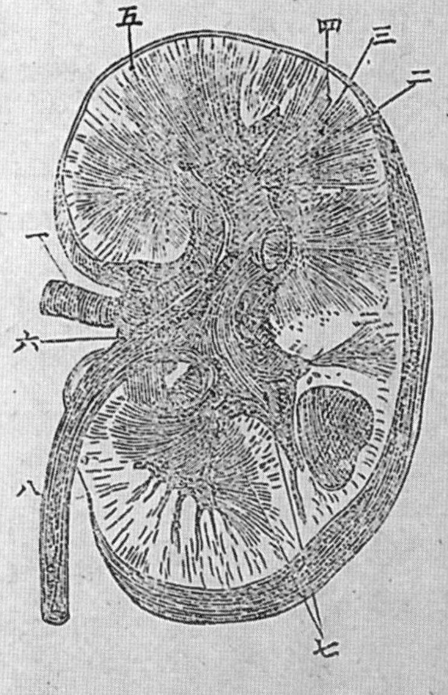

○第四十九圖 腎의縱斷及組織
一、腎動脈
二、乳頭
三、圓錐體
四、皮質
五、髓質
六、腎盂
七、腎盞
八、輸尿管

腎臟內緣에彎形을成ᄒᆞᆫ部ᄅᆞᆯ**腎門**이라ᄒᆞ며大ᄒᆞᆫ血管이此로出入ᄒᆞᄂᆞ니라輸尿管의上部도、또ᄒᆞᆫ此로由ᄒᆞ야腎의內部로入ᄒᆞ야膨脹ᄒᆞ야**腎盂**(第四十九

圖(六)를成ᄒᆞ며其末端이數枝로又分ᄒᆞ야**腎盞**(七)을作ᄒᆞ야ᄉᆞ니其狀은許多ᄒᆞᆫ枝가有ᄒᆞᆫ漏斗와恰如ᄒᆞ야其膨脹ᄒᆞᆫ輸尿管의外部를圍繞ᄒᆞ며腎의實質이有ᄒᆞ야二層으로成ᄒᆞ얏ᄉᆞ니其外層을**皮質**(四)이라ᄒᆞ며內層을**髓質**(五)이라ᄒᆞᄂᆞ니라髓質은腎盂의周圍에數多ᄒᆞᆫ圓錐形의突起를作ᄒᆞ얏ᄉᆞ며其端을**乳頭**(二)라ᄒᆞ며

(第五十圖)

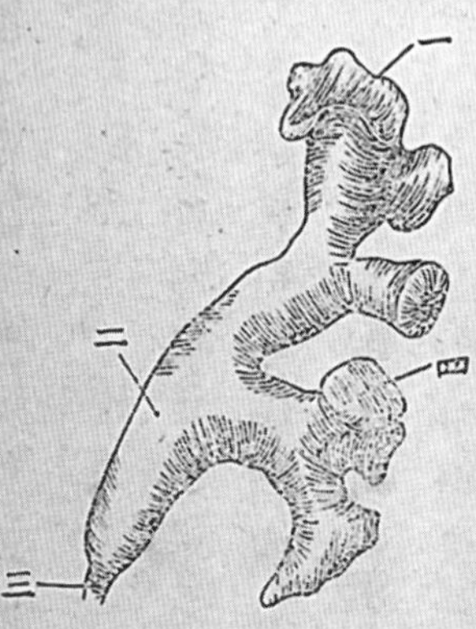

○第五十圖 輸尿管에서石膏를腎盞으로注入ᄒᆞ야取ᄒᆞᆫ內型
一、二、腎盞
三、腎盂
四、輸尿管

腎盞이其周圍를約束ᄒᆞ니라

腎、動脈(第四十八圖(二)(三))으로入來ᄒᆞᄂᆞᆫ血液은腎의實質로進入ᄒᆞ야內外兩層을通過ᄒᆞ야次에腎、靜脈(第四十八圖(五)(六))으

로出去ᄒᆞᄂᆞᆫ中間에含有ᄒᆞᆫ蛋白質의老廢物及剩餘ᄒᆞᆫ塩類와水分을除ᄒᆞ야尿를成ᄒᆞ며乳頭로傳ᄒᆞ야腎盂內에서滴滴ᄒᆞᆫ分泌을成ᄒᆞ야輸尿管을經ᄒᆞ야畢竟膀胱으로達ᄒᆞᄂᆞ니羊豕의新鮮ᄒᆞᆫ腎臟을縱斷ᄒᆞ고其乳頭를榨ᄒᆞ면尿滴을見ᄒᆞᆯ지니라

尿ᄂᆞᆫ酸性을帶ᄒᆞᆫ透明帶黃色의液으로其健全ᄒᆞᆫ것의主成分은尿素、食塩及水分等이ᄂᆞ病的成分으로ᄂᆞᆫ砂糖或은蛋白質을交ᄒᆞ며水分의多少를因ᄒᆞ야色의濃淡ᄒᆞᆫ差가有ᄒᆞ며其溫度ᄂᆞᆫ骨盤內의體溫과同一히攝氏三十七度로三十八度에至ᄒᆞ며一晝夜間의排泄量은人과氣候의乾濕을因ᄒᆞ야相異ᄒᆞᄂᆞ通常平均八合餘ㅣ니라

尿ᄂᆞᆫ肉食ᄒᆞᄂᆞᆫ人及肉食動物은澄明ᄒᆞ며酸性을帶ᄒᆞᄂᆞ牛

馬와如ᄒᆞᆫ草食物과平常에菜食만ᄒᆞᄂᆞᆫ人은알카리性을呈ᄒᆞ며또溷濁ᄒᆞ니라但絕食ᄒᆞᆫ草食動物의尿ᄂᆞᆫ肉食動物의尿와如히澄明ᄒᆞ니此ᄂᆞᆫ絕食中에ᄂᆞᆫ自身의肉을食ᄒᆞ야其間은肉食生活을行ᄒᆞᆷ과同一ᄒᆞ니라

皮膚ᄂᆞᆫ體를保護ᄒᆞ며體와外界의界에立ᄒᆞᆫ故로其作用도單一치아니ᄒᆞ니其重要ᄒᆞᆫ것을左開ᄒᆞ깃노라

一 皮膚ᄂᆞᆫ知覺의器官이며

二 皮膚ᄂᆞᆫ排泄器의一이며

三 皮膚ᄂᆞᆫ體의温政을司ᄒᆞᆷ

本章에ᄂᆞᆫ皮膚의排泄作用을陳述ᄒᆞ고他ᄂᆞᆫ後篇에論陳ᄒᆞ깃노라

皮膚ᄂᆞᆫ表皮와眞皮의二層으로成ᄒᆞ야**表皮**ᄂᆞᆫ外에在ᄒᆞ고

眞皮는其下層에在ᄒᆞ니眞皮는結締組織으로成ᄒᆞ야彈力性의纖維가有ᄒᆞ며血管과神經에富ᄒᆞ며許多의隆起를成ᄒᆞ야表皮層內로突入ᄒᆞ얏스니其深底에는**脂肪**이有ᄒᆞ야內部의器官을保護ᄒᆞᆷ에必要ᄒᆞᆫ者이니라

○第五十一圖 皮膚의斷面

一、表皮

二、汗의輸送管의開口部

三、螺旋狀部

四、汗의輸送管

五、汗腺

六、血管

(第五十一圖)

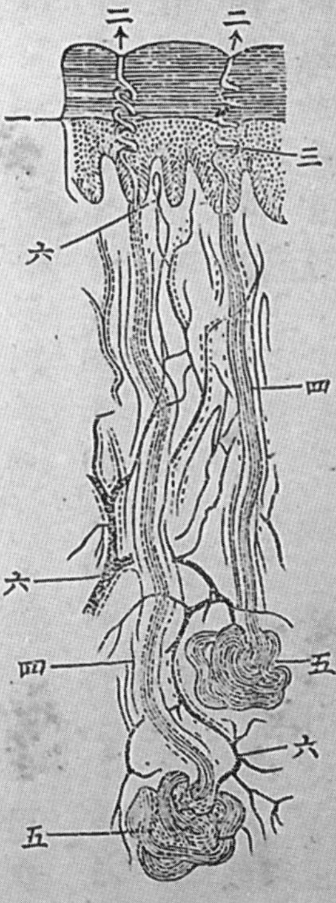

掌의皮膚에는無數ᄒᆞᆫ隆起線이互相並行ᄒᆞ야走ᄒᆞᆫ것을見ᄒᆞᆯ지니(第五十二圖)簡單ᄒᆞᆫ顯微鏡으로指頭의皮膚를檢ᄒᆞ면其

隆起線上에小孔이有홈을認識ᄒᆞᆯ지며(第五十三圖(一))暑ᄒᆞᆯ時에ᄂᆞᆫ小滴이其孔에充ᄒᆞᄂᆞ니卽汗腺의開口部니라

(第五十二圖)

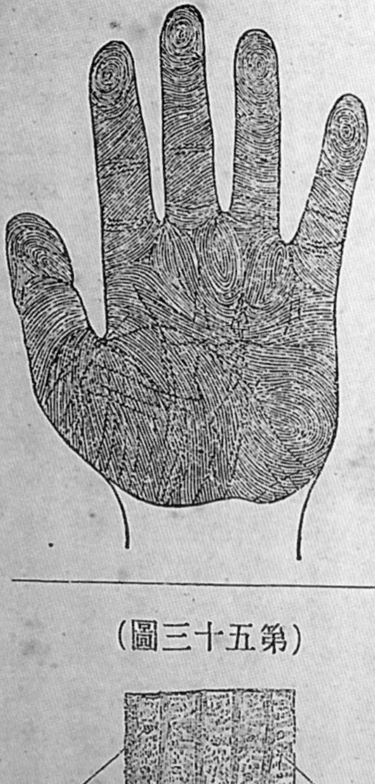

○第五十二圖 掌의皮膚에有ᄒᆞᆫ隆起線

(第五十三圖)

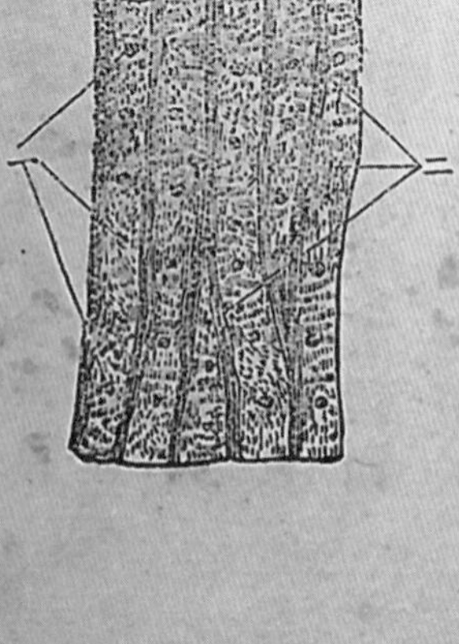

○第五十三圖、顯微鏡으로指頭의肢膚ᄅᆞᆯ檢ᄒᆞ야其隆起와溝數條ᄅᆞᆯ示홈 一、汗腺開口部 二、隆起線

汗腺은眞皮中에有ᄒᆞ니許多ᄒᆞᆫ血管이圍繞되야各輸送管

을因ᄒᆞ야表皮面으로開口ᄒᆞᄂᆞ니汗은此로分泌된것으로水와少量의食塩과多少의有機體로成ᄒᆞ얏ᄉᆞ며汗腺은全身의皮膚에普存ᄒᆞᄂᆞ、ᄀᆞ쟝掌皮에多ᄒᆞ니其驗은如左ᄒᆞ니라

皮膚ᄂᆞᆫ恒常、汗을分泌ᄒᆞᄂᆞᆫ것이ᄂᆞ暑熱을感ᄒᆞᆯ時或은運動이甚ᄒᆞᆯ時ᄂᆞᆫ汗이皮膚의表面으로顯出ᄒᆞ야發汗ᄒᆞᆷ을容易히覺悟ᄒᆞᆯ지오靜止ᄒᆞ야手가殆히冷ᄒᆞᆷ을感ᄒᆞᆯ時ᄂᆞᆫ發汗ᄒᆞᆷ을覺悟치못ᄒᆞᄂᆞ此時에鏡上에手를接ᄒᆞ면鏡面은水氣를因ᄒᆞ야曇ᄒᆞᆷ을見ᄒᆞᆯ지니此ᄂᆞᆫ掌皮에셔恒常發散ᄒᆞᄂᆞᆫ汗의水分이冷却ᄒᆞ야鏡面에接ᄒᆞ야固結ᄒᆞᆷ을因ᄒᆞᆷ이며此時에手甲으로觸ᄒᆞ면掌皮로觸ᄒᆞᆫ時보다鏡面이不曇ᄒᆞᆯ지니此를見ᄒᆞ면汗의分泌이掌皮에多ᄒᆞ고手甲에少ᄒᆞᆷ을知ᄒᆞᆯ지니라

吾人에게서分泌ᄒᆞᄂᆞᆫ汗의量은尿의量과反比例를成ᄒᆞᄂᆞ니暑氣를因ᄒᆞ야皮下의血管이擴張ᄒᆞ야其部의血行이盛旺ᄒᆞᆯ時에ᄂᆞᆫ發汗이多ᄒᆞ며氣候가寒冷ᄒᆞ야皮下의血管이收縮ᄒᆞ야體의表面에血行이衰弱ᄒᆞᆯ時에ᄂᆞᆫ尿의量이多ᄒᆞᄂᆞ니此ᄂᆞᆫ人體의血量은一定ᄒᆞᆫ것이라故로血液이皮膚로集ᄒᆞᆷ이多ᄒᆞ면從ᄒᆞ야腎臟에往ᄒᆞᆷ이少ᄒᆞ며血液이體의內部로行ᄒᆞᆷ이多ᄒᆞ면自然皮膚로來ᄒᆞᆷ이少ᄒᆞᆷ을因ᄒᆞ야腎과皮膚의各排泄機能에서互相繁閒의差가生ᄒᆞᆷ을基因ᄒᆞᆫ者인故로要컨ᄃᆡ此兩器官은互相連絡ᄒᆞ야一致로體의排泄事業에從ᄒᆞᄂᆞ니라

汗量은空氣의狀況과氣候의溫度와血液及神經의狀況等을因ᄒᆞ야不同ᄒᆞᆫ것이니概言ᄒᆞ면皮膚에서放散ᄒᆞᄂᆞᆫ水分은肺로서出ᄒᆞᄂᆞᆫ者의二倍에達ᄒᆞᄂᆞ니라

汗腺外에皮膚에ᄂᆞᆫ毛髮、爪、皮脂腺、色素等이有ᄒᆞᄂᆞ니

○第五十四圖 毛髮이頭에서生ᄒᆞᆫ狀을示ᄒᆞᆷ
一、毛幹
二、毛根
三、毛球
四、乳頭
五、毛囊
六、皮脂腺
七、毛囊筋

(第五十四圖)

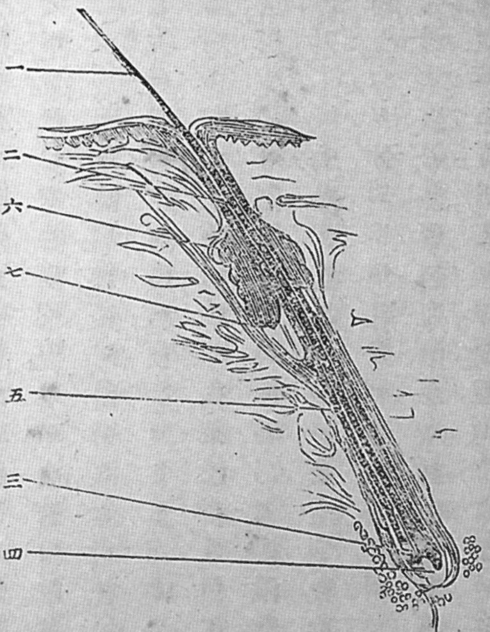

一 二 六 七 五 三 四

爪及毛髮은共히表皮의變化ᄒᆞᆫ者인故로毛髮은其類에各種이有ᄒᆞ

야頭髮、眉睫毛、鬚髯等에擧皆多少의相違가有ᄒᆞᄂᆞ其一般의構造ᄂᆞᆫ相同ᄒᆞ니라毛가皮膚外로現出ᄒᆞᄂᆞᆫ部ᄅᆞᆯ毛幹이라ᄒᆞ며內에隱ᄒᆞᆫ部ᄅᆞᆯ毛根이라ᄒᆞ며毛根의末端에毛球라ᄒᆞᄂᆞᆫ部가有ᄒᆞ야毛髮의生長을司ᄒᆞ얏스며其內部에乳頭가有ᄒᆞ야神經과血管에富ᄒᆞ며乳頭ᄂᆞᆫ毛髮의生長에要ᄒᆞᄂᆞᆫ材料ᄅᆞᆯ供給ᄒᆞᄂᆞᆫ處인故로毛ᄂᆞᆫ乳頭가存在ᄒᆞᆫ間에ᄂᆞᆫ生ᄒᆞᆷ을得ᄒᆞᄂᆞ乳頭가消滅ᄒᆞᆫ後에ᄂᆞᆫ如何ᄒᆞᆫ藥劑ᄅᆞᆯ用ᄒᆞ야도再生ᄒᆞᆷ이無ᄒᆞ니라(第五十四圖)毛根을圍繞ᄒᆞᆫ것을毛囊(五)이라ᄒᆞ며毛囊筋(七)이라ᄒᆞᄂᆞᆫ平滑筋은眞皮의上部에서起ᄒᆞ야其外面에附

(第五十五圖)

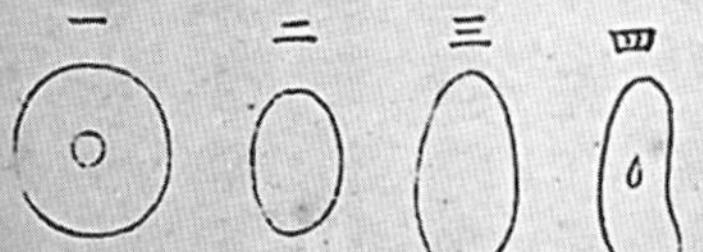

一 二 三 四

○第五十五圖
頭髮의橫斷面
一、本邦人
二、德國人
三、亞弗利加의黑人
四、파퓌ㅣ안人

着ᄒᆞ니라「怒髮이衝天」ᄒᆞᆷ이라ᄒᆞᆷ은其筋이收縮ᄒᆞ야毛ᄅᆞᆯ直立케ᄒᆞᆷ이니猫가怒ᄒᆞᆯ時에其背毛ᄅᆞᆯ直立ᄒᆞᆷ도同一ᄒᆞᆫ理니라頭髮을橫斷ᄒᆞ야其斷面을檢ᄒᆞ면(第五十五圖)其形은人種을因ᄒᆞ야相異ᄒᆞ니

假令黑人「三」及「파퓌ㅣ안」人「四」는捲縮ᄒᆞᆫ毛로扁平ᄒᆞ며本邦人「一」은眞直ᄒᆞᆫ毛로圓形이며又毛髮에各種의色이有ᄒᆞᆷ은色素가毛髮組織中에存在ᄒᆞᆷ을因ᄒᆞᆷ인故로白髮은色素가減ᄒᆞ야空氣가進入ᄒᆞᆫ것이니라

皮脂腺(第五十四圖(十八))은毛囊의內面에서開口ᄒᆞ야脂肪性의液을分泌ᄒᆞᄂᆞ니其液은毛髮과皮膚面을潤澤케ᄒᆞ며柔軟케ᄒᆞ야光澤을與ᄒᆞ며尙且水에濕ᄒᆞ야도容易히不侵케ᄒᆞᆷ으로其分泌이不完全ᄒᆞ거ᄂᆞ或은忽然히洗去ᄒᆞ야皮面을潤澤

케홀餘暇가無ᄒᆞ면皮面에龜裂을生홈에至홀지며面皰의生홈은皮脂腺의開口部의閉塞홈을因ᄒᆞ야皮脂ᄂᆞᆫ外로出ᄒᆞ기未能ᄒᆞ야往往顯著ᄒᆞᆫ塊를成홈이니라

皮膚에도色素가有ᄒᆞ야表皮下層에位ᄒᆞ니太陽의光線中에ᄂᆞᆫ吾人이見ᄒᆞ기未能ᄒᆞᆫ紫外光線이有ᄒᆞ야其光線이神經에富ᄒᆞᆫ眞皮의上層에達홀時ᄂᆞᆫ大害를及ᄒᆞᄂᆞᆫ故로色素ᄂᆞᆫ此를途中에서吸入ᄒᆞ야神經에不達케ᄒᆞᄂᆞᆫ事를行ᄒᆞᄂᆞ니卽體의外面에遮日을成ᄒᆞ야神經의末梢裝置를防衛홈과如ᄒᆞ니라色素의多少ᄂᆞᆫ人種을因ᄒᆞ야大異ᄒᆞᄂᆞ大槪熱帶地方에住ᄒᆞᄂᆞᆫ人種은色素에富ᄒᆞ며通常色素에不富ᄒᆞᆫ人種이라도日光에照ᄒᆞ면一時에色素의量이大增ᄒᆞᄂᆞ니라

皮膚의衛生

皮膚ᄂᆞᆫ恒常汗及皮脂를分泌ᄒᆞ며、또死ᄒᆞᆫ表皮細胞ᄂᆞᆫ恒常其表面에集ᄒᆞᄂᆞ니라故로皮膚를洗ᄒᆞᆷ을怠慢ᄒᆞᆯ時ᄂᆞᆫ皮膚面에堆積ᄒᆞᆫ塵埃와脂汗과死ᄒᆞᆫ表皮細胞及衣服으로서出ᄒᆞᄂᆞᆫ塵埃等이集ᄒᆞ야垢를生ᄒᆞ며汗腺의開口部를閉塞ᄒᆞ야其作用을遲鈍케ᄒᆞ며乘ᄒᆞ야如此ᄒᆞᆫ垢ᄂᆞᆫ各種의寄生生物의發生地를成ᄒᆞ야皮膚病을起케ᄒᆞᆷ에至ᄒᆞᄂᆞ니라

溫浴은全體器官의作用에特히皮膚의働作을勵ᄒᆞ며不用物을除去ᄒᆞ야心氣를爽快케ᄒᆞᄂᆞᆫ功이有ᄒᆞ며、또冷水浴은皮膚를鍛鍊ᄒᆞ야容易히溫度의變化에害를當ᄒᆞᆷ이無케ᄒᆞᄂᆞᆫ利가有ᄒᆞ니라皮膚의垢에ᄂᆞᆫ脂肪質이多混ᄒᆞ야但히水으로ᄂᆞᆫ洗除ᄒᆞ기未能ᄒᆞᆫ故로石鹼을用ᄒᆞᆷ이可ᄒᆞ며石鹼은

皮膚의脂肪을溶解ᄒᆞ야水로洗除홈을得ᄒᆞᄂᆞ니라
皮膚의一部分에止ᄒᆞᆫ溫度의激變은害를遇ᄒᆞᄂᆞᆫ者이라故로注意ᄒᆞ야防禦홈이必要ᄒᆞᄂᆞ니라如此ᄒᆞᆫ變化ᄂᆞᆫ外部의血을深ᄒᆞᆫ體內로驅入케ᄒᆞ야畢竟溫政을紊亂홈이니此時에體에薄弱ᄒᆞᆫ點이有ᄒᆞᆫ者ᄂᆞᆫ、곳疾病에罹ᄒᆞ기易ᄒᆞ며齲齒의痛과呼吸器의病과「류-마디스」等이此例ㅣ니라
爪ᄂᆞᆫ期於히短切ᄒᆞ며、또淸潔케홈이可ᄒᆞ니不潔ᄒᆞᆫ爪ᄂᆞᆫ但外觀이醜ᄒᆯ뿐不是라其垢中에ᄂᆞᆫ往往危險ᄒᆞᆫ病菌이停留ᄒᆞ얏다가食物과共히口로入케ᄒᆞᄂᆞᆫ恐慌이有ᄒᆞ니라

第四章 體溫

第一章에論陳홈과如히人體ᄂᆞᆫ外界의氣溫如何를不關ᄒᆞ고恒常、大畧同一ᄒᆞᆫ**體溫**을保持ᄒᆞᄂᆞ니此ᄂᆞᆫ人類와其他高等

動物이恒常、其生活의諸機能을繼續ᄒᆞ는所以로體温이、만일外氣의温度와共히上下ᄒᆞ면熱帶地方에住居ᄒᆞ는者、以外에는其生活이四時期候를從ᄒᆞ야顯著ᄒᆞᆫ變化를生ᄒᆞᆷ이某下等動物과恰如ᄒᆞᆯ지니라

健康ᄒᆞᆫ人의體温은通常攝氏三十七度ㅣᄂᆞ體의各部에依ᄒᆞ야多少相違가有ᄒᆞ니卽寒煖計를腋窩에挿ᄒᆞ면三十七度前後에在ᄒᆞ며直腸에는少高ᄒᆞ며足裏에는三十二度로降ᄒᆞ며鼻尖과耳朶는二十四度에下ᄒᆞᆷ도有ᄒᆞ며又、幼少ᄒᆞᆫ間에는體温이稍高ᄒᆞ며四十歲를過ᄒᆞ면漸次로下ᄒᆞᄂᆞ니라

體温은一日中에도多少變ᄒᆞ는者이니通常健康體로는大概晝間은昇ᄒᆞ야午後六時에最高點에達ᄒᆞ며夜間은降ᄒᆞ야午前六時에最低度에至ᄒᆞᄂᆞ니라(第五十六圖)女子는男子보다

體温의變化가多ᄒᆞ며小兒ᄂᆞᆫ女子보다도多ᄒᆞ니라

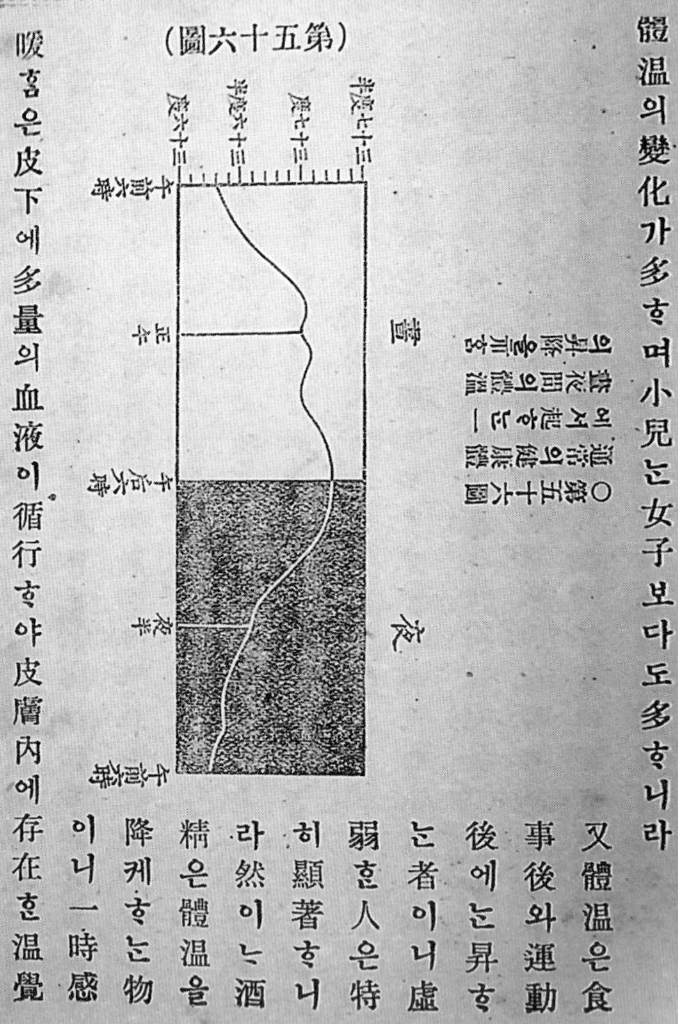

(第五十六圖)

○第五十六圖 通常의健康體에서起ᄒᆞᄂᆞᆫ一晝夜間의體温이昇降을示ᄒᆞᆷ

又體温은食事後와運動後에ᄂᆞᆫ昇ᄒᆞᄂᆞᆫ者이니虛弱ᄒᆞᆫ人은特히顯著ᄒᆞ니라然이나酒精은體温을降케ᄒᆞᄂᆞᆫ物이니一時感暖ᄒᆞᆷ은皮下에多量의血液이循行ᄒᆞ야皮膚內에存在ᄒᆞᆫ温覺

神經을刺戟ᄒᆞᄂᆞᆫ所以니라

體溫은病을因ᄒᆞ야顯著히昇ᄒᆞ야或은三十九度乃至四十一度或은四十三四度에도達ᄒᆞᄂᆞᆫ事이有ᄒᆞ니如此ᄒᆞᆫ高度로長續ᄒᆞᆯ時ᄂᆞᆫ人體ᄂᆞᆫ其害ᄅᆞᆯ必受ᄒᆞᆯ지며又ᄂᆞᆫ已爲三十七度半에昇ᄒᆞᆯ時ᄂᆞᆫ人이此ᄅᆞᆯ因ᄒᆞ야ᄂᆞᆫ何等障害가生ᄒᆞᆯ徵候로認得ᄒᆞᆯ지니라

發熱ᄒᆞᆯ際에ᄂᆞᆫ炭酸瓦斯의排泄量과酸素의吸收量이共히大增ᄒᆞ며從ᄒᆞ야尿素의量과體質消耗의量도增加ᄒᆞᄂᆞ니라反此ᄒᆞ야新陳代謝가最衰ᄒᆞᆫ時ᄂᆞᆫ體溫은三十五度以下에도降ᄒᆞᄂᆞᆫ事이有ᄒᆞ니此ᄂᆞᆫ久飢ᄒᆞᆫ動物等에서見ᄒᆞᆯ지니라此理ᄅᆞᆯ據ᄒᆞ면溫度의下降은死ᄅᆞᆯ促ᄒᆞᄂᆞᆫ者인故로死에瀕ᄒᆞᆫ動物을「깃도」毯褥로包ᄒᆞ야溫度ᄅᆞᆯ保持ᄒᆞ면生命에延

長ᄒᆞᆷ을得ᄒᆞᄂᆞ니라

又人體ᄂᆞᆫ過度히**外界의溫度**에도久堪ᄒᆞ기未能ᄒᆞ니日射病은卽高溫ᄒᆞᆫ外氣에久曝ᄒᆞ면體內溫政의中樞에變動을生ᄒᆞ야體溫이急히上昇ᄒᆞᆷ을因ᄒᆞᆷ이며又ᄂᆞᆫ過度히寒冷ᄒᆞ야도生命을危險케ᄒᆞᄂᆞ니新陳代謝ᄂᆞᆫ其寒冷ᄒᆞᆷ을因ᄒᆞ야衰弱ᄒᆞ면其影響은漸次로神經中樞에及ᄒᆞ야睡氣를盛催ᄒᆞ야畢竟死ᄒᆞᆷ에至ᄒᆞᄂᆞ니라

體溫은身軆組織의酸化를主因ᄒᆞ야生ᄒᆞᄂᆞ니食物이體中에吸收되야組織의一部를成ᄒᆞᆫ後에炭酸瓦斯와尿素等을成ᄒᆞ야體로出ᄒᆞᆷ은다酸化의結果로石炭과薪等이燃燒ᄒᆞ야灰燼과水分과炭酸瓦斯等을生ᄒᆞᆷ과恰如ᄒᆞ니此酸化作用은곳體溫의源을成ᄒᆞᆫ것이며其他筋肉과心臟等의器械的動力도亦

是體温에化ᄒᆞᄂᆞᆫ者이니라

如此히熱은恒常體內에서發生ᄒᆞᄂᆞ健康ᄒᆞᆫ人의體温은平均三十七度以上에不昇ᄒᆞ며又熱은恒常、體外로放散됨이ᄂᆞ三十七度以下에降ᄒᆞᆷ이無ᄒᆞ니此ᄂᆞᆫ實로調節機能에存在ᄒᆞᆷ을基因ᄒᆞᄂᆞᆫ者인故로卽一은過分ᄒᆞᆫ温熱을體外로排除ᄒᆞ며一은過分ᄒᆞᆫ冷却을防禦ᄒᆞᆷ이니라假令、氣温이高ᄒᆞᆯ時ᄂᆞᆫ皮下의血管이膨脹ᄒᆞ야多量의血液을皮下로誘導ᄒᆞ야汗腺의作用을盛旺케ᄒᆞ며水分을氣化ᄒᆞ야散逸케ᄒᆞ야熱을奪ᄒᆞ며反此ᄒᆞ야氣温이下降ᄒᆞᆯ時ᄂᆞᆫ血管은收縮ᄒᆞ야皮下의血量을減케ᄒᆞ야體温의放散을減少ᄒᆞᄂᆞ니卽皮膚ᄂᆞᆫ體温의調節을司ᄒᆞᆷ에最有力ᄒᆞᆫ者인故로一晝夜에人體에서發散ᄒᆞᄂᆞᆫ熱量의九分은實로皮膚에서操從ᄒᆞᆷ이며其他肺도呼吸ᄒᆞᆯ際에空氣를

溫케ᄒᆞ야多量의水分을蒸發ᄒᆞ야體熱을除去ᄒᆞᄂᆞ니라然이ᄂᆞ氣溫에劇變이有ᄒᆞᆯ時ᄂᆞᆫ但、皮膚의調節機能에만依賴ᄒᆞ기未能ᄒᆞᆫ故로吾人은衣服과家屋等을用ᄒᆞ야皮膚의調節機能을補ᄒᆞ야體溫을保持ᄒᆞᆷ이必要ᄒᆞᄂᆞ니라

體溫의衛生

吾人이掛着ᄒᆞᄂᆞᆫ衣服의材料에綿、毛、絹等은熱의不良導體이ᄂᆞ機織의方法으로附物質間에空氣를含有ᄒᆞᆷ을因ᄒᆞ야熱을導ᄒᆞᄂᆞᆫ力이更減ᄒᆞᄂᆞ니라大凡如何ᄒᆞᆫ種類의織物이던지乾燥ᄒᆞ며尙且同量의空氣를含有ᄒᆞᆯ時ᄂᆞᆫ熱의傳導力은大畧均一ᄒᆞᄂᆞ一次雨汗等을因ᄒᆞ야水分을帶ᄒᆞ면必也不然ᄒᆞ니此ᄂᆞᆫ水分이物質의熱을導ᄒᆞᄂᆞᆫ力을增加ᄒᆞᆷ이며特히植物性의纖維로作ᄒᆞᆫ織物은吸收ᄒᆞᆫ水分을蒸發ᄒᆞᆷ이

良好ᄒᆞ야體温을放散홈이顯著ᄒᆞ며毛織物은反此ᄒᆞ야水分蒸發의力이遲緩ᄒᆞ니라然而人이發汗홀時ᄂᆞᆫ衣中空氣에水分이充滿ᄒᆞᆫ故로體温을放散ᄒᆞ기容易ᄒᆞ니라

衣服은熱의放逸을防禦ᄒᆞᄂᆞᆫ以外에皮膚의分泌을吸入ᄒᆞ야此를淸潔케ᄒᆞᄂᆞᆫ作用이有ᄒᆞᆫ故로裡衣ᄂᆞᆫ植物性의纖維로製織ᄒᆞᆫ衣服을用ᄒᆞ야洗濯에便케ᄒᆞ며表衣ᄂᆞᆫ毛織物을着홈이衛生에適合ᄒᆞ니라空氣의流通이不良ᄒᆞᆫ衣服을長纒ᄒᆞ면汗을蒸發ᄒᆞ기未能ᄒᆞ야、ᄌᆞ못有害ᄒᆞ니라

衣服이身體에緊合ᄒᆞ면呼吸과血液의循環을妨害ᄒᆞ며、또한空氣存在의餘地가無홈을因ᄒᆞ야有害ᄒᆞ며他人이使用ᄒᆞ던衣服等은滿足히洗濯ᄒᆞᆫ後에用홈이可ᄒᆞ니不然ᄒᆞ면病毒感染等의恐懼가有ᄒᆞ니라

體溫은、또한放射를因하야도散逸하ᄂᆞ衣服의放射力은外溫의呼吸力과同히織物의性質에不依ᄒᆞ고染色을因ᄒᆞᆷ이니卽黑은白의二倍ㅣ며靑도亦是此와殆近ᄒᆞ며黃赤은一倍半이니라

衾具ᄂᆞᆫ夜間에衣服의代用이니此와人體의中間에有ᄒᆞᆫ空氣를因ᄒᆞ야溫度를保持ᄒᆞᄂᆞᆫ者이ᄂᆞ過厚過薄에ᄂᆞᆫ害가共有ᄒᆞ니라

太陽의光 光은吾人의健康을保持ᄒᆞᆷ에必要ᄒᆞᆫ者인故로極히稀薄ᄒᆞᆫ光線도黴菌을撲殺ᄒᆞᄂᆞᆫ功力이有ᄒᆞ니農民과漁夫等의身體가壯健ᄒᆞᆷ은大槪太陽에曝ᄒᆞᆫ所以니라西伯利亞ᄂᆞᆫ嚴寒ᄒᆞ야攝氏零度以下六十三度이ᄂᆞ冬期間에恒常照ᄒᆞᄂᆞᆫ太陽의光을依ᄒᆞ야人도健全ᄒᆞᆷ을得ᄒᆞᄂᆞ北極地方에

서ᄂᆞᆫ長夜인故로健康이不良ᄒᆞ야神經의敏活을失ᄒᆞ며皮膚에青黃을帶ᄒᆞᄂᆞ니此ᄂᆞᆫ酷寒의所至가아니오日光이無ᄒᆞᆷ을因ᄒᆞᆷ이니라住居ᄂᆞᆫ吾人이日夜로居接ᄒᆞᄂᆞᆫ處所ㅣ니其適不適은吾人의健康에影響이頗大ᄒᆞᆫ故로各各其境遇ᄅᆞᆯ因ᄒᆞ야選擇ᄒᆞᆷ이必要ᄒᆞ니라土地의乾燥ᄒᆞᆷ과空氣의清潔ᄒᆞ며流通이最良ᄒᆞ며日向의良好等은特히注意ᄒᆞᆯ重要條件이며又客室에만日向이良好ᄒᆞᆫ處所ᄅᆞᆯ取ᄒᆞ고反히長時間을用ᄒᆞᄂᆞᆫ起臥의居室을不顧ᄒᆞᆷ은大誤ᄒᆞ니라

第五章 神經系統

第一節 總說

人體ᄂᆞᆫ外界의刺戟을應ᄒᆞ야各種의反應과動作을行ᄒᆞᆷ은既為論陳ᄒᆞ얏ᄉᆞᄂᆞ此ᄂᆞᆫ實로**神經**이有ᄒᆞᆫ所以로吾人의精神

作用은總히此에在ᄒᆞ니人體에서起ᄒᆞᄂᆞᆫ一切의機能은總히此에서主宰ᄒᆞᄂᆞ니라

神經系統은左開三으로大別ᄒᆞᆯ지니라

一 末梢器(五官器、及、筋肉、腺、等、에、存在、ᄒᆞᆫ、神、經、末、端、의、裝置、)

二 傳導器(中樞器와末梢器의中間에在ᄒᆞ야兩者를連絡交通케ᄒᆞᄂᆞᆫ神、經、纖、維、)

三 中樞器(腦、及、脊、髓、)

第五十七圖ᄂᆞᆫ末梢器와傳導器와中樞器의關係를示ᄒᆞ야神經系統의作用의一斑을說明ᄒᆞᄂᆞᆫ것이라(一)은皮膚ㅣ니神經의、末、梢、器、가有ᄒᆞ며(二)(三)(四)(五)ᄂᆞᆫ神經纖維의束으로傳、導、器、ㅣ며(八)(七)(十)은腦脊髓로中、樞、器、니라

第一 人이만일皮膚(一)을焚ᄒᆞᆫ다假定ᄒᆞ면其部의末梢器에與ᄒᆞᄂᆞᆫ刺戟은神經(二)(三)에傳ᄒᆞ야脊髓를經ᄒᆞ야腦에達

○第五十七圖 神經作用의一斑을說明ᄒᆞᄂᆞᆫ模型

一、皮膚
二、知覺神經
三、後根
四、前根
五、運動神經
六、筋肉
七、小腦
八、大腦
九、上膊骨
十、脊髓

(第五十七圖)

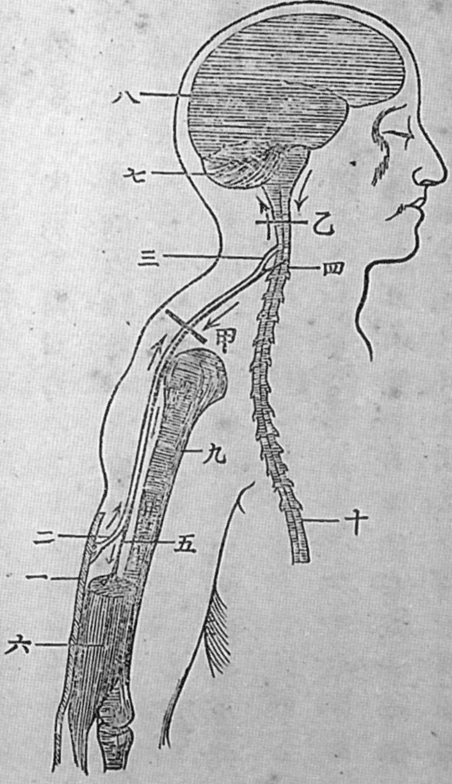

ᄒᆞ야熱ᄒᆞᆫ感覺을始起ᄒᆞᆯ지며如是ᄒᆞ야新衝動이腦內에서

發ᄒᆞ야再次脊髓를經ᄒᆞ야(四)로至ᄒᆞ야(五)로傳ᄒᆞ야筋肉을刺戟ᄒᆞ야收縮케ᄒᆞ며腕을火에서遠케ᄒᆞᆷ에至ᄒᆞᆯ지니라

第二 然이나中樞器와末梢器의中間에在ᄒᆞᆫ神經(甲)이切斷되던지或은病氣를因ᄒᆞ야故障을受ᄒᆞ면皮膚를焚ᄒᆞ야도熱을感ᄒᆞᆷ이無ᄒᆞᆯ지며又ᄂᆞᆫ手를動코ᄌᆞᄒᆞ야도腦ᄂᆞᆫ其命令을筋肉에傳ᄒᆞ기未能ᄒᆞ니라

第三 傳導器ᄂᆞᆫ完全ᄒᆞ나만일脊髓(乙)가負傷ᄒᆞ거나或은切斷ᄒᆞ얏다假定ᄒᆞ면此時도前과同一히皮膚를火傷ᄒᆞ야도腕은곳動ᄒᆞ야火에서遠케ᄒᆞᆯ지니라然이나此ᄂᆞᆫ動코ᄌᆞᄒᆞ야動ᄒᆞᆷ이아니며熱의感覺도亦是此와伴ᄒᆞᆷ이無ᄒᆞ니라

以上事實을因ᄒᆞ야吾人은如左ᄒᆞᆫ結論을行ᄒᆞᆯ지니라

一 熱ᄒᆞ다ᄒᆞᄂᆞᆫ感覺은皮膚에不在ᄒᆞ고腦에存在ᄒᆞᆫ故로,만일皮膚를腦에連絡케ᄒᆞᄂᆞᆫ中間의神經이損傷됨이有ᄒᆞ면皮膚ᄂᆞᆫ如何히完全ᄒᆞ야도感覺을起ᄒᆞᆷ이無ᄒᆞ니라(此外感覺에就ᄒᆞ야도皆然ᄒᆞᆷ)

二 脊髓ᄂᆞᆫ外界에서來ᄒᆞᄂᆞᆫ刺戟을腦에傳ᄒᆞ며腦의衝動은筋肉에傳ᄒᆞᄂᆞᆫ媒介를成ᄒᆞᄂᆞᆫ것이ᄂᆞ此에ᄂᆞᆫ感覺도不起ᄒᆞ며意志도不在ᄒᆞ니라然이ᄂᆞ脊髓ᄂᆞᆫ意志의決定을不待ᄒᆞ고火가皮膚에觸ᄒᆞ면,곳此를避케ᄒᆞᄂᆞᆫ適當應急의作用을營ᄒᆞᄂᆞ니此를**反射作用**이라ᄒᆞ며此外에脊髓의決行ᄒᆞᄂᆞᆫ反射作用의種類ᄂᆞᆫ實로多ᄒᆞ니라

三 然則神經纖維ᄂᆞᆫ但刺戟을一便에서他便으로傳導

ᄒᆞᆷ에止ᄒᆞᆯ而已라ᄒᆞᆯ지며五官과如히末端의裝置ᄂᆞᆫ畢竟各種外界狀態의刺衝을應ᄒᆞ야此를傳導器에通ᄒᆞ야中樞器에報ᄒᆞᄂᆞᆫ것이니라

以上은神經系統全般의作用을論陳ᄒᆞᆫ者이며以下에ᄂᆞᆫ其重要ᄒᆞᆫ局部에就ᄒᆞ야論陳ᄒᆞᆯ깃노라

第二節 五官

第一欵 總說

神經의末梢器를留宿케ᄒᆞᄂᆞᆫ五官은神經의窓이라古人도言ᄒᆞᆷ과如히吾人의知識一切의材料를輸入ᄒᆞᄂᆞᆫ門으로吾人百般의行爲ᄂᆞᆫ全혀其指導를不待ᄒᆞᆷ이無ᄒᆞ니卽眼이光을感ᄒᆞ며耳가音響을感ᄒᆞ며鼻가香臭를識別ᄒᆞ며舌이味를知ᄒᆞ며皮膚가寒暖의別과物의形狀硬軟等을識別ᄒᆞᆷ은實로吾人

人類가此世界에立ᄒᆞ야其生命을全完케ᄒᆞᆷ에一日이라도不可缺ᄒᆞᆯ것이니라

各五官器ᄂᆞᆫ其裝置의異ᄒᆞᆷ을從ᄒᆞ야外來의刺戟도亦是不同ᄒᆞ며由起ᄒᆞᄂᆞᆫ感覺의性質도相異ᄒᆞ니皮膚에서起ᄒᆞᄂᆞᆫ感覺을**觸覺**이라ᄒᆞ야其刺戟物은直接으로此에觸ᄒᆞ며或은多少의壓迫을加ᄒᆞᆷ을要ᄒᆞ며舌의感覺을**味覺**이라ᄒᆞ야刺戟을與ᄒᆞᄂᆞᆫ物質이반다시液體로溶解ᄒᆞ야此에接ᄒᆞᆷ을要ᄒᆞ며鼻의感覺을**嗅覺**이라ᄒᆞ야刺戟物은반다시瓦斯體됨을要ᄒᆞ며耳의感覺은**聽覺**이라ᄒᆞ야空氣의波動이刺戟ᄒᆞᆷ을要ᄒᆞ며眼의感覺은**視覺**이라ᄒᆞ야光線이刺戟ᄒᆞᆷ을要ᄒᆞᄂᆞ니라

五官器와其刺戟物의本體의距離ᄂᆞᆫ各器官을因ᄒᆞ야相違

가頗有ᄒᆞ니假令觸味의兩覺은刺戟物이、곳皮膚及舌에接ᄒᆞᆷ을要ᄒᆞᄂᆞ니嗅覺은氣散ᄒᆞᆫ物質을感ᄒᆞᄂᆞᆫ것이라故로其刺戟의原體ᄂᆞᆫ、반다시人體에接近ᄒᆞᆷ을不要ᄒᆞ고體에서稍離ᄒᆞᆫ位置에在ᄒᆞ야도其存在及性質을知ᄒᆞ며聽覺은一層稍遠ᄒᆞᆫ處에有ᄒᆞᆫ物의刺戟을應ᄒᆞᆷ이며視覺에至ᄒᆞ야ᄂᆞᆫ其反應의區域이、ᄌᆞ못廣大ᄒᆞ야近ᄒᆞ면目前에在ᄒᆞᆫ細微ᄒᆞᆫ塵埃로遠ᄒᆞ면極히遼遠ᄒᆞᆫ日月星辰等에도及ᄒᆞᄂᆞ니라故로一便으로論ᄒᆞ면五官은人體의周邊에서起ᄒᆞᄂᆞᆫ一體狀況을其距離에應ᄒᆞ야分業的으로識得ᄒᆞᄂᆞᆫ者라言ᄒᆞ야도可ᄒᆞ니卽、極히接近ᄒᆞᆫ것은觸覺又ᄂᆞᆫ味覺을因ᄒᆞ야知得ᄒᆞ며稍遠ᄒᆞᆫ것은嗅覺、聽覺을因ᄒᆞ야知得ᄒᆞ며視覺은其距離의遠近을不問ᄒᆞ고恒常外界의狀況을報ᄒᆞᄂᆞᆫ것이니其動作은

專히晝間과其他暗黑치아니ᄒᆞᆫ時에限ᄒᆞ고其以外에ᄂᆞᆫ嗅覺、聽覺、觸覺、味覺等을因ᄒᆞᆷ이니要之컨ᄃᆡ聽覺과視覺은人類五官中ᄆᆞ장發達ᄒᆞᆫ者인故로所謂美術은大槪二感覺을基因ᄒᆞ며學術의研究ᄂᆞᆫ專히視覺器ᄅᆞᆯ利用ᄒᆞᄂᆞ니라

第二欵 視覺

視覺器ᄂᆞᆫ眼球와附屬器官으로成ᄒᆞᆷ

眼球ᄂᆞᆫ眼窠의前半部에位ᄒᆞ야大部分은脂肪樣의物質에게包ᄒᆞ얏스며前部에上下二枚皮膚의襞을被ᄒᆞ얏스니此ᄅᆞᆯ**眼瞼**이라ᄒᆞ야上眼瞼은大ᄒᆞ며運動力이强ᄒᆞ야伸縮을自行自制로恒常開閉ᄒᆞ야眼으로入來ᄒᆞᄂᆞᆫ塵埃ᄅᆞᆯ拭除ᄒᆞ며又睡眠中에ᄂᆞᆫ閉ᄒᆞ야眼球ᄅᆞᆯ保護ᄒᆞ며眼瞼의端에ᄂᆞᆫ**睫毛**라ᄒᆞᄂᆞᆫ剛毛가有ᄒᆞ야外緣으로向ᄒᆞᄂᆞ니라

眼의外便上部에**淚腺**이有ᄒᆞ니多數의小腺이集合ᄒᆞ야成ᄒᆞᆫ것으로淚液을分泌ᄒᆞᄂᆞ니라**淚液**은大槪水와塩類로成ᄒᆞ야恒常眼을洗滌ᄒᆞ야淸潔케ᄒᆞ며尙且眼의前部를暖保ᄒᆞᄂᆞᆫ作用을行ᄒᆞ며目頭에集合ᄒᆞᆫ淚ᄂᆞᆫ小管을因ᄒᆞ야鼻腔으로排泄되

○第五十八圖 兩眼球及眼筋

一、眼球

二、視神經

三、左右視神經交叉部

四、外直筋

五、上斜筋

六、內直筋

七、上直筋

(第五十八圖)

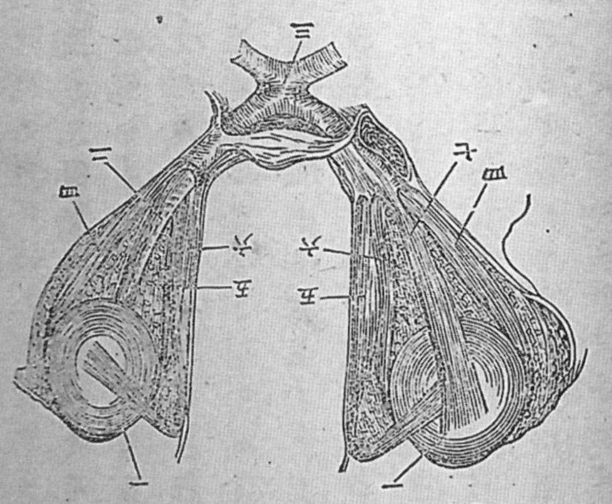

ᄂᆞ니라

眼球ᄂᆞᆫ六個의筋肉으로因ᄒᆞ야眼窠內에서運轉ᄒᆞᄂᆞ니(第五十八圖)其四個ᄂᆞᆫ眞直히眼球를沿ᄒᆞ야前後로走ᄒᆞ야各各收縮ᄒᆞ야上下左右로眼球를動케ᄒᆞ며他二筋은斜로眼球에附着ᄒᆞ며收縮ᄒᆞ야眼球를斜로上下에向케ᄒᆞᄂᆞ니라然이ᄂᆞ此等諸筋은互相牽掣ᄒᆞᄂᆞᆫ故로眼球ᄂᆞᆫ全然히廻轉ᄒᆞ기未能ᄒᆞ며其運動의程度도限이有ᄒᆞ니라眼球ᄂᆞᆫ前部에二層과後部에三層의膜이有ᄒᆞ니第一層을**白膜**第五十九圖(九)或은**鞏膜**이니强堅ᄒᆞᆫ膜으로所謂白目은其一部며其前部ᄂᆞᆫ**角膜**(一)이니少히突起ᄒᆞᆫ無色透明이며第二層은色素가有ᄒᆞᆫ薄膜으로血管에富ᄒᆞ니**脈絡膜**(八)이라ᄒᆞ며其前部ᄂᆞᆫ環狀의中隔을成ᄒᆞ얏스니此ᄂᆞᆫ卽**彩虹**(三)으로ᄡᅥ角膜을透ᄒᆞ야外部

에서見홈을得ᄒᆞ며其色은茶、青、鐵、黑等各種이有ᄒᆞ니人種을因ᄒᆞ야不同ᄒᆞ며虹彩의中央에圓形의孔이有ᄒᆞ니瞳孔이라

○第五十九圖 眼球의斷面

一、角膜
二、前室(水樣液의充ᄒᆞᆫ)
三、虹彩
四、水晶體
五、玻璃囊의前葉
六、毛樣體
七、網膜
八、脈絡膜
九、白膜
十、黃斑
十一、盲斑
十二、視神經
十三、後室(玻璃液의充ᄒᆞᆫ)

(第五十九圖)

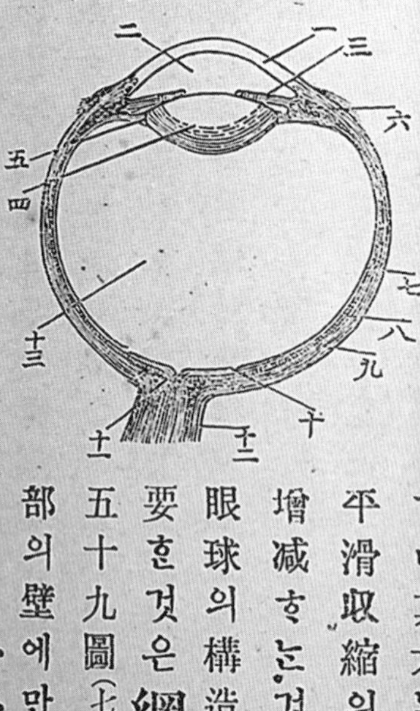

ᄒᆞ며其大ᄂᆞᆫ虹彩가有ᄒᆞᆫ平滑收縮의度를因ᄒᆞ야增減ᄒᆞᄂᆞᆫ것이니라

眼球의構造中에ᄀᆞ장必要ᄒᆞᆫ것은網膜이니第五十九圖(七)此ᄂᆞᆫ眼球後部의壁에만存在ᄒᆞᆫ第三層으로視、神、經、의末、端、裝、置、니라網膜은곳부形과如ᄒᆞᆫ薄膜으로眼球의內面을被ᄒᆞ얏ᄉᆞ며其膜中에二個의要點이有ᄒᆞ니一은黃斑(十)이라ᄒᆞ야網

膜中에有ᄒᆞᆫ小凹며一은盲斑或盲點(十二)이라ᄒᆞᄂᆞ니라
中隔의虹彩ᄂᆞᆫ眼球의內部를二個의不均ᄒᆞᆫ室로分ᄒᆞ얏스니
前者를眼의**前室**(二)이라ᄒᆞ야**水樣液**이라ᄒᆞᄂᆞᆫ液體가充ᄒᆞ얏스며後者를**後室**(十三)이라ᄒᆞ야**玻璃液**이充ᄒᆞ얏스며虹彩의後部에位ᄒᆞᆫ此二室中間에**水晶體**(四)가有ᄒᆞ니彈力性이有ᄒᆞ며極히透明ᄒᆞ고其形은兩面이凸起ᄒᆞ야「렌스」와如ᄒᆞ며前面은稍稍扁平ᄒᆞ니라

眼球의構造ᄂᆞᆫ全혀判明ᄒᆞᆫ映像이網膜上에現ᄒᆞ기爲ᄒᆞᆷ이라, 만일其映像이無ᄒᆞ면吾人은,다만明과暗을識明ᄒᆞᆯ뿐이오物體를認識ᄒᆞ기未能ᄒᆞᆯ지며完全ᄒᆞᆫ物體의映像을作ᄒᆞᆷ에ᄂᆞᆫ,반다시水晶體를要ᄒᆞᄂᆞ니라

彼寫眞器械의暗箱을見ᄒᆞᆫ즉其一便의壁에孔을穿ᄒᆞ고「렌스」

를嵌ᄒᆞ며此와對ᄒᆞᄂᆞᆫ壁上에外物의倒像을映케ᄒᆞᄂᆞᆫ裝置로箱內에서光線反射의害를防禦ᄒᆞ기爲ᄒᆞ야周壁을擧皆黑色으로成ᄒᆞ며尙且伸縮이自在ᄒᆞᆫ蛇腹을依ᄒᆞ야外物의遠近을因ᄒᆞ야「렌스」와對壁의距離를調節ᄒᆞᄂᆞ니如此ᄒᆞ야每回에明瞭ᄒᆞᆫ映像을得ᄒᆞᄂᆞ니라眼球의裝置도亦是此暗箱의裝置와無異ᄒᆞ야脈絡膜의色素를含ᄒᆞᆷ은卽眼球內를暗黑케ᄒᆞᄂᆞᆫ所以며「렌스」卽水晶體ᄂᆞᆫ外物의像을網膜上에倒投ᄒᆞᄂᆞᆫ者인故로此에落ᄒᆞᆫ物像은其局部에刺戟을與ᄒᆞ며其刺戟은視神經에卽傳ᄒᆞ야腦의視覺中樞를犯ᄒᆞᄂᆞ니如是ᄒᆞ야視覺이始起ᄒᆞᄂᆞᆫ者이니라(第六十圖)特히黃斑은明瞭ᄒᆞᆫ始覺을起ᄒᆞᄂᆞᆫ者인故로吾人이一物을注視ᄒᆞᄂᆞᆫ時ᄂᆞᆫ卽其映像이黃斑上에落ᄒᆞᄂᆞᆫ時며反此ᄒᆞ야映像이盲斑上에落ᄒᆞᄂᆞᆫ時ᄂᆞᆫ何等의感覺

을不起ᄒᆞᄂᆞ니此ᄂᆞᆫ盲斑의名이有ᄒᆞᆫ所以니라眼球에ᄂᆞᆫ蛇腹과如ᄒᆞᆫ裝置의水晶體와網膜의距離ᄅᆞᆯ伸縮ᄒᆞᄂᆞᆫ것이無ᄒᆞᆫ故

(第六十圖)

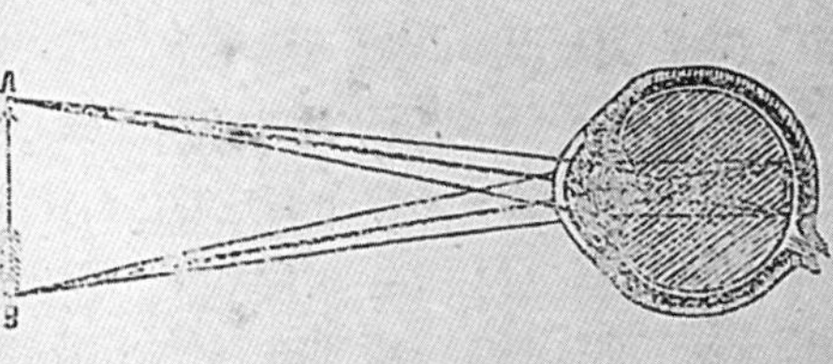

○第六十圖 外物AB의倒像ba가眼球內의網膜上에서生ᄒᆞᄂᆞᆫ狀을示ᄒᆞᆷ

로外物의遠近을應ᄒᆞ야水晶體其物의凸度ᄅᆞᆯ加減ᄒᆞ니近物을視ᄒᆞᆷ에ᄂᆞᆫ凸度을加ᄒᆞ며遠物에對ᄒᆞ야ᄂᆞᆫ此ᄅᆞᆯ減ᄒᆞ야網膜上의映像을恒常明瞭正確케ᄒᆞᄂᆞ니此ᄅᆞᆯ眼의遠近調節의作用이라ᄒᆞ며尙且眼球ᄂᆞᆫ別로히光力의多少ᄅᆞᆯ因ᄒᆞ야瞳孔의大ᄅᆞᆯ變ᄒᆞ며因ᄒᆞ야網膜에達ᄒᆞᄂᆞᆫ光線의量을調節ᄒᆞᄂᆞᆫ者인故로此ᄅᆞᆯ眼의明暗調節이라ᄒᆞᄂᆞ니라

猫ᄂᆞᆫ明暗調節機가特히完備ᄒᆞ니其瞳孔은晝間光線이强ᄒᆞᆫ時에ᄂᆞᆫ收縮ᄒᆞ야細長ᄒᆞᆫ隙을成ᄒᆞ며夕暮로光線이薄ᄒᆞᆯ時에ᄂᆞᆫ開張ᄒᆞ야圓形의孔을成ᄒᆞ야多量의光線을注入ᄒᆞ기에務ᄒᆞ며梟도夜에ᄂᆞᆫ瞳孔을非常히開張ᄒᆞ며猛禽類의眼은遠近調節機가大發達ᄒᆞ니라

人眼은精妙ᄒᆞᆫ器官으로成ᄒᆞ얏스ᄂᆞ缺點이不無ᄒᆞ니其普通은近視와遠視니라通常健全ᄒᆞᆫ眼으로ᄂᆞᆫ極遠ᄒᆞᆫ距離에有ᄒᆞᆫ物體와近者ᄂᆞᆫ眼前五六寸의處에有ᄒᆞᆫ것을明白히視홈을得ᄒᆞᆯ지니此ᄅᆞᆯ**正視眼**이라ᄒᆞᄂᆞ然이ᄂᆞ**近視眼**은明視의範圍가僅히眼前數尺에서數寸ᄭᆞ지限ᄒᆞ며甚ᄒᆞᆫ者ᄂᆞᆫ五六寸에서僅히一二寸間에至ᄒᆞᄂᆞᆫ者ㅣ有ᄒᆞ니此ᄂᆞᆫ眼球前後의直經이過長홈을因ᄒᆞ야明瞭ᄒᆞᆫ映像이網膜前에落홈을因홈이라

故로兩凹鏡을用ᄒᆞ야此를後便으로遷ᄒᆞ야網膜上에落케ᄒᆞᆯ지며反此ᄒᆞ야眼球의前後直經이過短ᄒᆞ면明瞭ᄒᆞᆫ映像이網膜後便에落ᄒᆞᆷ이有ᄒᆞ니此를**遠視眼**이라ᄒᆞ야如此ᄒᆞᆫ眼에ᄂᆞᆫ兩凸鏡을用ᄒᆞ야映像을前進케ᄒᆞ야網膜上에落케ᄒᆞᆯ지니라

視覺器의衛生

光線이過度히强ᄒᆞ거ᄂᆞ弱ᄒᆞ야도共히視覺을損ᄒᆞᄂᆞ니卽雪에太陽이照ᄒᆞᆯ時와或은海面에日光이照ᄒᆞᆯ時에此를見ᄒᆞ면眼은瞑眩ᄒᆞᆷ을成ᄒᆞ야見ᄒᆞ기未能ᄒᆞ고往往後日에痛ᄒᆞᆷ을感ᄒᆞ며又ᄂᆞᆫ光이不足ᄒᆞ면物에目을近케ᄒᆞ야視ᄒᆞᄂᆞᆫ故로眼의調節機를害ᄒᆞ야近視를成ᄒᆞᆯ憂慮가有ᄒᆞ니라

吾人에게無害ᄒᆞᆫ燈火ᄂᆞᆫ左開三의性質이具備ᄒᆞᆷ을要ᄒᆞᆷ

一 光의度가十分完全ᄒᆞ야不變ᄒᆞᄂᆞᆫ것

二 期於히熱을不生ᄒᆞᄂᆞᆫ것

三 期於히不好ᄒᆞᆫ瓦斯體ᄅᆞᆯ不生ᄒᆞᄂᆞᆫ것

以上에適合ᄒᆞᆫ것은電氣燈이니其上部에艶消玻璃의反射笠을用ᄒᆞ면最好ᄒᆞ며瓦斯燈은便利ᄒᆞᄂᆞ小室內에點火ᄒᆞ야多量의熱을發ᄒᆞ면有害ᄒᆞᆫ瓦斯ᄅᆞᆯ充滿케ᄒᆞ며石油ᄂᆞᆫ恰好ᄒᆞᆫ光이有ᄒᆞᆫ故로洋燈(람프)의危險을防禦ᄒᆞ고用ᄒᆞ면空氣ᄅᆞᆯ害ᄒᆞᆷ이瓦斯보다少ᄒᆞ니電氣燈의次로良好ᄒᆞ며蠟燭의火ᄂᆞᆫ熱量이少ᄒᆞᄂᆞ空氣ᄅᆞᆯ害ᄒᆞᆷ이石油보다七倍ᄅᆞᆯ成ᄒᆞᄂᆞ니라

眼은恒常淸水에洗ᄒᆞᆷ은病을防禦ᄒᆞᄂᆞᆫ良法이며眼이疲困ᄒᆞᆯ時ᄂᆞᆫ眼力을用ᄒᆞᄂᆞᆫ事ᄅᆞᆯ休ᄒᆞ거ᄂᆞ戶外에出ᄒᆞ야遠景을

眺ᄒᆞ야調節器를休ᄒᆞ거ᄂᆞ規則的의遊戲를行ᄒᆞᆷ이、ᄆᆞ죵良好ᄒᆞ니라大抵視力의弱ᄒᆞᆷ은網膜이强ᄒᆞᆫ光을遭遇ᄒᆞ야疲勞ᄒᆞᆷ을因ᄒᆞᆷ이니强ᄒᆞᆫ變化가有ᄒᆞᆫ光線等을向ᄒᆞᆷ은其原因을成ᄒᆞᄂᆞ니라

近眼은暗ᄒᆞᆫ燈火를用ᄒᆞᆷ과物을接近ᄒᆞ야視ᄒᆞᆷ을因ᄒᆞᆷ이니住居、學校及工塲等은恒常光線의射入을十分完全케ᄒᆞ며燈火ᄂᆞᆫ左便에셔照ᄒᆞ게裝置ᄒᆞᆷ이可ᄒᆞ며讀書又ᄂᆞᆫ寫字ᄒᆞᆯ時에ᄂᆞᆫ恒常注意ᄒᆞ야眼을一尺以內에近케ᄒᆞᆷ이不可ᄒᆞ며小字로印刷ᄒᆞᆫ冊字와細密煩雜ᄒᆞᆫ것은過度히見ᄒᆞᆷ이不可ᄒᆞ며已爲近眼을成ᄒᆞᆫ者ᄂᆞᆫ逆上을避ᄒᆞ며頭를低下케ᄒᆞᆷ이不可ᄒᆞ며傾斜가有ᄒᆞᆫ机를用ᄒᆞᆷ이可ᄒᆞ며眼鏡은凹ᄒᆞᆫ「렌스」를用ᄒᆞᆷ이可ᄒᆞᄂᆞ其度數ᄂᆞᆫ醫師의指揮를從ᄒᆞᆷ이可ᄒᆞ니度

가弱ᄒᆞ면眼鏡의効力이無ᄒᆞ며強ᄒᆞ면益益히眼의働作을弱케ᄒᆞᄂᆞ니라

○第六十一圖 聽覺器

一、耳翼
二、外聽道
三、鼓膜
四、三聽骨 (鎚骨 砧骨 鐙骨)
五、卵圓窓
六、圓窓
七、유ー스다기氏管
八、三半規管
九、蝸牛殼
十、聽神經

(第六十一圖)

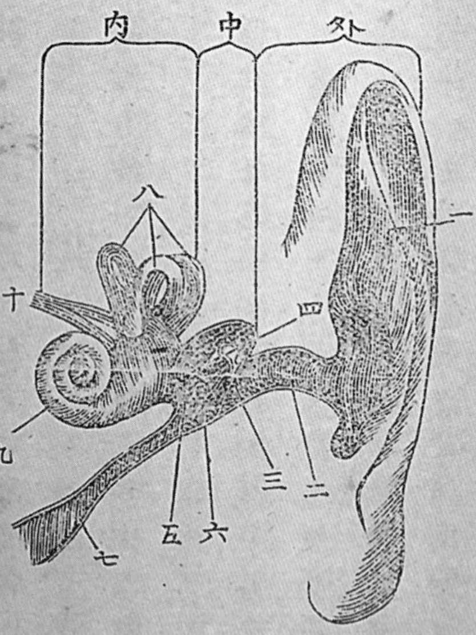

第三欵 聽覺

聽覺器ᄂᆞᆫ三部分卽外耳、中耳、內耳로成ᄒᆞ얏니(第六十一圖)外

耳ᄂᆞᆫ耳翼(一)及外聽道(二)의二로分ᄒᆞ야**耳翼**은體外로露出ᄒᆞᆫ部分이니其質이强靭ᄒᆞ며尙且彈力이、ᄌᆞ못富ᄒᆞ며其形은殼狀을成홈으로空氣의波動을捉홈에適合ᄒᆞ며顳顬骨內로深入ᄒᆞ야鼓膜에達ᄒᆞᄂᆞᆫ部를**外聽道**라ᄒᆞᄂᆞ니라**鼓膜**(三)은殆히圓形되ᄂᆞᆫ薄膜으로彈力性이有ᄒᆞ며外耳와中耳의境을成ᄒᆞ니라

中耳(一名鼓室)ᄂᆞᆫ顳顬骨內에有ᄒᆞᆫ扁圓ᄒᆞᆫ腔洞으로其一部ᄂᆞᆫ**유ー스다기氏管**(七)을因ᄒᆞ야下方、咽鼻腔으로通ᄒᆞ야其側壁에開口ᄒᆞ얏ᄉᆞ니(第二十一圖(廿))其管은空氣을鼓室로通ᄒᆞ야鼓膜의內外氣壓이均一ᄒᆞ야微弱ᄒᆞᆫ音響에도感홈을得케ᄒᆞ며又中耳의粘膜의分泌物을輸下ᄒᆞᄂᆞᆫ者이니라

中耳에ᄂᆞᆫ鎚骨、砧骨、鐙骨이라ᄒᆞᄂᆞᆫ三個의小骨(四)이有ᄒᆞ니**鎚**

骨은其一端을鼓膜에附着ᄒᆞ며鐙骨은卵圓窓에接ᄒᆞ야內耳로連ᄒᆞ얏스며砧骨은鎚骨과鐙骨의中間에存在ᄒᆞᄂᆞ니라』

內耳ᄂᆞᆫ顳顬骨의實質內에潛在ᄒᆞᆫ液이充ᄒᆞᆫ囊으로圓窓(六)과卵圓窓(五)이薄膜으로張ᄒᆞᆫ外에ᄂᆞᆫ全혀薄骨로圍ᄒᆞ얏스며複雜ᄒᆞᆫ形體와構造가有ᄒᆞ며其中에直接으로聽覺을司ᄒᆞᆫ것은蝸牛殼(九)內에存在ᄒᆞᆫ聽神經의末梢器며蝸牛殼의上部에位ᄒᆞᆫ三半規管(八)은聽覺에何等關係가無ᄒᆞᄂᆞ니라

如何히ᄒᆞ야空氣의波動이吾人에게音響의感覺을與홈을檢ᄒᆞᆫ건ᄃᆡ(第六十二圖)

一 空氣의波動은爲先耳殼(一)에達ᄒᆞ며次에外聽道(二)로傳ᄒᆞ야鼓膜(三)을顫動ᄒᆞᄂᆞ니라

二 其顫動은鎚骨、砧骨、鐙骨로傳播ᄒᆞ야動搖케ᄒᆞ야畢竟

卵圓窓(五)의膜을動ᄒᆞᄂᆞ니라

三、膜의內面에充ᄒᆞᆫ液體도、또한同一히其運動을感ᄒᆞ야

○第六十二圖 聽覺器의縱斷(模型)

(圖解)前圖와同一ᄒᆞ며、다만二回半旋回ᄒᆞᄂᆞᆫ蝸牛殼은引延ᄒᆞ야一線을成ᄒᆞᆷ

矢ᄂᆞᆫ波動傳播의徑路를示ᄒᆞᆷ

(第六十二圖)

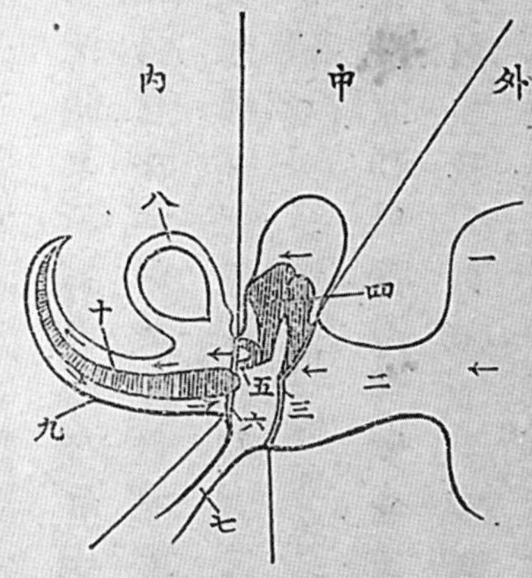

波動을起ᄒᆞ며其波動은內耳의一部卽蝸牛殼(九)內에存在ᄒᆞᆫ聽神經의末梢器(十)를刺戟ᄒᆞ며其刺戟은神經으로傳ᄒᆞ야中樞經에至ᄒᆞ야始乃音響의感覺을起ᄒᆞ며其波動의餘波ᄂᆞᆫ蝸牛殼의下段으로沿ᄒᆞ야圓窓(六)의膜을顫動케ᄒᆞ야畢竟此에서消滅ᄒᆞᄂᆞᆫ것이니라

大抵音響의感覺은元來空氣波動의刺戟을基因ᄒᆞᄂᆞᆫ者이ᄂᆞ其波動은다만聽神經의末梢器에傳ᄒᆞᆷ을得ᄒᆞ면音響의感覺은當然히起ᄒᆞᆯ것으로外聽道ᄅᆞᆯ必經ᄒᆞᆷ을不要ᄒᆞᄂᆞ니假令時計ᄅᆞᆯ口에啣ᄒᆞ야上下大臼齒의間에挾ᄒᆞ고口ᄅᆞᆯ閉ᄒᆞ면其音은外耳ᄅᆞᆯ經過치아니ᄒᆞ고卽齒와骨에傳ᄒᆞ야聽神經에達ᄒᆞᆷ과如ᄒᆞ니라

人類가聽得ᄒᆞᆯ最低音은一秒間에十六回乃至三十回空氣의顫動을行ᄒᆞᆷ을要ᄒᆞ며其最高音은一秒間에三萬回의顫動을行ᄒᆞᄂᆞᆫ者이니라然이ᄂᆞ或은高音을聞치못ᄒᆞ며又ᄂᆞᆫ過히低ᄒᆞᆫ音도不感ᄒᆞᄂᆞᆫ者ㅣ有ᄒᆞ니라

一 聽覺器의衛生

音聲을聽取ᄒᆞ기爲ᄒᆞ야恒常耳內ᄅᆞᆯ精潔케ᄒᆞᆯ지니라耳中

의垢가疊重ᄒᆞ야外耳를埋ᄒᆞ면聾을成ᄒᆞᄂᆞᆫ故로恒常水로垢를洗除홈이必要ᄒᆞ며又ᄂᆞᆫ其垢를除홀時에堅强ᄒᆞᆫ것을用홈은不好ᄒᆞ니過誤ᄒᆞ야鼓膜을傷홀憂慮가有홈이며强ᄒᆞᆫ音聲을聞ᄒᆞ며或은長久히耳를使用홀時ᄂᆞᆫ耳病을生ᄒᆞᄂᆞᆫ事이有ᄒᆞ니冶匠、音樂者、砲兵等이耳病에罹ᄒᆞ기易홈은此를因홈이니라

第四欵 嗅覺

鼻ᄂᆞᆫ顔面中央에位ᄒᆞᆫ三角形의隆起로其上部ᄂᆞᆫ堅硬ᄒᆞᆫ鼻骨의根基를成ᄒᆞ며下部ᄂᆞᆫ數個의軟骨로成ᄒᆞ얏스니、곳堅ᄒᆞᆫ形質에適當ᄒᆞᆫ彈力性을交ᄒᆞᆫ것이니라

鼻孔을檢ᄒᆞ면廣濶ᄒᆞᆫ**鼻腔**(第六十三圖、第六十四圖)이有ᄒᆞ니中隔을因ᄒᆞ야左右로分ᄒᆞ얏스며鼻腔의內面에ᄂᆞᆫ各三個

의骨介(上)(中)(下)가有ᄒᆞ야腔壁에서下垂된故로此를覆ᄒᆞᆫ粘液膜의表面은頗廣ᄒᆞᆫ것이며鼻腔의下部ᄂᆞᆫ普通顫毛가有ᄒᆞᆫ粘

鼻腔의構造
○第六十三圖
鼻腔의縱斷面圖
一、二ᄂᆞᆫ空氣가鼻孔으로入ᄒᆞ야經過ᄒᆞᄂᆞᆫ路를示ᄒᆞᆷ이며
三、鼻
上、中、下 甲介
四、喉部
五、呼吸部
嗅神經의所在

(第六十三圖)

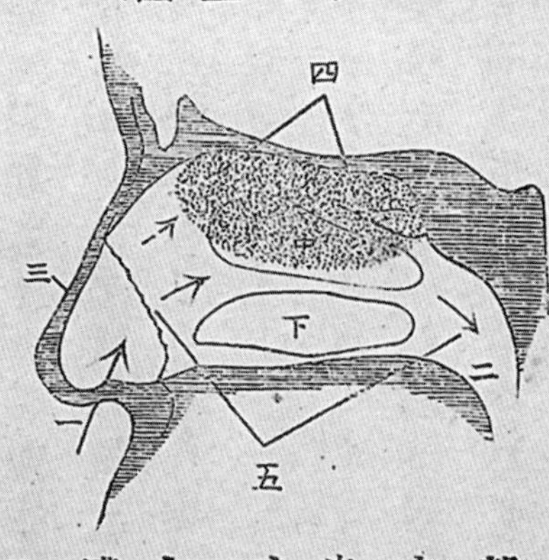

液膜으로被ᄒᆞ얏스니其部ᄂᆞᆫ嗅感에關係가全無ᄒᆞ며專히呼吸時에空氣出入의徑路를成ᄒᆞᆫ것이라故로此를鼻의**呼吸部**라稱ᄒᆞ며其上部ᄂᆞᆫ嗅感을起케ᄒᆞᄂᆞᆫ處이라故로此를鼻의**嗅部**라ᄒᆞᄂᆞ니嗅神經의末梢가分布ᄒᆞᆫ部니라

吾人에게臭感을起케ᄒᆞᄂᆞᆫ者ᄂᆞᆫ瓦斯體가아니면不可ᄒᆞ니流

動體及固形體는全혀其驗이無ᄒᆞ야假令鼻中에挿入ᄒᆞ야도決코香臭를不感ᄒᆞ고其物體가瓦斯體를成ᄒᆞ야空中에氣散ᄒᆞ야再次嗅部의表面을濡ᄒᆞᆫ液에吸入된後에始乃香臭를感ᄒᆞᄂᆞᆫ것이며又如何히强ᄒᆞᆫ香臭物이라도口로吸取ᄒᆞᆯ時ᄂᆞᆫ何等感覺을不起ᄒᆞᄂᆞ니然이ᄂᆞ鼻로嗅入ᄒᆞᆯ時ᄂᆞᆫ香臭의度를一層强ᄒᆞᆷ을覺ᄒᆞ니此ᄂᆞᆫ空氣를鼻의嗅部로送ᄒᆞᄂᆞᆫ所以니라感氣에罹ᄒᆞᆫ時에全혀嗅覺을失ᄒᆞᆷ은鼻腔의粘膜이掀衝ᄒᆞᆷ으로膨脹ᄒᆞ야嗅部에達ᄒᆞᄂᆞᆫ氣道를閉塞ᄒᆞᆷ을因ᄒᆞᆷ이니

(第六十四圖)

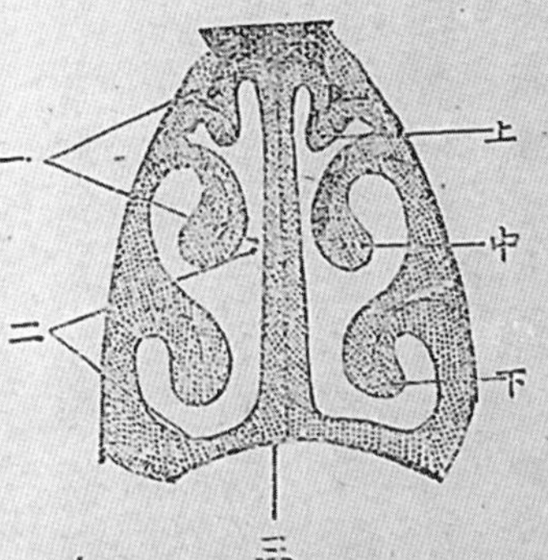

○第六十四圖 鼻腔의橫斷面

一、嗅部(稍黑ᄒᆞᆫ斑點으로顯ᄒᆞᆫ處)

二、呼吸部(斑點으로顯ᄒᆞᆫ處)

三、鼻中隔(障子)

上、上甲介

中、中甲介

下、下甲介

라

鼻ᄂᆞᆫ外界로서入ᄒᆞᄂᆞᆫ香臭를因ᄒᆞ야物體의性質을識別ᄒᆞ야取捨의判斷을行ᄒᆞ야人體를保護ᄒᆞᄂᆞᆫ者이라故로人體의一關門을守ᄒᆞᄂᆞᆫ把守兵과如ᄒᆞ다ᄒᆞᆯ지니라然이나元來다만香臭를判斷ᄒᆞᄂᆞᆫ器官이라故로毒氣도吸收ᄒᆞᄂᆞᆫ事이有ᄒᆞ니假令一次地中을通ᄒᆞᆫ石炭瓦斯와如ᄒᆞᆫ것은已爲其臭氣를失ᄒᆞᆫ故로鼻ᄂᆞᆫ此를識別ᄒᆞ야避ᄒᆞ기未能ᄒᆞ며非常ᄒᆞᆫ臭氣가有ᄒᆞᄂᆞ吸入ᄒᆞ야毒이無ᄒᆞᆫ것이有ᄒᆞᆫ故로但鼻의判斷에만依賴ᄒᆞᆷ이不可ᄒᆞ니라

第五欵 味覺

味를感ᄒᆞᄂᆞᆫ器官은舌、及軟、口、蓋、의粘膜에存在ᄒᆞ니라

舌의大部分은筋肉으로成ᄒᆞ얏스며其纖維ᄂᆞᆫ各方面으로走

ᄒᆞᆫ故로舌은前後左右上下의方向으로運動ᄒᆞᆷ을得ᄒᆞ며其裡面은滑ᄒᆞᄂᆞᆫ表面에ᄂᆞᆫ**乳頭**라ᄒᆞᄂᆞᆫ許多의小突起가有ᄒᆞ니此ᄂᆞᆫ卽味神經의末梢裝置로特히輪廓狀乳頭(第六十五圖(五))로ᄂᆞᆫ顯著ᄒᆞᆫ味覺을感ᄒᆞᄂᆞ니라

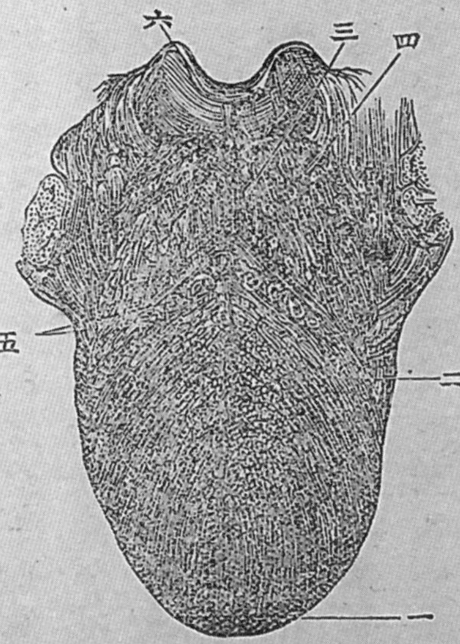

物을味ᄒᆞᆷ에ᄂᆞᆫ其流動物이ᄂᆞ或은唾液에溶解ᄒᆞᆫ物質이舌에密接ᄒᆞ야刺戟ᄒᆞᆷ을因ᄒᆞ야味를始覺ᄒᆞᆷ이니라故로固形體로唾液에溶解케ᄒᆞᆫ者ᄂᆞᆫ口에入ᄒᆞ야도味를覺ᄒᆞ기未能ᄒᆞ며

(第六十五圖)

○第六十五圖
一、舌尖
二、舌背
三、舌根
四、舌囊狀腺
五、輪廓狀乳頭
六、會厭軟骨

舌의表面을精拭ᄒᆞᆫ後에ᄂᆞᆫ砂糖을載ᄒᆞ야도味ᄅᆞᆯ覺ᄒᆞᆷ이無ᄒᆞ니라然이나其砂糖을舌과上口蓋의間에挾ᄒᆞ고摩ᄒᆞᆷ과如ᄒᆞᆫ運動을行ᄒᆞᆯ時ᄂᆞᆫ其味ᄅᆞᆯ强ᄒᆞ게感ᄒᆞᄂᆞ니此ᄂᆞᆫ砂糖이唾液에溶解ᄒᆞ야舌의表面을潤케ᄒᆞᆷ을因ᄒᆞᆷ이니라

各種味覺은舌의各部에서各各司ᄒᆞᆷ과如ᄒᆞ니假令苦味ᄂᆞᆫ舌의後部며甘味ᄂᆞᆫ舌尖에서、ᄀᆞ장善覺ᄒᆞ며鹹味도亦是舌尖이며酸味ᄂᆞᆫ舌의側緣에서、ᄀᆞ장善感ᄒᆞᄂᆞ니라然이나或은人을因ᄒᆞ야多少相違ᄒᆞᆷ이有ᄒᆞ며食物의味ᄂᆞᆫ攝氏四十度의溫度가、ᄀᆞ장感覺ᄒᆞ기良好ᄒᆞ며、過히高ᄒᆞᆫ溫度와冷ᄒᆞᆫ溫度ᄂᆞᆫ十分完全ᄒᆞᆫ味覺을起ᄒᆞᆷ에有害ᄒᆞ니라

味覺도嗅覺과如히其物體가果然身體에有害ᄒᆞᆫ與否ᄅᆞᆯ正確히判定ᄒᆞ기未能ᄒᆞ니라嗅感과味感은互相連絡ᄒᆞᆫ것이

ᄂᆞ或誤解되기容易ᄒᆞᆫ事가有ᄒᆞ니假令葱의風味라ᄒᆞᄂᆞᆫ것은實로其葱이口中에有ᄒᆞᆯ間에鼻로此를嗅ᄒᆞᆷ을因ᄒᆞ야生ᄒᆞᄂᆞᆫ者이니鼻를塞ᄒᆞ고食ᄒᆞ면其味를辨ᄒᆞ기未能ᄒᆞᆷ과如ᄒᆞ니要컨ᄃᆡ味覺은吾人의五官中ᄆᆞᄌᆞᆼ不精確ᄒᆞᆫ感覺이니라味의感覺은刺戟을應ᄒᆞᆷ이遲緩ᄒᆞ야物을口中에入ᄒᆞᆫ後로味의感覺을起ᄒᆞ기ᄭᆞ지ᄂᆞᆫ少ᄒᆞ야도二秒間을要ᄒᆞᄂᆞ니라

尙且味覺以外에舌에ᄂᆞᆫ銳敏ᄒᆞᆫ觸覺及溫覺이有ᄒᆞ야物體의識別上에、또한緊要ᄒᆞᆫ것이니라

世界各國에香臭의種類를區別ᄒᆞᄂᆞᆫ言語가少ᄒᆞᆷ과如히味에도特別ᄒᆞᆫ名이有ᄒᆞᆫ것이甚少ᄒᆞ야甘、鹹、酸、苦、辛等數語에不過ᄒᆞ니라

同一ᄒᆞᆫ食物或은冷熱間의度가過ᄒᆞᆫ食物을食ᄒᆞᆯ時又ᄂᆞᆫ過度히刺戟을與ᄒᆞᄂᆞᆫ食物을食ᄒᆞᆫ後ᄂᆞᆫ次第로味覺을減ᄒᆞ야畢竟에ᄂᆞᆫ甚히其味를强케아니ᄒᆞ면何等의感도不起ᄒᆞᆷ에至ᄒᆞᄂᆞ니라

第六欵 觸覺及温覺

人體가外物에觸ᄒᆞ며或은壓迫을因ᄒᆞ야生ᄒᆞᄂᆞᆫ感覺을**觸覺**이라ᄒᆞ며觸覺은全身外皮의到處에存在ᄒᆞᄂᆞᆫ甚히微小ᄒᆞᆫ故로他感覺器와如히容易히其形狀과位置를識別ᄒᆞ기難ᄒᆞ니라然이ᄂᆞ其特殊ᄒᆞᆫ境遇에ᄂᆞᆫ其存在를觀察ᄒᆞᆷ을得ᄒᆞᆯ지니卽学皮에有ᄒᆞᆫ無數히互相竝行ᄒᆞᆫ隆起線(第五十二圖、第五十三圖)의內部에ᄂᆞᆫ無數ᄒᆞᆫ乳頭가有ᄒᆞ니觸、覺、神、經、의末梢器ᄂᆞᆫ玆에在ᄒᆞ니라

觸覺의ᄀᆞ장發達ᄒᆞᆫ것은舌頭指頭及唇이며ᄀᆞ장鈍ᄒᆞᆫ것은背니라今에兩脚規를開ᄒᆞ고體의各部를壓ᄒᆞ야試ᄒᆞ면其兩尖頭를明白히感케ᄒᆞᆷ에ᄂᆞᆫ舌頭에서ᄂᆞᆫ一、二「미리미돌」이며中指의指頭에서ᄂᆞᆫ二、三「미리미돌」이며背에서ᄂᆞᆫ三十「미리미돌」乃至四十「미리미돌」의距離를要ᄒᆞ며以上各部로兩脚規의尖端을其所要의距離에서小近케ᄒᆞ면吾人은此를二個로識別ᄒᆞ기未能ᄒᆞ고但一個의刺戟을感ᄒᆞᆯ뿐아니라

觸覺을因ᄒᆞ야吾人은物體의形과大와其表面의性質을識別ᄒᆞᆷ을得ᄒᆞ며觸覺은經驗을因ᄒᆞ야非常히發達케ᄒᆞᆷ을得ᄒᆞᄂᆞ니盲人은其一例ㅣ니라

溫度의感覺도亦是皮膚組織中에存在ᄒᆞ고體內에ᄂᆞᆫ存在ᄒᆞᆷ이無ᄒᆞ니假令熱ᄒᆞᆫ物을食ᄒᆞ면舌이爛ᄒᆞᆷ과如히覺ᄒᆞᄂᆞᆫ其

飮食物이已爲食管으로下ᄒᆞ야胃에入ᄒᆞᆯ時ᄂᆞᆫ熱을不感ᄒᆞᄂᆞ니此ᄂᆞᆫ體의內部에ᄂᆞᆫ熱을應ᄒᆞᄂᆞᆫ感覺이無ᄒᆞᆫ所以니라然이ᄂᆞ多量의氷水或은熱湯을嚥下ᄒᆞᆯ時에往往食管及胃中에서溫度ᄅᆞᆯ感ᄒᆞᆷ과如ᄒᆞᆫ事이有ᄒᆞᆷ은其實은食道壁이熱을外方으로傳道ᄒᆞ야皮膚의內面에서其溫度ᄅᆞᆯ傳ᄒᆞᆷ을因ᄒᆞ야起ᄒᆞᆫ者인故로全혀體의表面에서起ᄒᆞᄂᆞᆫ感覺을體內에서起ᄒᆞᆷ과如히誤認判斷ᄒᆞᄂᆞᆫ者이니라

皮膚의熱을感ᄒᆞᄂᆞᆫ力도、또ᄒᆞᆫ體의各部ᄅᆞᆯ因ᄒᆞ야、頗히不同ᄒᆞ니其最銳敏ᄒᆞᆫ것은顔面及指頭로擧皆攝氏一度의五分一의差라도識別ᄒᆞᆯ지며攝氏四十七度以上과同零下十度以下의溫度ᄂᆞᆫ一時皮膚에痛을感케ᄒᆞ며長續ᄒᆞ면其一切의感覺을滅ᄒᆞᄂᆞᆫ者이니라

第七節 饑渴의感覺

五官以外에吾人에게ᄂᆞᆫ尙且二種의感覺이有ᄒᆞ니饑及渴이라此二感覺은人體에物質이缺乏ᄒᆞᆷ으로其缺乏을塡充ᄒᆞᆷ에必要ᄒᆞᆷ을知케ᄒᆞᆷ이니大槪生物生存上、根本的感覺이니라

渴覺은口腔、特히軟口蓋(第三十七圖(五))의粘膜에水分을失ᄒᆞᆫ時에生ᄒᆞᄂᆞᆫ것이니其際에水로濕ᄒᆞ면渴은直止ᄒᆞᄂᆞ니라通常、渴覺이生ᄒᆞᆷ은必也口腔의粘膜이乾ᄒᆞᆫ時에만限ᄒᆞᆷ이아니오非常ᄒᆞᆫ發汗을因ᄒᆞ야血液及淋巴液에게水分이被奪ᄒᆞ야體內에水分이缺乏ᄒᆞᆷ을基因ᄒᆞᆷ이多ᄒᆞᄂᆞ渴覺은、반다시軟口蓋에서感ᄒᆞᄂᆞᆫ者인故로其部를濕ᄒᆞ면卽時에其渴이止ᄒᆞᄂᆞ니라又渴은體中水分이缺乏ᄒᆞᆷ을因ᄒᆞ야起ᄒᆞᄂᆞᆫ故로、반다시軟口蓋를濕케아니ᄒᆞ고도治ᄒᆞᆷ을得ᄒᆞᆯ지니假令胃에孔이

生ᄒᆞᆫ病者ᄂᆞᆫ卽胃에水를注入ᄒᆞ야渴을治ᄒᆞᄂᆞ然이ᄂᆞ此ᄂᆞᆫ軟口蓋를濕ᄒᆞᆷ과如히其功이速치못ᄒᆞ며水도多量을要ᄒᆞᄂᆞ니라

饑覺은胃의粘膜에서感ᄒᆞᄂᆞᆫ者인故로體中에營養物이缺乏ᄒᆞᆫ時에起ᄒᆞᄂᆞᆫ것이ᄂᆞ胃의空虛ᄒᆞᆷ을因ᄒᆞ야必起ᄒᆞᄂᆞᆫ者가아니니此ᄂᆞᆫ空腹時에滋養液을腸에注入ᄒᆞ야饑를治ᄒᆞᆷ을因ᄒᆞ야知ᄒᆞᆯ지니라要之컨ᄃᆡ饑覺은渴覺과如히全身營養의狀況을因ᄒᆞ야食物의攝取를促ᄒᆞᄂᆞᆫ것이니其感覺이胃粘膜에서起ᄒᆞᆷ과如ᄒᆞᆷ은渴覺이軟口蓋에서感ᄒᆞᆷ과恰如ᄒᆞ니라

第三節 腦及脊髓

神經中樞器ᄂᆞᆫ腦와脊髓로成ᄒᆞ얏ᄉᆞ니第六十六圖ᄂᆞᆫ其中樞器와脊髓의左右로出ᄒᆞᆫ三十一雙의**脊髓神經**을示ᄒᆞᆫ것이

니其脊髓神經은卽脊髓로末梢器에連絡케ᄒᆞᄂᆞᆫ傳導器니라

(第六十六圖)

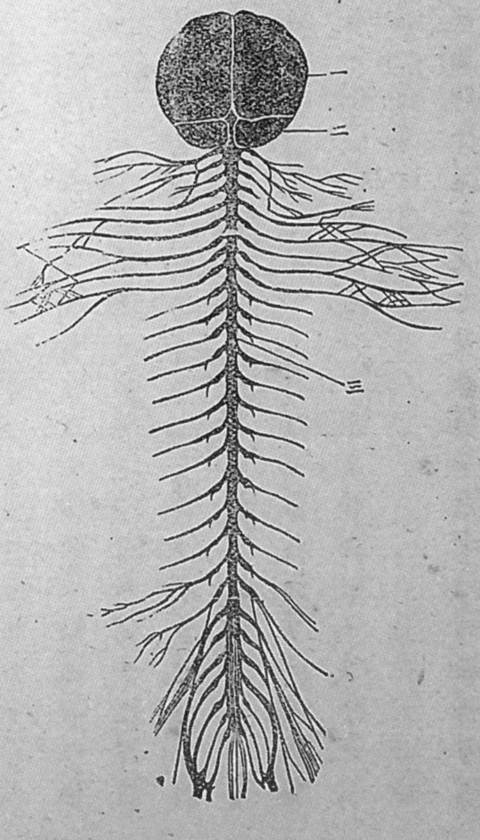

○第六十六圖 腦、脊髓及脊髓神經을背面으로見ᄒᆞᄂᆞᆫ模型

一、大腦
二、小腦
三、脊髓

腦도、또한十二雙의**腦神經**을出ᄒᆞ야末梢器에連絡ᄒᆞᆫ것이니其第一雙은鼻며第二雙은眼이며第五雙及第九雙은舌이

며第八雙은耳며其他는顔面의筋肉、眼筋或은胸腹諸器官에達ᄒᆞ얏스며其中第十雙은**迷走神經**이라ᄒᆞ야其分布域이頗이廣大ᄒᆞ니咽頭、喉頭、心臟、肺臟、食管、胃、脾、小腸、肝臟、腎臟等에及ᄒᆞ니라（第六十七圖）

（第六十七圖）

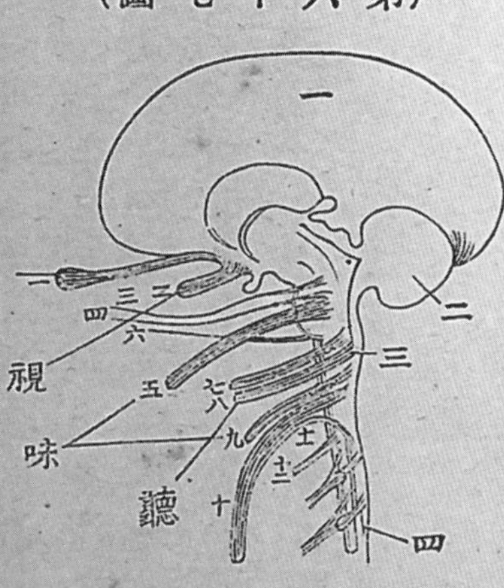

○第六十七圖 腦神經의模型（側面）
一、大腦
二、小腦
三、延髓
四、脊髓
一에서十二ᄭᆞ지는十二雙의腦神經을示ᄒᆞᆷ

腦는楕圓形을成ᄒᆞ야頭蓋腔을充ᄒᆞᆫ것이니分ᄒᆞ야大腦、小腦、라ᄒᆞ며次의第六十八圖는腦를側面으로見ᄒᆞ는者니라

大腦는左右兩半球로成ᄒᆞ얏스니其表面에는大小의溝裂

이縱橫으로走ᄒᆞ야許多ᄒᆞᆫ凹凸이生ᄒᆞ얏ᄉᆞ며其中에「ᄀᆞ장著名ᄒᆞᆫ二個의溝裂이有ᄒᆞ니一을**실비아ᄉᆞ氏裂**(第六十八圖(三))이라ᄒᆞ야側面下部에서起ᄒᆞ야中部를通ᄒᆞ야斜로後面으로走

(第六十八圖)

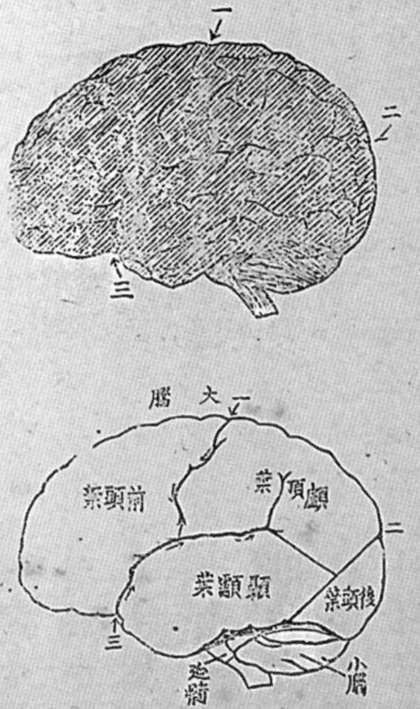

○第六十八圖 側面으로見ᄒᆞᆫ腦
一、正中溝
二、顱頂葉과後頭葉의界
三、실비아ᄉᆞ氏裂

ᄒᆞ얏ᄉᆞ며二는**正中溝**(一)이라ᄒᆞ야半球正中部에在ᄒᆞ니라

正中溝의前便에在ᄒᆞᆫ部를**前頭葉**이라ᄒᆞ며「실비아ᄉᆞ氏裂下便에在ᄒᆞᆫ部를**顳顬葉**이라ᄒᆞ며顱頂骨을覆ᄒᆞᆫ部를**顱

頂葉이라ᄒᆞ며後頭部를**後頭葉**이라ᄒᆞᄂᆞ니라

腦의表面은灰石色의組織으로被ᄒᆞ얏스니此를**腦髓皮質**이라ᄒᆞ야感覺、判斷、意志의在ᄒᆞᄂᆞᆫ處이며其內部ᄂᆞᆫ곽히白色의神經纖維로成ᄒᆞ얏스니刺戟傳達의徑路니라

視覺의中樞ᄂᆞᆫ後頭葉의皮質中에存在ᄒᆞᆫ故로病傷或은手術等을因ᄒᆞ야其局部가損傷될時ᄂᆞᆫ視覺은全혀廢滅ᄒᆞᆯ지며聽覺의中樞ᄂᆞᆫ顳顬葉의上部皮質에存在ᄒᆞ며言語의中樞ᄂᆞᆫ腦의左側「실비아스氏裂」下端에接ᄒᆞ야存在ᄒᆞ며上肢의隨意運動의中樞ᄂᆞᆫ正中溝를沿ᄒᆞ야存在ᄒᆞᆫ故로一朝에病傷을因ᄒᆞ야此等의局部에障害가起ᄒᆞᆯ時ᄂᆞᆫ聽覺言語及上肢의隨意運動은全혀止ᄒᆞᆯ지니此ᄂᆞᆫ腦髓皮質에感覺隨意運動等의中樞가存在ᄒᆞᆷ을證ᄒᆞᆫ實例로次의第六十九圖ᄂᆞᆫ卽大腦를左側으

로見ᄒᆞ고此等中樞을所在를示ᄒᆞᆫ것이니라

然則今에人이他人의談話를聽ᄒᆞ며或은時時로應答ᄒᆞ면서

○第六十九圖 各中樞의所在를示ᄒᆞᆫ模型

(第六十九圖)

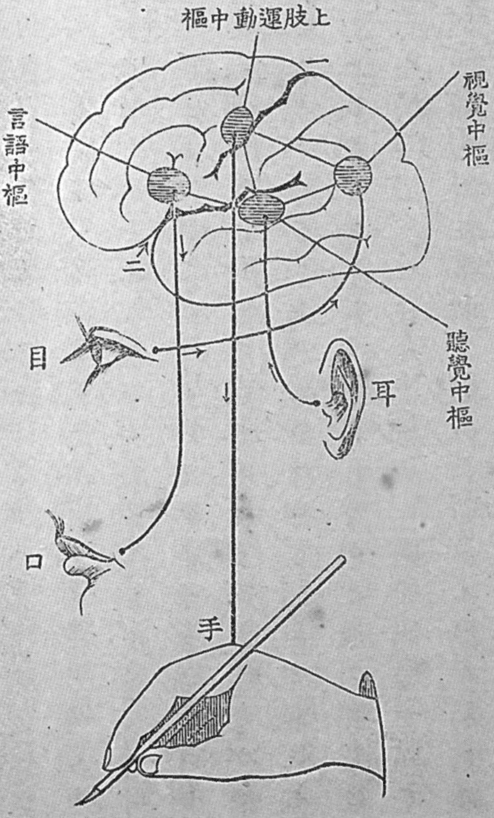

其談話를筆記ᄒᆞ면其時에以上四中樞는,다만其各器官의作

用에與ᄒᆞ야主宰ᄒᆞᆯ뿐不是라腦內의中樞互相間에도亦히連絡을通ᄒᆞ야共히調和를計圖ᄒᆞᄂᆞᆫ者이니、만일此等連絡線이不完全ᄒᆞ거나或은病傷을因ᄒᆞ야故障을生ᄒᆞᆷ이有ᄒᆞ면各中樞間의連絡이不調ᄒᆞ야動作은因ᄒᆞ야紊亂ᄒᆞᆷ을知ᄒᆞᆯ것이니라此ᄂᆞᆫ僅히四個의動作을取ᄒᆞ야例를示ᄒᆞᆫ것이나吾人의生活中에起ᄒᆞᄂᆞᆫ諸般의動作은擧皆如此히中樞神經內에서綜合調和를經ᄒᆞᆫ것이니此ᄂᆞᆫ電話交換局에서各處로서輻湊ᄒᆞᄂᆞᆫ話信을適當히接續ᄒᆞ야社會에서起ᄒᆞᄂᆞᆫ衆務의連絡을計圖ᄒᆞᆷ과恰如ᄒᆞ니라

槪言ᄒᆞ면腦의前頭部ᄂᆞᆫ知能의中樞며正中溝를沿ᄒᆞᆫ部ᄂᆞᆫ兩肢、體軀等의隨意運動의中樞며後頭部ᄂᆞᆫ視覺中樞의存在ᄒᆞᆫ區域이니라然이나腦의生理에ᄂᆞᆫ不明ᄒᆞᆫ點이多ᄒᆞ며從ᄒᆞ야

其作用에도未詳이點ᄒᆞᆫ不少ᄒᆞ니라

大腦의後에**小腦**(第六十七圖(二))가有ᄒᆞ니其表面은平滑치못ᄒᆞ며其作用은全身運動의調節을司ᄒᆞ니라

脊髓(第六十六圖(三)第六十七圖(四))ᄂᆞᆫ腦에서延長ᄒᆞᆫ一條의索이니三十一雙의神經을出ᄒᆞ야體軀와四肢로分布ᄒᆞ얏ᄉᆞ며又腦髓와如히灰白質과白質로成ᄒᆞᆫ것이ᄂᆞ其灰白質은內部에存在ᄒᆞ며白質은外部에有ᄒᆞ니라脊髓ᄂᆞᆫ反射作用의一大中樞로尚且末梢器와腦髓間에立ᄒᆞ야刺戟衝動의傳達을謀ᄒᆞᄂᆞ니라

脊髓와腦의聯結部를**延髓**(第六十七圖(三))라ᄒᆞ며呼吸、咀嚼、嚥下等의樞要ᄒᆞᆫ機能의中樞가此에存在ᄒᆞ니라

以上의腦及脊髓ᄂᆞᆫ人體를構成ᄒᆞᄂᆞᆫ雙管의一되ᄂᆞᆫ背面管을

充塡ᄒᆞᆫ것이며尙且腹面管中에도亦히一種의神經이有ᄒᆞ니此ᄅᆞᆯ**交感神經**이라ᄒᆞ며脊柱의前面左右兩側에連ᄒᆞ야二條의連鎖ᄅᆞᆯ成ᄒᆞ얏스며多히**神經節**이有ᄒᆞ니其重要作用은腸,血管及虹彩,毛囊筋의收縮과唾腺,汗腺의分泌作用等을主宰ᄒᆞᄂᆞ니라

腦ᄂᆞᆫ全然히休息ᄒᆞᆷ이無ᄒᆞ야睡眠中에도觀念은休止ᄒᆞᄂᆞᆫ腦의作用은行ᄒᆞᄂᆞᆫ것은夢이有ᄒᆞᆷ을因ᄒᆞ야知ᄒᆞᆯ지며人이熟睡ᄒᆞ면서步行을行ᄒᆞ며或은言語ᄅᆞᆯ發ᄒᆞ며或은他複雜ᄒᆞᆫ動作을行ᄒᆞᄂᆞᆫ等이有ᄒᆞᆷ도擧皆腦의動作이不息ᄒᆞᆷ을證ᄒᆞᆯ者이니라然이나如此ᄒᆞᆫ境遇에ᄂᆞᆫ觀念의制裁와綜合이缺ᄒᆞᆫ故로其動作은支離滅裂ᄒᆞ야恒常統一調和치못ᄒᆞᄂᆞ니라

腦가精神作用의在ᄒᆞᆫ處임은旣히論陳ᄒᆞᆷ과如ᄒᆞ며動物界

를通觀ᄒᆞᆫ즉其精神作用이複雜, 高等으로進ᄒᆞᆷ을從ᄒᆞ야其腦의量은體의量에比ᄒᆞ야增加ᄒᆞᆫ것을見ᄒᆞᆯ지니今에脊椎動物에就ᄒᆞ야觀ᄒᆞᆫ즉各各其腦量과體量의比ᄂᆞᆫ大畧如左ᄒᆞ니라

種類	體量	腦量
魚類	五〇〇〇	一
爬蟲類	一五〇〇	一
鳥類	二二〇	一
哺乳動物一般	二八〇	一
猩猩	一二〇	一
人類	五〇	一

人類ᄂᆞᆫ動物界中ᄀᆞ장頭腦가發達ᄒᆞ얏스ᄂᆞ人類中에도腦

의大가職業과智力等을因ᄒᆞ야多小의差異가有ᄒᆞᆫ與否ᄂᆞᆫ尙今未詳ᄒᆞ니此ᄂᆞᆫ白痴라도非常ᄒᆞᆫ大腦頭가有ᄒᆞ며大學者의腦도平均重量에不足ᄒᆞᆫ者이有ᄒᆞᆫ所以니라然이ᄂᆞ大槪大學者와著名ᄒᆞᆫ俊傑等의頭腦ᄂᆞᆫ或은過大ᄒᆞ며或은過小ᄒᆞ되但尋常ᄒᆞᆫ者와ᄂᆞᆫ大異ᄒᆞᆫ點은確信ᄒᆞᆯ者이니要之컨된人類ᄂᆞᆫ但腦의量에만依ᄒᆞ야智識의標準을定치아니ᄒᆞ고腦의質도叅考ᄒᆞᆯ것이니라

男女의頭腦를比較ᄒᆞ면男의腦ᄂᆞᆫ女의腦보다稍大ᄒᆞ며重ᄒᆞᄂᆞ然이ᄂᆞ男의體量은女의體量보다ᄂᆞᆫ重ᄒᆞᆫ故로腦量과體量을比較ᄒᆞ면男女가共히大畧同一ᄒᆞᆫ比例를呈ᄒᆞᆷ을因ᄒᆞ야此로ᄡᅥ男女優劣의標準을定ᄒᆞ기難ᄒᆞ니라

腦의衛生

腦髓는精神作用의中樞로人生을完全케ᄒᆞ는最要部라故로人은特別히此器官을保護ᄒᆞ야其健康을期ᄒᆞ며漸次로鍛鍊ᄒᆞᆷ이可ᄒᆞ며特히小兒는腦의休息과勤勞의比例에注意ᄒᆞ야過不及이無케ᄒᆞᆷ이可ᄒᆞ니라

腦가困疲ᄒᆞ거ᄂᆞ又는使用에不堪ᄒᆞᆯ時는執務의性質을變ᄒᆞᆷ으로써恢復ᄒᆞᆷ을得ᄒᆞᆯ지니卽讀書에倦ᄒᆞ야唱歌를奏ᄒᆞᆷ과如ᄒᆞᆫ事이며又腦를過度히使用ᄒᆞ는人은睡眠을十分完全이行ᄒᆞᆯ지며年少時에貧血性의人은多眠ᄒᆞᆷ이可ᄒᆞ며通常大人은七時間乃至八時를睡眠ᄒᆞ면足ᄒᆞ니라但勞働者는頭腦를使ᄒᆞ는者보다는多眠을不要ᄒᆞᄂᆞ니라

過度히使用ᄒᆞ는以外에激烈ᄒᆞᆫ感情이ᄂᆞ憂苦가五官에서起ᄒᆞ는强ᄒᆞᆫ感覺과酒精性飮料의濫用과溫度의激變等은

腦에有害ᄒᆞ며發達이旺盛ᄒᆞᆫ少年時代에ᄂᆞᆫ特然ᄒᆞ니神經衰弱의徵候를認識ᄒᆞ고卽生活의境遇를變ᄒᆞ야病勢의漸進을防禦ᄒᆞᆷ이可ᄒᆞ니라

神經病「히스테리ー」癲癇等의遺傳病이有ᄒᆯ時ᄂᆞᆫ小兒의發育中에激烈ᄒᆞᆫ感動을不與ᄒᆞ도록注意ᄒᆞ며腦力의發達을緩緩케ᄒᆞ고身體의發達을計ᄒᆞ야健全ᄒᆞᆫ肉身의基礎를作ᄒᆞᆷ이必要ᄒᆞ니라

新編

生理學敎科書

終

新編生理學敎科書
定價金七十五錢
郵稅六錢

隆熙三年一月五日印刷
隆熙三年一月十日發行

編纂者 安商浩

發行所 京城中部上豆錫洞十七統一戶 義進社

發行者 義進社社長 韓應履

印刷所 京城南部絲井洞五十九統八戶 新文館印出局

版權所有

大發賣元 京城中部上豆錫洞十七統一戶 義進社

販賣所 京城中部大寺洞 第一義進書館
京城南大門內七間內東邊初入 第二義進書館

義進社書籍分賣所

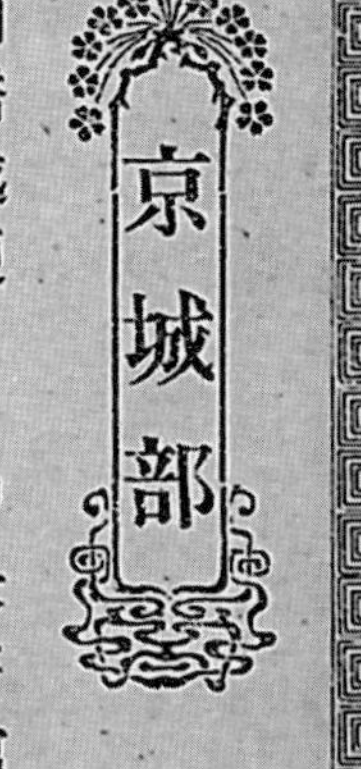

罷朝橋越便 中央書館
銅峴四巨里 文明書館
電氣會社越便 예수교서회
南門外紫岩 新舊書林
布屏南邊下 廣學書舖
廣橋東邊 匯東書館
鍾路 大東書市
銅峴 漢城書書館
銅峴 博學書館
尙洞 博文書館
大寺洞 英林書觀

地方部

義州南門外虹峴 廣學書館
平壤法橋 大東書觀
全州南溪 七書房
平壤鍾路 太極書館
清州南門外 清南書市
釜山港東關 韓興書館
郭山邑新街 合成書觀
宣川邑內 新民書會
安州石橋 知新書館
安岳上塢 海西書市
開城南門內鉢谷 明新册肆
晋州客舍前 晋陽書市
其他京鄕各書籍店

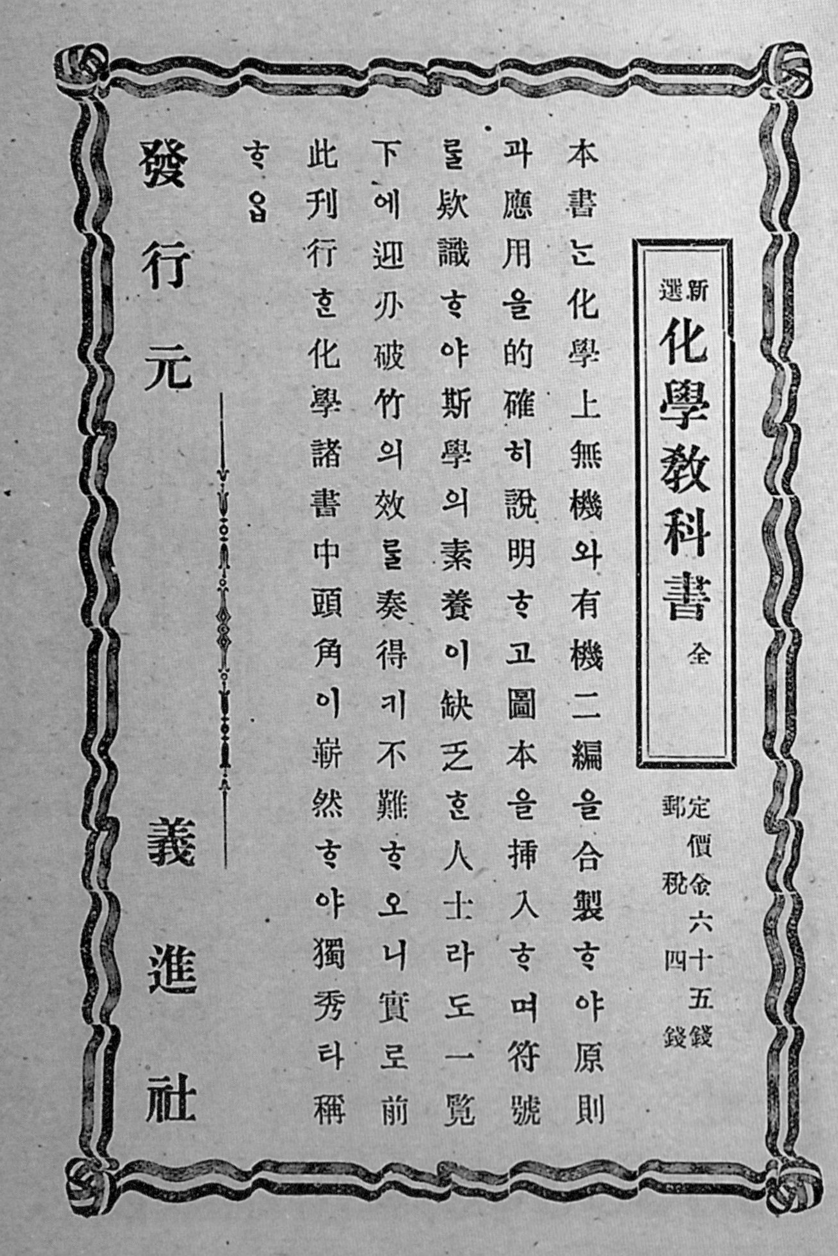

新選 化學教科書 全

定價金六十五錢
郵稅四錢

本書는化學上無機와有機二編을合製ᄒᆞ야原則과應用을的確히說明ᄒᆞ고圖本을挿入ᄒᆞ며符號ᄅᆞᆯ欵識ᄒᆞ야斯學의素養이缺乏ᄒᆞᆫ人士라도一覽下에迎刃破竹의效ᄅᆞᆯ奏得키不難ᄒᆞ오니實로前此刊行ᄒᆞᆫ化學諸書中頭角이嶄然ᄒᆞ야獨秀라稱ᄒᆞ옵

發行元 義進社

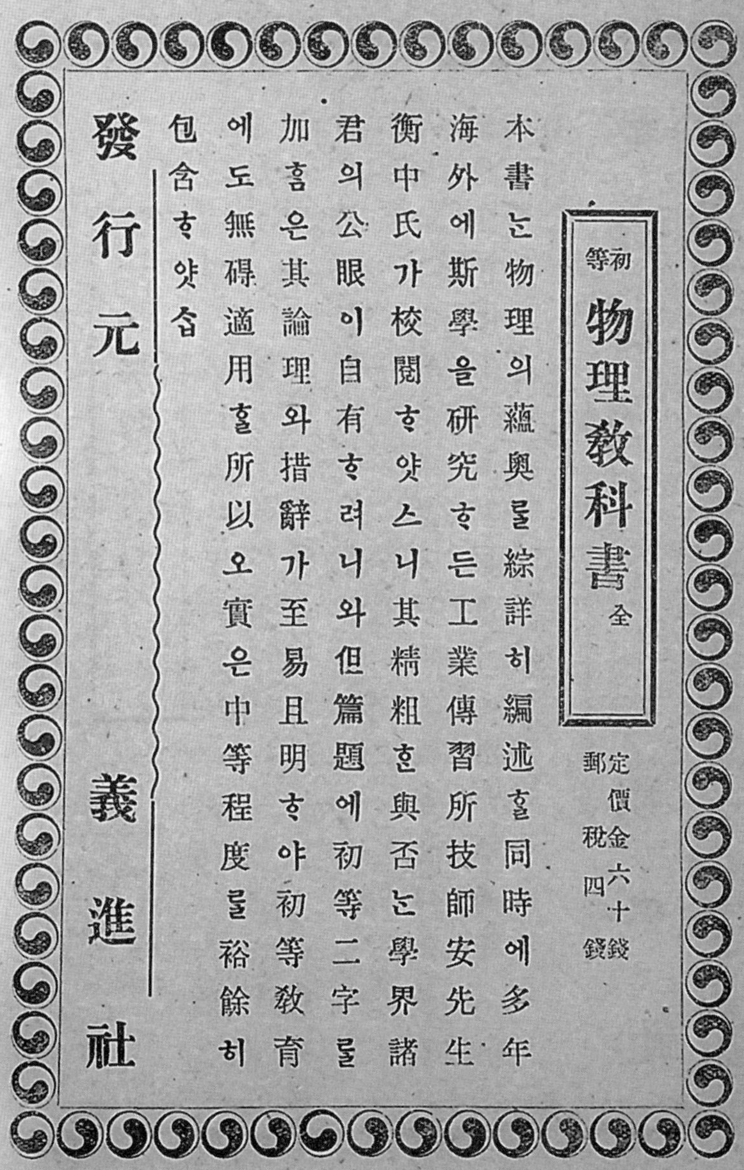

初等 物理教科書 全

定價金 六十錢
郵稅 四錢

本書는物理의蘊奧를綜詳히編述ᄒᆞᆯ同時에多年海外에斯學을研究ᄒᆞ든工業傳習所技師安先生衡中氏가校閱ᄒᆞ얏스니其精粗ᄒᆞᆫ與否는學界諸君의公眼이自有ᄒᆞ려니와但篇題에初等二字를加ᄒᆞᆷ은其論理와措辭가至易且明ᄒᆞ야初等教育에도無碍適用ᄒᆞᆯ所以오實은中等程度를裕餘히包含ᄒᆞ얏ᄉᆞᆸ

發行元 義進社

最新田野山林實地測量法 全

定價金六十錢 郵稅六錢

田野山林에測量이必要ᄒᆞᆷ은江湖諸君의默認ᄒᆞ시는者이ᄂᆞ但二三月速成에僅少ᄒᆞᆫ試驗으로綿密ᄒᆞᆫ實測은奏效키難ᄒᆞᆯ지라本書는日本名士柴田氏의一生을專攻ᄒᆞ든實地測量法을簡明히譯述ᄒᆞ고一百二十餘圖를精覈히挿入ᄒᆞ야山林原野에易險을勿論ᄒᆞ고測量ᄒᆞᆯ同時에困難이有ᄒᆞ면此卷을一開에瞭然分解ᄒᆞᆯ지니現行諸書中에決코牛耳를執ᄒᆞ깃ᄉᆞᆸ

發行元　義進社

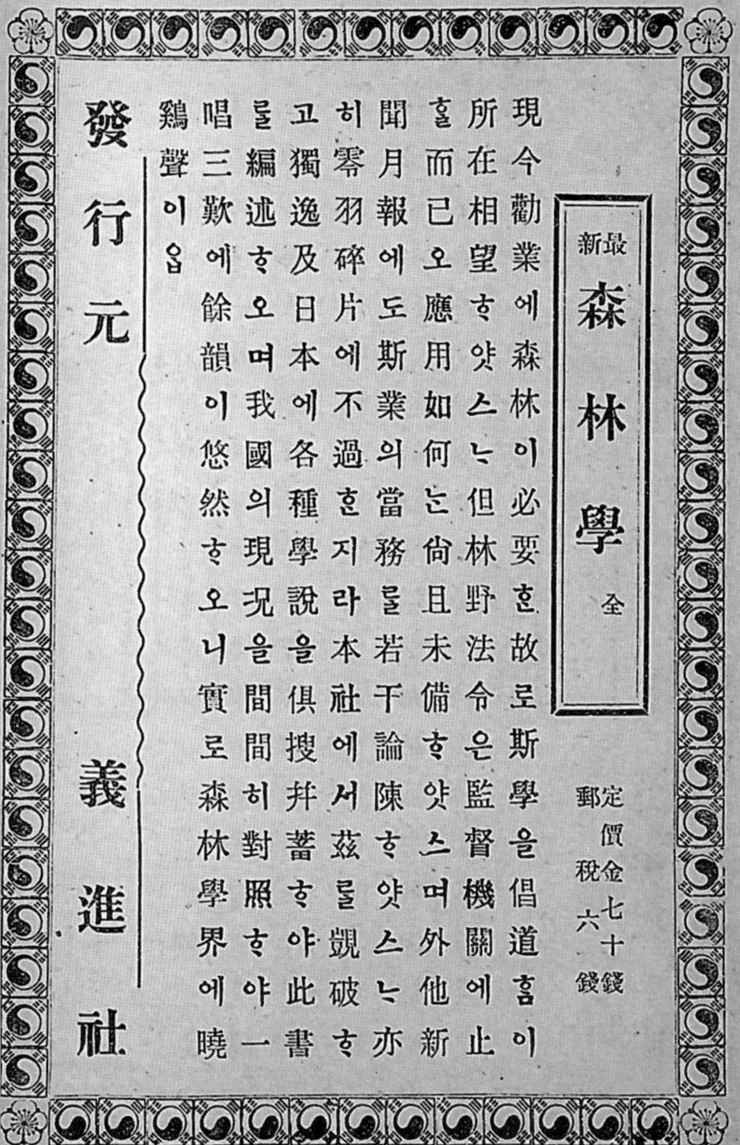
最新 森林學 全
定價金七十錢
郵稅六錢
現今勸業에森林이必要ᄒᆞᆫ故로斯學을倡道ᄒᆞᆷ이所在相望ᄒᆞ얏ᄉᆞᄂᆞ但林野法令은監督機關에止ᄒᆞᆯ而已오應用如何ᄂᆞᆫ尙且未備ᄒᆞ얏ᄉᆞ며外他新聞月報에도斯業의當務ᄅᆞᆯ若干論陳ᄒᆞ얏ᄉᆞᄂᆞ亦ᄒᆡ零羽碎片에不過ᄒᆞᆫ지라本社에서玆ᄅᆞᆯ覬破ᄒᆞ고獨逸及日本에各種學說을俱搜幷蓄ᄒᆞ야此書ᄅᆞᆯ編述ᄒᆞ오며我國의現況을間間히對照ᄒᆞ야一唱三歎에餘韻이悠然ᄒᆞ오니實로森林學界에曉鷄聲이옵
發行元 義進社

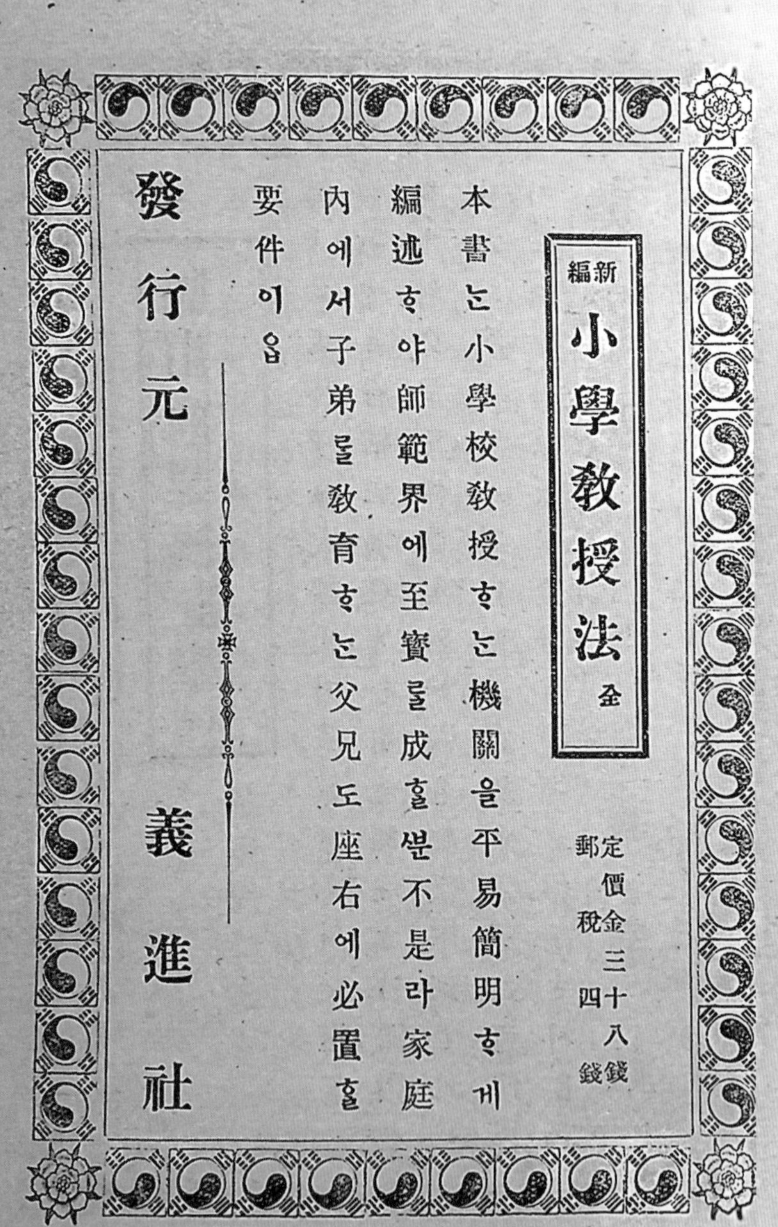
新編 小學教授法 全
定價金三十八錢
郵稅四錢
本書ᄂᆞᆫ小學校敎授ᄒᆞᄂᆞᆫ機關을平易簡明ᄒᆞ게
編述ᄒᆞ야師範界에至寶ᄅᆞᆯ成ᄒᆞᆯ뿐不是라家庭
內에서子弟ᄅᆞᆯ敎育ᄒᆞᄂᆞᆫ父兄도座右에必置ᄒᆞᆯ
要件이옵
發行元 義進社

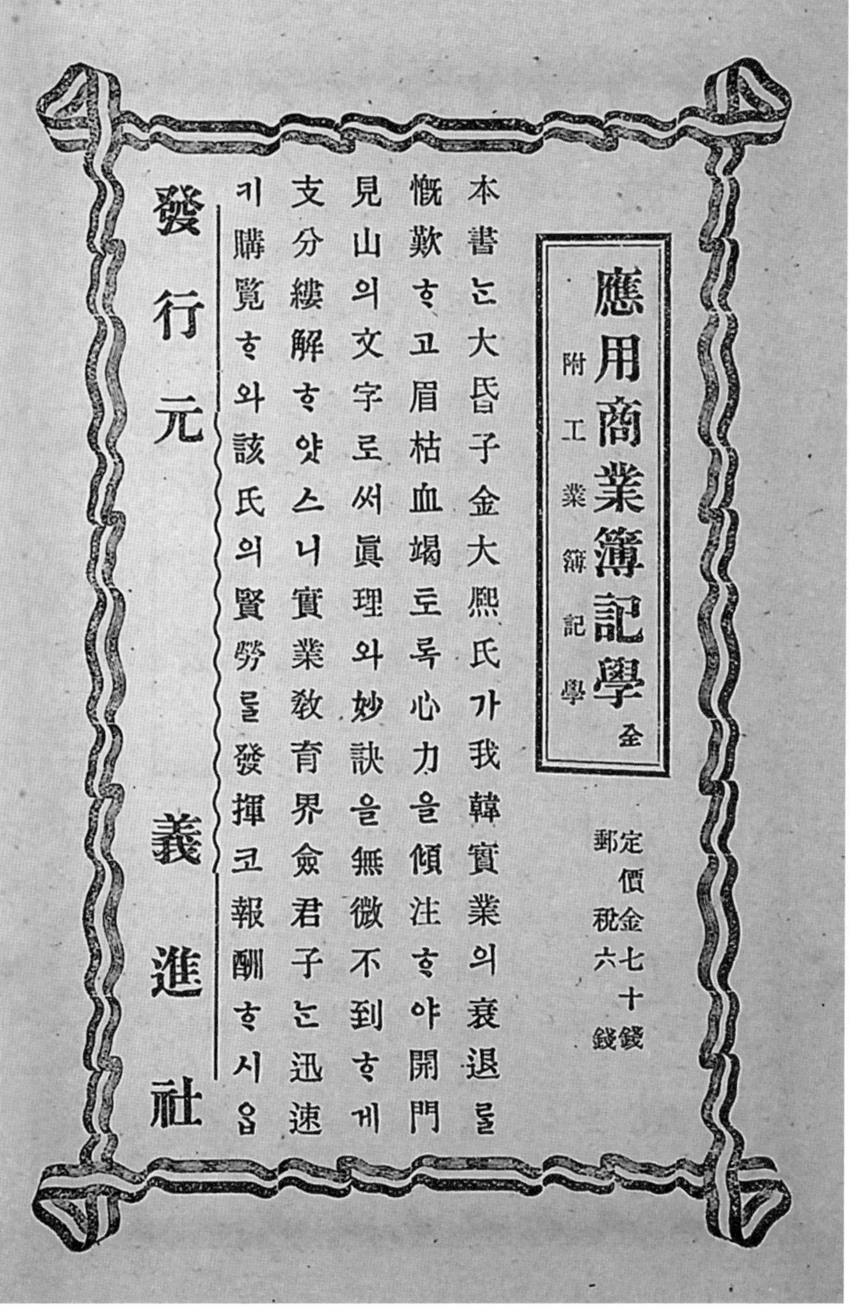

應用商業簿記學 全

附工業簿記學

定價金七十錢
郵稅六錢

本書ᄂᆞᆫ大昏子金大熙氏가我韓實業의衰退를慨歎ᄒᆞ고眉枯血竭토록心力을傾注ᄒᆞ야開門見山의文字로써眞理와妙訣을無微不到ᄒᆞ게支分縷解ᄒᆞ얏ᄉᆞ니實業敎育界僉君子ᄂᆞᆫ迅速키購覽ᄒᆞ와該氏의賢勞를發揮코報酬ᄒᆞ시옵

發行元 義進社

定價金三十五錢
郵稅四錢

普通教育 國民儀範 全

我國에固有ᄒᆞᆫ儀節이彬彬ᄒᆞᆷ은勿論이ᄂᆞ現今東西에通行ᄒᆞᄂᆞᆫ禮式을對照치아니ᄒᆞ면俚野를難免인故로本編은內外를折衷ᄒᆞ야可儀可範ᄒᆞᆯ法則을精詳히記述ᄒᆞ얏ᄉᆞᆫ즉普通及中學科에不可缺ᄒᆞᆯ者이옵

發行元 義進社

隆熙二年八月一日現行

改正 刑法大全 全

定價金四十錢 郵稅四錢

民刑訴訟規則 全

附民事訴訟期限規則

定價金二十錢 郵稅二錢

精選 地文教科書 全

印刷中

中學 植物教科書 全

印刷中